图解手术配合丛书

总主编　龚仁蓉　李继平　李卡

图解妇科手术配合

主　编　袁　琦　周俊英

科学出版社

北京

内 容 简 介

本书系《图解手术配合丛书》之一，全书共 12 章。主要包括妇科常见手术与手术配合，基本按照手术用物准备、手术体位、消毒铺巾、手术配合及特殊关注点的顺序予以介绍。重点突出手术配合部分，对手术步骤配以解剖、器械及具体操作的图解，循序渐进，图文并茂。本书作者均来自于临床一线，所介绍的手术方式及术中配合技巧也来源于临床经验的总结，并得到了临床医师的指导。全书强调整体护理观念，关注手术配合技能，为高质量的手术配合提供全面的解决方案。

本书既适合于初入手术室工作的人员，也可供有一定手术室工作经验的人员阅读。既可用于手术室护士的三基三严培训，也可作为手术室教学教师备课的参考书。

图书在版编目(CIP)数据

图解妇科手术配合/袁琦，周俊英主编. —北京：科学出版社. 2015.3
（图解手术配合丛书/龚仁蓉，李继平，李卡主编）
ISBN 978-7-03-043862-1

Ⅰ. 图… Ⅱ. ①袁… ②周… Ⅲ. 妇科外科手术-图解 Ⅳ. R713-64

中国版本图书馆 CIP 数据核字(2015)第 055127 号

责任编辑：康丽涛　戚东桂　孙岩岩/责任校对：赵桂芬
责任印制：李　彤/封面设计：范璧合

科 学 出 版 社 出版
北京东黄城根北街 16 号
邮政编码：100717
http://www.sciencep.com

北京建宏印刷有限公司 印刷
科学出版社发行　各地新华书店经销

＊

2015 年 3 月第 一 版　　开本：787×1092　1/16
2023 年 3 月第七次印刷　　印张：23 1/2
字数：532 000
定价：78.00 元
（如有印装质量问题，我社负责调换）

《图解手术配合丛书》编委会

总主编 龚仁蓉　李继平　李卡
编　委（按姓氏汉语拼音排序）

巴学园	补彩云	曹明慧	陈　芳
陈　燕	陈　吉	陈　婧	陈　理
陈洪艳	陈永庆	陈忠兰	成　俊
程　华	丁　林	杜玉芳	段丽红
段秀丽	冯　璐	冯　茜	冯　青
冯晓霞	付阳菊	干　琳	高丽川
高秀云	龚俊铭	龚仁蓉	古云霞
顾笑羚	郭　晖	郭祖艳	郝　淼
郝永丽	何　梅	何　琴	何　燕
何春梅	贺素云	贺晓燕	洪　瑛
侯　林	胡　蝶	胡　倩	胡　沁
胡建容	胡世泉	黄　聪	黄　燕
黄长琴	黄春丽	黄俊华	黄晓丹
黄晓庆	黄智慧	姜马娇	蒋林娟
金　晶	赖　力	兰　燕	蓝修琳
黎德芝	李　红	李　脊	李　敬
李　卡	李　林	李　娜	李　蓉
李　霞	李　智	李关平	李济宏
李继平	李文莉	李秀娟	李秀英
李义萍	李月华	廖　莎	廖　芯
廖安鹊	林　俊	刘　敏	刘　青
刘　涛	刘　颖	刘桂林	刘华英
刘昕月	刘元婷	刘宗琼	吕　璟群
罗　丹	罗　敏	罗　娜	罗　群

罗媛　马利芳　宁铄　彭伊潇　石燕　覃宁清　汤莉　田敏　万波　王霖　文雯　吴雪霖　向琦雯　谢敏　徐淑芳　阳光　杨立惠　余小兰　曾维渝　张天笑　郑静　周俊英　朱晓燕

罗春蓉　马悦玲　牛岚　蒲文彬　帅文辉　谭玲　唐蕾蕾　田丽英　汪仁　王秋琼　文艳　夏青红　肖小潇　谢江英　徐小凤　杨小茜　杨思悦　袁凤　张燕　赵迪芳　郑艳　朱炜　邹世蓉

罗红英　莫宏茹　潘昕齐　戚敏琼　宋永庆　谭延利　唐慧　田辰　王美辰　魏飞　吴祥蓉　谢静　徐静静　许宁惠　杨婷　杨小蓉　袁琦　张译梅　赵秀路　植路君　朱燕

马慧　倪丰　彭巧　邱婷　宋珍　汤梅　唐英　涂花　王静　温娜　吴梅　向瑜　谢利　徐莉　鄢伟　杨霄　叶红　曾群　张娅　郑丹　钟玲　朱道珺

《图解妇科手术配合》编写人员

主　编　袁　琦　周俊英

副主编　陈　理　廖　芯

编　者（按姓氏汉语拼音排序）

曹明慧	陈　理	陈　婧	陈　燕
冯　茜	龚俊铭	贺晓燕	胡　蝶
胡世泉	黄　聪	黄晓丹	黄晓庆
廖　莎	廖　芯	李　红	李　林
李济宏	刘　颖	罗　丹	罗　敏
罗　群	马　利	戚　齐	唐　英
田　清	王　静	吴若梅	向　瑜
谢　利	谢　敏	徐小凤	袁　琦
余小兰	郑　丹	周俊英	

绘　图

邓　骏	胡世泉	梁晓杜	王　静
向冬梅	严隆英	郑　丹	张茜芸

《图解手术配合丛书》序

    护理成为一级学科以后对临床护理专业化发展提出了更高的要求。作为涉及范围广、专科特点强、技术含量高的手术护理成为国家卫生和计划生育委员会提出的首批专科护理建设的专业护理领域。随着医疗亚专业的细化和发展，医疗器材、微创技术在外科得以迅速发展，使疾病治疗能在创伤最小、住院时间最短、术后生命质量最佳的状态下完成，与此同时，围手术期的护理也面临专业护理技术精细化的更大挑战。

    如何在短期内有效提升各级医院手术室护理人员的专业服务能力，成为我国各级医院护理管理需要解决的重要任务。《图解手术配合丛书》是以国家卫生方针政策为依据，以满足社会患者手术需求为立足点，以提升我国各级医院手术护理专业人才专科服务能力、促进外科手术护理学科人才专业化发展需求为切入点而进行组织编写的实用性与学术性并重的医院手术护理指南。

    近年来，手术技术发展日新月异，技术的进步对手术室护士的专业技能与手术配合也提出了更高的要求。为了帮助各级手术护理人员适应现有手术技术的发展，提升护士手术配合质量，保证患者安全，由四川大学华西医院牵头组织编写了本套丛书。丛书有如下特点：①图文并茂，易于理解，适用于各级医院手术护理人员。②深入浅出，既有操作层面的手术操作步骤与程序，又有手术护理发展的理论基础，对各级手术护理人员均有较强的指导作用。③内容覆盖面广。根据不同医院手术范围和特点，丛书涉及全国医院手术室开展的绝大多数手术类型，包括普外科、骨科、神经外科、泌尿外科、心血管外科、胸外科、耳鼻咽喉-头颈外科、眼科和妇科。④编写队伍实力雄厚，编委均是来自全国各大医院的手术室护理专家和教育专家，具有丰富的临床手术配合技能及专科护理理论知识。⑤编写立足手术护理实践，注重手术护理新业务、新技术发展前沿，为广大手术护理人员提供了可持续发展的实践指导。⑥强调医护配合，在手术配合理念、步骤等内容编写过程中，得到外科各专业医疗专家亲自指导、修改和完善，使丛书更具学科建设价值和手术护理实践操作价值。

　　本套丛书具有很强的指导性、实用性和便捷性，对手术室护理同仁，特别是各专科的护理配合工作有重要的参考价值。希望《图解手术配合丛书》能成为各级医院手术室护理人员全面、系统的工具书，在持续提升全国手术专科护理人员专业能力方面做出积极贡献。

中华护理学会副理事长

四川大学华西医院护理学科主任

四川大学华西医院博士生导师

李继平教授

2014 年 12 月

前　言

　　随着微创技术的飞速发展，妇科手术经历了重大改革，目前 70% 以上的妇科手术均可以采用腔镜技术，这对我们手术室护士提出了更新、更高的要求，不仅需要熟练掌握传统开放手术配合，还必须掌握各种腔镜手术配合和仪器设备的使用。近年来，国内手术室护理相关专著的不断出现，极大地满足了手术室护理人员的要求。相对而言，妇科专科手术护理的信息和著作仍显不足。《图解妇科手术配合》在编委会成员的共同努力下，经过深入研究、反复推敲，终于定稿出版。

　　《图解妇科手术配合》共分三篇（基础篇、上篇和下篇），全面、系统地介绍了妇科腔镜手术和开放手术的步骤及操作流程。基础篇介绍了妇科手术相关的局部解剖、妇科手术常用手术器械和设备、妇科手术常见体位摆放和消毒铺巾。上篇介绍了妇科腔镜手术配合，包括经腹腔镜子宫手术配合、经腹腔镜卵巢手术配合、经腹腔镜输卵管手术配合、经腹腔镜腹膜代阴道成形术手术配合和宫腔镜手术配合。下篇介绍了妇科开放手术配合，包括妇科小手术手术配合、腹部手术配合、外阴部手术配合、阴道及经阴道手术配合。本书书写简洁，用图片的方式解读局部解剖和手术配合的过程，对临床护理操作具有指导意义。

　　本书在编写过程中得到了四川大学华西第二医院妇科手术室全体护士的大力支持和帮助，在此表示衷心的感谢。限于编者学识和水平，书中疏漏之处在所难免，还望读者指正和见谅！

编　者
2014 年 10 月

目　　录

下篇　妇科开放手术配合

基础篇 总 论

第一章 妇科手术相关的局部解剖

第一节 腹 壁

一、腹前壁构成

（一）皮肤

脐部、腹前正中线及腹股沟等处皮肤与深层组织结构紧密连接，其余皮肤连接疏松。皮肤较薄，并且富有延展性及弹性。

（二）皮下浅筋膜

皮下浅筋膜由疏松的结缔组织和脂肪构成，肚脐以下的腹壁浅筋膜分为两层。浅层筋膜为脂肪层，与腹部及会阴等处的浅筋膜延续；深层为膜性筋膜，在腹部前正中线处附着于腹白线上，在腹部两侧越过腹股沟韧带，在其下方约 2cm 处与阔筋膜和筛筋膜融合。

（三）肌层

肌层由腹直肌、腹横肌、腹内斜肌和腹外斜肌组成。

1. 腹直肌 位于腹前壁中线的两侧，长带状，起自耻骨嵴和耻骨联合，肌束向上止于剑突和第 5～7 肋软骨的外面。

2. 腹横肌 位于腹内斜肌深层，起自腹股沟韧带外侧 1/3 处，肌束横行向前内延伸为腱膜，参与构成腹直肌鞘的后层并止于腹白线。

3. 腹内斜肌 位于腹外斜肌深层，起自腹股沟韧带外侧 1/2 或 2/3 处、髂嵴和胸腰筋膜，逐渐移行为腱膜。

4. 腹外斜肌 位于腹前外侧壁浅层，肌束行向前内下方，除后部肌束止于髂嵴外，其余逐渐移行为腹外斜肌腱膜。

（四）腹横筋膜

腹横筋膜属于腹内筋膜的一部分，衬覆于腹直肌鞘及腹横肌的内面，与腹直肌鞘后层紧密相贴，与腹横肌结合疏松。

（五）腹膜外筋膜

腹膜外筋膜是填充于壁腹膜与腹横筋膜之间的脂肪组织，向后方与腹膜后隙中疏松结缔组织相延续，下腹部发达。

（六）壁腹膜

壁腹膜为腹前外侧壁的最内层，覆盖于体壁内面。

（七）腹直肌鞘

腹直肌鞘分前、后两层。前层由腹内斜肌腱膜前层组织和腹外斜肌腱膜构成，后层由腹横肌腱膜和腹内斜肌腱膜后层构成。

（八）腹白线

腹白线位于腹前壁正中线上，两腹直肌之间，由两侧构成腹直肌鞘的腱膜在腹前壁中线交织而成，腹白线上端起自胸骨剑突，下端附于耻骨联合。

二、腹前壁的血管和神经

（一）动脉

1. 腹壁浅动脉和旋髂浅动脉　发自股动脉，走行于腹下部浅筋膜两层之间，腹壁浅动脉走向脐部，旋髂浅动脉经腹股沟韧带浅面行至髂前上棘附近。两者的位置表浅，并有同名的静脉伴行。

2. 腹壁上动脉和腹壁下动脉　为腹前壁深层的动脉，腹壁上动脉和腹壁下动脉在脐部附近吻合。穿行于腹横肌和腹内斜肌之间的第7～11肋，向前下斜行入腹直肌鞘。

（二）静脉

腹前壁的浅静脉相互吻合成网，多而细，在脐区形成脐周静脉网。脐以上浅静脉经胸腹壁静脉汇入腋静脉，脐以下的浅静脉经腹壁浅静脉及旋髂静脉汇入大隐静脉。腹前壁的深静脉与同名动脉伴行。

（三）神经

皮神经呈节段性分布，主要为第 7～11 肋间神经及肋下神经、髂腹下神经及髂腹股沟神经。耻骨联合、腹股沟及其上方 2～3cm 区域的皮肤有髂腹下神经及髂腹股沟神经分布；剑突平面分布有第 7 肋间神经；脐平面分布有第 10 肋间神经；肋下神经分布于耻骨联合上缘与脐连线中点的平面。

第二节　盆腔脏器

一、内生殖器

女性内生殖器（internal genitalia）位于真骨盆内，包括子宫、卵巢、输卵管、阴道，其中卵巢和输卵管称为子宫附件。

（一）阴道

阴道（vagina）是性交器官，也是娩出胎儿和排出月经血的通道。阴道位于真骨盆下部中央，呈扁管状，上宽下窄，阴道壁由黏膜层、纤维层和肌层构成。前壁短，为 7～9cm；后壁较长，为 10～12cm。阴道上端比下端宽，包绕子宫颈与阴道壁之间形成的环状腔隙，称为阴道穹隆，按其位置分前、后、左、右四部分。其中，后穹隆较深，与子宫直肠窝仅隔有一层腹膜和一层阴道后壁，是盆腔最低点，如子宫直肠窝可经后穹隆穿刺诊断积血或积脓，并可做后穹隆切开引流术，临床上具有重要意义。

阴道壁有很多横纹皱襞及弹力纤维，极富伸展性，平时阴道前后壁互相贴合。阴道口可扩展至 9cm 以上。阴道壁内富有静脉丛，受损易出血或形成血肿。因为有直肠阴道间隙和膀胱阴道间隙的存在，故阴道中央部不受直肠和膀胱的影响，能够扩张，且各器官能够独立扩展、收缩。

附着于盆膈、尿生殖膈及会阴体的纤维组织支持着阴道的下 1/3，所以较紧。阴道两侧的纤维组织既与盆膈融合，又与主韧带下方相连，支持着阴道的中 1/3。阴道上部与子宫颈部由骶韧带、主韧带支持。阴道前壁有 3 条横沟，阴道下沟、阴道横沟、膀胱沟是阴道前壁手术时的重要解剖标志。阴道下沟在尿道后上部约 0.6cm 处，是修补尿道膨出时切口开始处的标志。

（二）子宫

子宫呈倒置的梨状，位于骨盆中央，前面扁平，后面稍凸出，是产生月经和孕育胎儿的空腔器官。成年女性子宫长 7～8cm，宽 4～5cm，厚 2～3cm，子宫腔长 6～7cm，宫腔容积约为 5ml。成人子宫体长度与子宫颈之比约为 2：1，婴儿期为 1：2。子宫分为底部、体部、峡部和子宫颈部（图 1-2-1）。

1. 子宫底 即子宫上部顶端钝圆的游离部。

2. 子宫体 即子宫底与子宫峡部之间的子宫大部分组织，内腔呈上宽下窄的三角形，宫壁厚 0.8～2cm，内膜厚 1～8mm，子宫腔长 3～4cm。

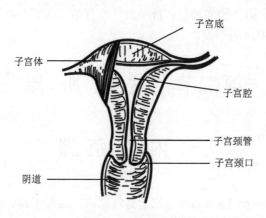

图 1-2-1　子宫冠状断面

子宫体由多层肌纤维组织构成，子宫壁的内层为黏膜层，它既有柱状上皮形成的腺体，又有特殊的基质，子宫内膜随卵巢激素的改变呈周期性的变化，每次月经周期由于激素作用使内膜中螺旋动脉收缩，导致内膜脱落，但基底层仍保存，并以此为基础修复内膜，基底层血供不来自螺旋动脉，故基底层可以保存而不发生脱落。子宫壁的中层为子宫肌层，是子宫壁的最后一层，由平滑肌束及弹性纤维组成，为外纵内环，中层各方交织如网，肌层中含血管，子宫收缩时可压迫贯穿肌纤维间质血管起到止血的作用。子宫外层为最薄的浆膜层，覆盖在子宫前、后面及子宫底，与肌层紧贴。

3. 子宫峡部 为子宫体与子宫颈之间的狭窄部，非孕期长 0.5～1cm，孕期逐渐扩展延伸至 7～10cm，称子宫下段。临床剖宫产手术多在此处施行，其优点是术中出血较少，术后愈合较好，切口可用腹膜覆盖，具有重要的临床意义。子宫峡部的上端因解剖上较狭窄，称为解剖学内口，又称子宫内口，下端狭窄部称峡部外口，该处由子宫腔内膜转变为子宫颈管内膜，故又称组织学内口。即峡部的内膜系子宫内膜，其下才是子宫颈管内膜。

4. 子宫颈 子宫峡部以下的圆柱状狭窄部呈梭形，为子宫颈管，其长 2.5～3cm，子宫颈由两部分组成，伸向阴道的为子宫颈阴道部，其上为子宫颈阴道上部。下端为子宫颈外口，开口于阴道，顶端平滑，分为前唇和后唇。其表面为非角化的鳞状上皮所覆盖，子宫颈管主要是黏液柱状上皮覆盖，鳞状上皮与柱状上皮交界处是子宫颈癌的好发部位。

子宫颈主要由致密的纤维结缔组织和少量的平滑肌组织构成，平滑肌组织位于子宫颈周围，并与阴道壁肌层中的平滑肌相接，故在筋膜内全子宫切除术中，这层平滑肌及其附属的纤维组织很容易与子宫颈纤维组织部分相分离（图 1-2-2）。

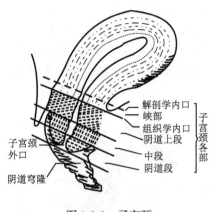

图 1-2-2 子宫颈

5. 子宫的倾度与屈度 子宫倾度是指身体纵轴与子宫体纵轴的关系，正常子宫轻度前倾。子宫屈度是指子宫颈与子宫体间的关系，正常宫体与子宫颈间夹角为120°～140°。

（三）子宫附件

卵巢和输卵管合称为子宫附件，覆盖它们的一层特殊腹膜皱褶称为阔韧带。

1. 输卵管（fallopian tube） 是一对长7～12cm 的管腔状器官，由外纵内环两层肌肉组成。外端游离，而与卵巢接近。它由四部分组成：①输卵管间质部，穿入子宫角的部分；②输卵管峡部，出宫体后间质部外侧的一段，肌层较厚且管腔变狭窄；③输卵管壶腹部，峡部外侧，此段管腔较宽大，腔内有许多黏膜皱褶；④伞部，输卵管末端，有许多指状凸起，开口于腹腔，通过平滑肌收缩使其靠近卵巢，有利于拾卵。

2. 卵巢（ovary） 是一对扁椭圆形腺体，也是女性的性腺器官，产生卵子和激素。卵巢的大小因个体及女性月经周期阶段的不同而不同。生育期妇女卵巢约为4cm×3cm×1cm，重5～6g，呈灰白色，表面为立方柱状上皮，下层为皮质和髓质，卵巢表面无腹膜，有利于成熟卵子的排出，同时也易于卵巢恶性肿瘤细胞的播散。女性青春期开始排卵，卵巢表面逐渐变得凹凸不平，绝经后卵巢萎缩变小。卵巢组织分为髓质和皮质两部分，髓质在内，皮质在外。髓质在卵巢的中心部分，内无卵泡，其中有许多血管、神经、淋巴管和疏松的结缔组织，少量的平滑肌纤维对卵巢的运动有作用。皮质由致密的结缔组织、破裂后的卵泡、黄体、白体及各级卵泡构成。卵巢外侧通过骨盆漏斗韧带与盆腔壁相连，韧带内有卵巢动静脉。卵巢内侧通过子宫卵巢韧带与子宫相连，通过卵巢泵膜与阔韧带相接。

二、生殖器官的血供、淋巴和神经

（一）血供

女性生殖器官的血液供应主要来自子宫动脉、卵巢动脉、阴道动脉及阴部内动脉。

各部位的静脉与同名动脉伴行，但在数量上静脉较动脉多，并在相应器官及周围形成静脉丛，故盆腔静脉感染容易蔓延（图1-2-3）。腹主动脉终止于第4~5腰椎，并分为左、右髂总动脉。主动脉前方是肠系膜下动脉，是清扫腹主动脉旁淋巴结的水平。髂总动脉在髂关节的上方分为髂内动脉和髂外动脉，髂总静脉于其后方伴行。在髂总动脉分叉处有输尿管跨越通过。

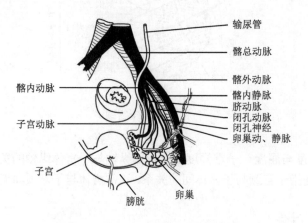

图 1-2-3　内、外生殖器官的血液供给

1. 卵巢动脉　由腹主动脉前壁分出（左侧卵巢动脉可来自左肾动脉）。在腹膜后沿腰大肌下行至骨盆腔，跨过髂总动脉下段及输尿管经骨盆漏斗韧带向内横行，再经卵巢系膜进入卵巢门。卵巢动脉在输卵管系膜内分出若干分支供应输卵管，在子宫角附近，其末梢与子宫动脉上行的卵巢支吻合。

2. 子宫动脉　为髂内动脉前干分支，在腹膜后沿盆腔侧壁向下向前，经阔韧带基底部、子宫旁组织达子宫外侧，在距离子宫颈（内口水平）约 2cm 处横跨输尿管而至子宫侧缘，又于子宫颈阴道上部分为上、下两支：上支较粗，沿子宫上缘迂曲上行，称为子宫体支，至子宫角处又分为卵巢支（与卵巢动脉末梢吻合）、输卵管支（分布于输卵管）和子宫底支（分布于子宫底部）。下支较细，分布于子宫颈及阴道上段，称子宫颈阴道支（图1-2-4）。

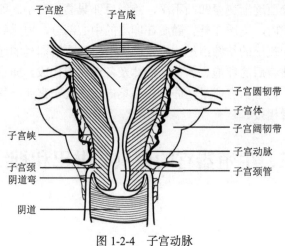

图 1-2-4　子宫动脉

3. 阴道动脉　为髂内动脉前干的分支，有许多小分支分布于阴道中、下段的前、后面及膀胱顶部，与子宫动脉阴道支和阴部内动脉的分支相吻合。因此，阴道下段主要由阴部内动脉和痔中动脉供应，中段由阴道动脉供应，而上段由子宫动脉的子宫颈阴道支供应。

4. 阴部内动脉　是髂内动脉前干的终支，于坐骨大孔的梨状肌下孔穿出骨盆腔，然后绕过坐骨棘的背面，再经坐骨小孔到达会阴及肛门，分出四支：①阴蒂动脉，分布于阴蒂及前庭球；②阴唇动脉，分布于大、小阴唇；③会阴动脉，分布于会阴浅部；④痔下动脉，分布于直肠下段及肛门部。

5. 盆腔血管的侧支循环　髂内动脉血管分支主要供应盆腔内器官，包括膀胱、直肠、子宫、阴道及外阴部等。同时其还营养骶骨、髋骨、骨盆底及臀部肌肉。盆腔血管系统具有广泛的侧支循环网，在不同大血管系统间存在丰富的交通支。临床上为减少盆腔或子宫出血而实施髂内动脉结扎术、子宫动脉结扎术或栓塞时，可大大降低盆腔血压，而又不影响盆腔脏器的血液供应，是由于此时侧支循环为盆腔脏器提供血供。两侧髂内动脉的分支不仅在脏器上相互对称、吻合，而且与髂外动脉或腹主动脉之间有侧支循环的建立（图1-2-5）。

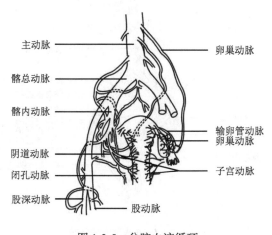

图 1-2-5　盆腔血液循环

（二）淋巴

女性生殖器官具有丰富的淋巴管及淋巴结，并伴随相应的血管排列，其大小、数目和位置均不恒定。围绕子宫颈的淋巴管随子宫动脉走行。女性生殖器官的淋巴主要分为两大组，即内生殖器淋巴组与外生殖器淋巴组，汇集进入沿髂动脉分布的各组淋巴结，然后注入腹主动脉周围的腰淋巴结，最后在第2腰椎部汇入胸导管的乳糜池。当内、外生殖器发生感染或癌瘤时，往往沿着各部回流的淋巴管扩散、转移，从而导致相应淋巴结肿大（图1-2-6）。

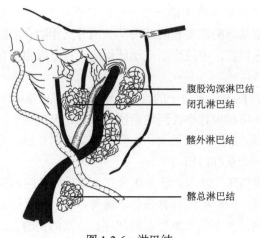

图 1-2-6　淋巴结

内生殖器官淋巴分为以下三组（图 1-2-7）。

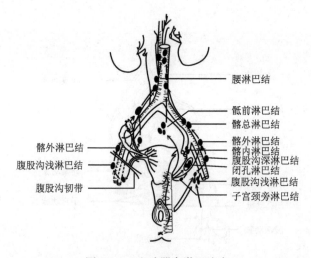

图 1-2-7　生殖器官淋巴流向

1. 髂淋巴组　沿髂动脉排列，由髂外、髂内和髂总三部淋巴结组成，收容膀胱、子宫颈及阴道上段的淋巴。

2. 腰淋巴组　位于主动脉旁，收容子宫底、卵巢、输卵管、髂淋巴组而来的淋巴。

3. 骶前淋巴组　位于骶骨前面与直肠之间，收容子宫颈、阴道后壁、直肠的淋巴。外生殖器淋巴分为深、浅两组：腹股沟淋巴结有 12～20 枚（见本章第一节）。

阴道下段的淋巴引流主要汇入腹股沟淋巴结。阴道上段的淋巴引流基本与子宫颈相同，大部分汇入闭孔淋巴结和髂内淋巴结；小部分汇入髂外淋巴结，并经子宫骶骨韧带入骶前淋巴结。宫体及宫底部淋巴，主要经阔韧带汇入主动脉腰淋巴结；小部分从宫角部沿圆韧带汇入该侧的腹股沟浅淋巴结。输卵管与卵巢的淋巴，沿卵巢动脉汇入主动脉旁淋巴结，一部分入同侧的髂内淋巴结。

（三）神经

内生殖器神经主要由交感神经与副交感神经支配。交感神经纤维在腹主动脉前形成腹主动脉丛，内含有神经节，其下行入盆腔分出以下几个神经丛。

1. 卵巢神经丛　经卵巢门入卵巢，分布于卵巢和输卵管上，其在阔韧带内形成小支。

2. 骶前神经丛　又称为上腹下神经丛，由腹主动脉丛的主要部分形成，在骶骨岬前方下行进入骨盆腔，后分布于子宫、直肠和膀胱。切除骶前神经后，可消除严重的盆腔疼痛。

3. 下腹下神经丛　位于直肠壶腹部后面，分左、右两束，除少数神经纤维分布于子宫外，大部分则在阔韧带底部的子宫颈旁形成骨盆神经丛，分布于子宫体、子宫颈和膀胱上部。

4. 骨盆神经丛　除由上述交感神经纤维所组成外，还包括来自第2、3、4骶神经的副交感神经纤维，并且含有向心传导的感觉神经纤维，能将子宫的冲动传向中枢，从而引起子宫反射性收缩。但子宫平滑肌有自律活动，完全切断其神经后，仍能出现有节律的收缩，甚至完成分娩活动。

外生殖器的神经支配主要由阴部神经支配。其来自：①骶丛分支；②自主神经，由第Ⅱ、Ⅲ、Ⅳ骶神经分支组成，含感觉神经纤维和运动神经纤维，在坐骨结节内侧下方分成三支，即会阴神经、阴蒂背神经及肛门神经（又称痔下神经），分布于会阴、阴唇、阴蒂和肛门周围。

第三节　外　　阴

外阴又称女阴，是指生殖器官的外露部分，包括耻骨联合至会阴及两股内侧之间的组织。会阴是指阴道口与肛门之间的软组织，包括皮肤、肌肉和筋膜，为骨盆底的一部分。

一、外阴组织

外阴组织包括阴阜、大阴唇、小阴唇、阴蒂、阴道前庭和相关的肌肉组织。

1. 阴阜　是大阴唇前联合向上移行在耻骨联合前的皮肤隆起，皮下有丰富的脂肪组织。青春期开始长出倒三角形分布的阴毛。

2. 大阴唇　靠近两股内侧的一对纵行隆起的皮肤皱襞，其前端左右汇合成阴唇前联合，后端汇合形成阴唇后联合。其前起于阴阜，后止于会阴。大阴唇前端为子宫圆韧带的终止点。大阴唇外侧面为皮肤，于青春期长出阴毛，皮下有皮脂腺和汗腺，内侧皮肤湿润。大阴唇有很厚的皮下脂肪层，结构疏松，富含血管、淋巴管和神经。当受伤时，大阴唇容易出血或形成血肿。绝经后的大阴唇可萎缩。

3. 小阴唇　位于两侧大阴唇内侧的一对皮肤皱襞，表面湿润光滑，无毛，富含神经末梢，极其敏感。小阴唇前端相互融合再分为两叶，包绕着阴蒂，前叶形成阴蒂包皮，后叶形成阴蒂系带，小阴唇后端与大阴唇后端相汇合，在中央线处形成一条横皱襞，成为阴唇系带。

4. 阴蒂 位于两侧小阴唇之间的顶端，与男性阴茎同源。其可分为三部分：后端分开称阴蒂脚，双侧阴蒂脚分别附着于耻骨支上；中间则合成阴蒂体；前端折转成直角朝向前下方，其游离端称为阴蒂头。阴蒂体背侧有韧带与耻骨联合相连接，浅层称为阴蒂韧带，深层名为阴蒂悬韧带。阴蒂富含血管和神经，损伤后疼痛较明显，且易伴出血。其受刺激及性交时可勃起。

5. 阴道前庭 为左、右小阴唇之间的菱形区，前为阴蒂，后为阴唇系带。阴道前庭区内还有前庭球、前庭大腺等器官。

（1）前庭球：又称海绵体，位于前庭两侧，前与阴蒂相连，后与前庭大腺相邻，表面为海绵体肌覆盖。

（2）前庭大腺：又称巴氏腺，位于大阴唇的后 1/3 深部，其开口位于处女膜之间的沟内，如黄豆大小，左右各一，为球体海绵体肌所覆盖（图 1-3-1）。

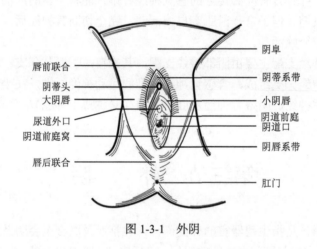

图 1-3-1 外阴

二、阴部神经和血管

阴部神经是会阴的运动和感觉神经，在会阴部的走向和分支与血管相伴行。

阴部神经发自骶 3～4 神经节，阴部动脉由髂内动脉的前支分出，经过坐骨大孔出盆腔，经过坐骨嵴和骶棘韧带，从坐骨小孔进入会阴部。

神经和血管有 3 个分支：阴蒂支、会阴支及痔下支。阴蒂支分布至阴蒂；会阴支为最大的分支，在会阴隔膜后方进入会阴皮下组织，分布至坐骨海绵体肌、会阴深横肌、球海绵体肌、会阴浅横肌，以及大阴唇内侧、小阴唇及前庭的皮肤；痔下支分布至肛周皮肤和肛门外括约肌。

1. 大隐静脉 穿过大隐静脉裂孔后汇入股静脉，在腹股沟韧带下方约 4cm 处即可暴露大隐静脉汇于股静脉处，临床外阴癌根治术时可在此结扎、切断。

腹股沟浅淋巴结的淋巴管穿过卵圆窝后，汇入到 2～4 枚腹股沟深淋巴结内。腹股沟深淋巴结位于股三角的股管内。

2. 腹股沟管　是腹股沟区肌层间的一个斜行裂隙,自腹股沟韧带中点的上方开始自外上向内下斜行,止于耻骨结节。腹股沟管内有圆韧带、髂腹股沟神经、生殖股神经生殖支及小血管通过。

3. 股三角　位于腹股沟韧带下方的一个三角形区域。其上界为腹股沟韧带,外界为缝匠肌内侧缘,内侧为长收肌外侧缘。股三角的底部凹陷,由肌肉组成,外侧是髂腰肌,内侧是耻骨肌,表面被阔筋膜覆盖,在其内下方,阔筋膜变薄,出现一个卵圆形的凹陷,称卵圆窝。股三角内有大腿前部的血管、神经和淋巴管,由内向外为股管、股静脉、股动脉和股神经,是临床外阴癌根治术切除淋巴结的一个重要部位。

4. 股管　位于股静脉内侧、腹股沟韧带深面,为腹横筋膜向下延伸而形成的盲囊。股管内还有少量结缔组织及1～2个腹股沟深淋巴结,其淋巴管穿过股环表面筋膜后汇入髂外淋巴结。

三、阴 部 淋 巴

外阴淋巴管回流至腹股沟浅淋巴结,尿道及阴蒂的部分淋巴可绕过浅表淋巴结直接回流至髂内淋巴结。腹股沟淋巴结分为两组,即腹股沟浅淋巴结和腹股沟深淋巴结。

1. 腹股沟浅淋巴结　以大隐静脉裂孔为中心分为四个象限。其又分上、下两组,上组沿腹股沟韧带排列,收纳外生殖器、会阴、阴道下段及肛门部淋巴;下组位于大隐静脉末端周围,收纳会阴和下肢淋巴。其输出管大部分注入腹股沟深淋巴结,少部分注入髂外淋巴结。

2. 腹股沟深淋巴结　位于股三角的股管内,收纳阴蒂、股静脉区、腹股沟浅淋巴,汇入闭孔、髂内等淋巴结。

第四节　邻 近 器 官

（一）尿道

尿道是居耻骨联合后、阴道前,短而直,并易于扩张的管道。尿道为一肌性管道,长4～5cm,直径约为0.6cm。其从尿道内口开始,穿过尿生殖膈,止于阴道前庭前半部的尿道外口。尿道内2/3的黏膜是移行上皮,外1/3是复层鳞状上皮。位于尿道内口的尿道内括约肌是不随意肌;位于尿道外口的尿道外括约肌是骨骼肌。临床外阴癌根治术做尿道部分切除术,切除尿道的1/2后,术后患者尚能正常排尿,主要就是依靠膀胱括约肌的功能。

（二）膀胱

膀胱是位于子宫前方、耻骨联合后方的空腔囊状器官。容量为350～500ml,最大可达 800ml，女性较男性稍小。其似锥体形，可分为体、底、顶、颈四部分。膀胱是腹膜外脏器，其顶部腹膜折叠，使膀胱随尿液充盈而逐渐向腹腔伸展；膀胱底部没有腹膜，以疏松结缔组织与阴道前壁和子宫颈紧密相接，相应形成膀胱子宫陷凹及膀胱子宫腹膜反折。膀胱底部黏膜面是膀胱三角，两外侧角各有一裂隙状开口，为输尿管口，相距约 2.5cm，三角前下尖端为尿道内口，在耻骨联合上缘下 3～4cm 处，约在骨盆出口平面稍上方。

（三）输尿管

输尿管是位于腹膜后的一对细长的圆索状管道，起自肾盂，终于膀胱。全长 25～30cm，右肾比左肾略低 1～2cm，故右输尿管稍短些。管腔有着明显狭窄和膨大部，管径粗细不等（0.4～0.7cm），厚约 1mm。输尿管可分成以下三段。

1. 腰段　自肾盂输尿管连接处到跨过髂血管处。其沿腰大肌前偏中线斜向内下降，在腰大肌中点稍下方与输卵管血管交叉。两侧上端距离较远，下端则较近。

（1）左侧：上部在十二指肠空肠曲后，中部在乙状结肠及系膜后方，下部在乙状结肠间陷窝后壁下降。左侧输尿管较右侧容易找到。

（2）右侧：上部在十二指肠降部后面，沿下腔静脉右侧下降，前方跨过右结肠和回、结肠血管，再经肠系膜根下部和回肠末端后方下降。

2. 盆段　从髂血管到膀胱可以分为后、中、前三部分。

（1）后部：骨盆后方的露出部。沿盆侧壁向下后外行，右侧跨越髂外动脉起点，左侧跨越髂总动脉交叉部上 1～1.5cm 处。

（2）中部：位于主韧带内，向前经子宫阔韧带基底部，距子宫颈内口水平外 2.5cm 交叉在子宫动脉后下方。

（3）前部：位于膀胱子宫颈韧带内，与子宫动脉交叉后，经阴道侧穹隆顶端绕向阴道前面，穿过膀胱子宫颈韧带及阴道旁结缔组织围绕所组成的输尿管隧道，达膀胱底部（图 1-4-1）。

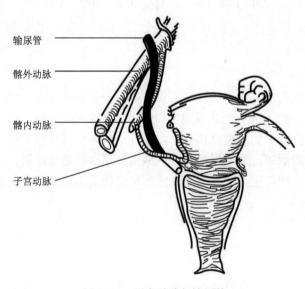

输尿管

髂外动脉

髂内动脉

子宫动脉

图 1-4-1　子宫动脉与输尿管

3. 壁段　在膀胱壁内斜行，长约 1.5cm，呈"S"形，即先斜向内上方，最后凸向后下方。壁段狭窄，管径仅为 2~3mm，当膀胱充盈时管腔闭合，加之输尿管蠕动，可阻止尿液从膀胱反流入输尿管。

输尿管壁由肌层、筋膜和黏膜组成。来自肾动脉、腹主动脉、骶中动脉、卵巢动脉、肾下极动脉、髂总动脉、髂内动脉、膀胱上及膀胱下动脉、子宫动脉等的分支营养相应节段的输尿管。它们在距输尿管缘 2~3mm 处呈"人"字形分出一级分支，成升支或降支进入管壁后，沿管缘上、下行，并与其上方或下方一级分支吻合，再分出二级和三级分支，进入管壁深层，形成良好的血管吻合丛。

输尿管与妇科恶性肿瘤手术的关系密切，须注意以下两点。

1. 输尿管易损伤的部位　妇科恶性肿瘤手术范围较广泛，常需要分离输尿管盆段的中部和下部，下推膀胱，广泛切除癌肿周围组织，而输尿管有 3 个狭窄部，相应形成 3 个弯曲：肾盂与输尿管移行处；骨盆上口；膀胱旁部（输尿管壁段内部的稍上方）。如果手术稍有不慎或肿瘤使盆腔脏器解剖层次不清，较易损伤的部位如下所述。

（1）高位结扎骨盆漏斗韧带时，输尿管跨越髂内、外动脉分叉处。

（2）处理子宫血管和主韧带时，子宫动脉跨越输尿管处。

（3）处理子宫骶骨韧带时，输尿管即在其外侧走行，所以必须先分离直肠侧窝。

（4）处理阴道残端或缝合盆腔腹膜时，输尿管在阴道侧穹隆的外前方。

（5）处理输尿管隧道时，须注意盆段中、后部输尿管的行径，因其呈"S"形，先内下，然后折向外下方，在隧道内常有输尿管的营养小血管拉紧输尿管，若不逐个分离、结扎、切断，很容易损伤输尿管。

2. 分离输尿管　输尿管盆段后部为露出部，可锐性分离。由于盆段中部和前部有坚韧的结缔组织组成的韧带，分离输尿管应在鞘膜内进行，操作应快捷、准确、解剖层次清晰。由于输尿管鞘膜没有血供，而鞘膜与输尿管之间存在一个腔隙，故输尿管在其间可以润滑通畅蠕动。如果分离输尿管打开输尿管鞘膜，在直视下分离输尿管与鞘膜，可以避免损伤输尿管和分离时引起的出血。

（四）直肠

直肠上接乙状结肠，下连肛管，从左侧骶髂关节至肛门，全长为 15~20cm。前方为子宫及阴道，后面为骶骨，仅直肠的上段有腹膜遮盖，至直肠中段腹膜折向子宫直肠窝。肛管长 2~3cm，在其周围有肛门内外括约肌和肛提肌，而肛门外括约肌为骨盆底浅层肌肉的一部分，其血供来自痔上、痔中和痔下动脉，其间有相互的吻合支。妇科手术及分娩处理时应注意避免损伤肛管及直肠。

（五）阑尾

阑尾位于右侧髂窝内，上端连接盲肠，长短、粗细因人而异，长 7~9cm。过长者其下端可达右侧输卵管及卵巢部位。阑尾的位置不恒定，妊娠期可随妊娠月份的增加而逐渐向上方移位。妇女患阑尾炎时有可能累及子宫附件，应注意鉴别诊断。

第五节 盆 底

盆底组织由肛提肌和会阴隔膜构成，用于支托盆腔脏器和让胎儿通过骨盆娩出。为此，盆底支托组织逐渐演变成能自行扩张的肌肉筋膜组织，覆盖于骨盆出口，同时形成了能让胎儿娩出及排尿、排便的骨盆裂隙（图 1-5-1）。

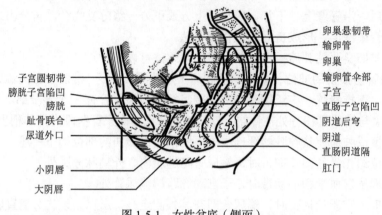

子宫圆韧带
膀胱子宫陷凹
膀胱
耻骨联合
尿道外口
小阴唇
大阴唇

卵巢悬韧带
输卵管
卵巢
输卵管伞部
子宫
直肠子宫陷凹
阴道后穹
阴道
直肠阴道隔
肛门

图 1-5-1　女性盆底（侧面）

一、会阴隔膜（尿生殖膈）

会阴隔膜构成了盆底下半部分，它是一层三角形的致密组织，覆盖于骨盆出口的前半部分。该隔膜实际是一块膜性组织，其上方为骨骼肌，即纹状尿生殖括约肌（会阴深横肌），会阴隔膜起自坐骨海绵体肌上方的坐骨耻骨下支内侧及阴蒂脚，内侧附着于尿道、阴道壁和会阴体。会阴隔膜头侧有两块弓形肌肉，即逼尿肌和尿道阴道括约肌，收缩时能压迫尿道远端。会阴隔膜的最主要功能与其附着在阴道及会阴体上有关，因其固定在骨盆出口，能对抗腹内压增高所产生向下的压力以支托骨盆组织。

二、会 阴 体

会阴体是阴道下段、会阴皮肤和肛门所围成的一块连续性组织，又称会阴中心腱，由许多肌肉汇聚而成。会阴体通过会阴隔膜和会阴浅横肌附着于耻骨支下方。会阴体前外侧是球海绵体肌，后方会阴体通过肛门外括约肌间接与尾骨相连。肛门外括约肌的一端位于会阴体，另一端附着于尾骨上，这样会阴体及其周围组织就固定于骨盆上，以保持其位置。

三、盆底后三角、坐骨直肠窝

在盆底后三角内，坐骨直肠窝位于盆壁与肛提肌之间，居会阴隔膜上方，并在其前方形成一个隐窝，内侧为肛提肌和肛门外括约肌，前外侧为闭孔内肌，其后方向臀大肌上方延伸，阴部神经、血管及淋巴管在坐骨直肠窝内穿过。

四、肛门括约肌

肛门外括约肌位于会阴后三角，是一块独立的肌肉组织，可分为浅、深两部分，其浅部向后方附着于尾骨，深部肌纤维围绕在直肠周围，并与耻骨直肠肌相融合，这样在肛门直肠背侧形成一个环形的肌肉束，前方固定于耻骨上。肛门内括约肌由肛管壁环状平滑肌增厚所形成，居肛门外括约肌内侧。

五、肛提肌、骨盆壁

肛提肌由耻骨肌、耻骨直肠肌和髂尾肌组成，具有强大的支托力，在对未产妇进行常规阴道检查时，若肛提肌收缩可呈直板状，窥阴器将很难放入阴道。而一般膀胱截石位时常使肛提肌放松（图 1-5-2）。

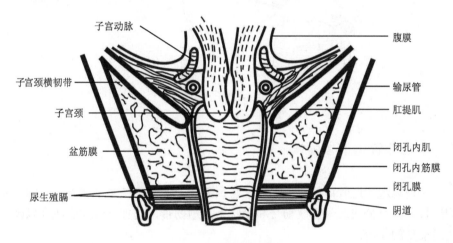

图 1-5-2 骨盆冠状断面

骨盆壁骨骼与肌肉之间的空隙由盆膈肌肉所覆盖。盆膈肌肉包括：耻骨尾骨肌、髂骨尾骨肌、耻骨直肠肌和尾骨肌。这些肌肉都被肌肉上筋膜和肌肉下筋膜所覆盖，肛提肌及其筋膜统称为盆膈。盆膈的肌肉纤维形成"U"形的宽阔肌肉，"U"形开口于前方，其间尿道、阴道、直肠由此穿过，因此称为尿生殖裂隙，盆膈肌肉的正常张力能保持"U"形基底向耻骨后方施压，使阴道和直肠在平时处于关闭状态。肛提肌损伤时，会导致子宫脱垂或膀胱、直肠膨出。

第六节 盆腔结缔组织

盆腔由盆腔脏器及其周围结缔组织组成，盆腔结缔组织强韧部分与盆腔脏器的肌纤维汇合而形成韧带以保持脏器正常的解剖位置。韧带内含有血管和淋巴管。手术室护士了解各韧带对手术配合非常重要。

韧　　带

韧带是由骨盆筋膜某些强韧部分与盆腔脏器的肌纤维汇合而成（图 1-6-1）。

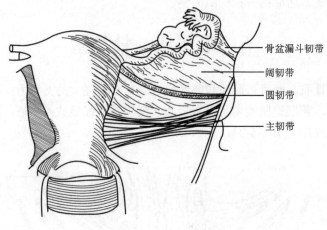

骨盆漏斗韧带

阔韧带

圆韧带

主韧带

图 1-6-1　子宫韧带

（一）耻骨膀胱子宫颈韧带

该韧带前端起于耻骨内侧，后端与子宫颈阴道上部前侧壁紧密相连，中间与膀胱底部密切连接。其可分成耻骨膀胱韧带和膀胱子宫颈韧带，起加强骨盆底肌肉以及支持膀胱和阴道前壁的作用。

（二）圆韧带

圆韧带为一扁平的由结缔组织及平滑肌组成的索条，其功能是将子宫体向前方牵引，辅助、维持子宫的前倾位置。圆韧带可随膀胱的充盈与空虚而前后、上下移动。该韧带起于子宫两角前面、输卵管附着部稍下方，向前外下伸展达两侧骨盆壁，穿过腹股沟深环（腹环），绕过腹壁下动脉起始部，入腹股沟管，出浅环（皮下环），终于大阴唇前端和阴阜皮下组织，表面为阔韧带前叶的腹膜层所覆盖，保持子宫的前倾位，长 12～14cm，可随妊娠子宫的相应胀大而增长、变粗。

（三）阔韧带

阔韧带是膀胱与直肠之间覆盖子宫底和子宫体的前后腹膜，由子宫侧缘向外，其上缘游离包围输卵管内 2/3（输卵管伞端无腹膜遮盖），向左、右延伸至盆侧壁形成的翼形双层腹膜皱襞。其作用是维持子宫在盆腔中央位置。阔韧带与子宫将盆腔分成前、后两部分。前叶和后叶阔韧带之间有大量疏松结缔组织，称为子宫旁组织。在子宫颈周围的宫旁组织最为发达，向下连于阴道旁组织，向前连于膀胱旁组织，向后连于直肠旁组织，内含丰富的血管、神经及淋巴管。子宫附件的感染或晚期癌瘤，常累及此韧带。子宫动脉、子宫静脉和输尿管均从其基底部穿过。

（四）骨盆漏斗韧带

阔韧带前、后叶由输卵管伞端下方向外侧延伸达到骨盆壁的韧带称为骨盆漏斗韧带。阔韧带近似四边形，上缘游离，内侧 2/3 包围输卵管，外侧 1/3 由输卵管伞端下方向外伸达盆壁而成，其中卵巢动、静脉由此穿过。

（五）主韧带（子宫颈横韧带）

主韧带主要作用是支持子宫于骨盆腔的外侧壁，维持固定子宫颈不下降及保持阴道的正常位置，是左、右两条坚韧粗大的平滑肌和结缔组织纤维束，其位于阔韧带的基底部，横越子宫颈两侧与盆壁之间，子宫主要是由主韧带与骨盆壁相附着。主韧带与盆底间为疏松结缔组织，其表面有子宫动、静脉分支，深部有子宫颈阴道上部静脉丛。

（六）子宫骶骨韧带

子宫骶骨韧带间接保持着子宫的前倾位，由少量平滑肌纤维和结缔组织构成，是自直肠两侧达子宫颈后侧的弓状腹膜皱襞，内有大量平滑肌束起自子宫内口水平的肌层，向后绕过直肠侧壁与直肠肌层交织，达第 2、3 骶椎筋膜。其以"八"字形分布于直肠前方两侧，把子宫颈向后向上牵引。

（七）子宫直肠韧带

子宫直肠韧带由直肠侧壁和子宫骶骨韧带部分纤维结缔组织连接构成。两侧子宫骶骨韧带和子宫直肠韧带之间的陷窝称为子宫直肠陷凹。

（廖　芯　王　静）

第二章 妇科手术常用手术器械和设备

第一节 妇科腹腔镜手术器械和设备

一、腹腔镜手术器械

1. 常规器械 30°镜子、气腹针、10mm穿刺套管、5mm穿刺套管、冲洗器、转换器、弯钳（分离钳)、多齿钳、电钩、单极电针、双极钳、分离剪、线剪、持针器、胆石钳、无损伤钳、活检钳、5mm抓钳、直角钳（图2-1-1～图2-1-19）。

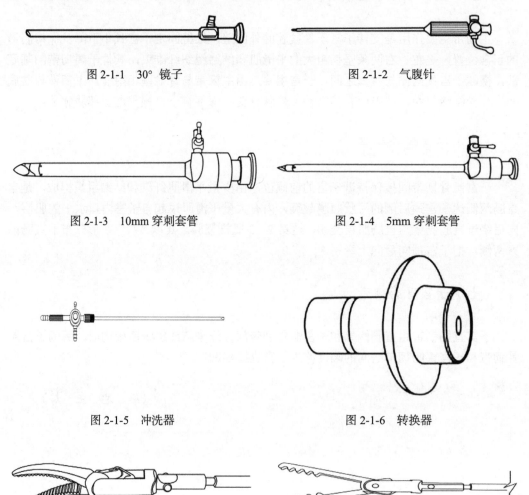

图2-1-1　30°镜子　　　　　　　　　图2-1-2　气腹针

图2-1-3　10mm穿刺套管　　　　　　图2-1-4　5mm穿刺套管

图2-1-5　冲洗器　　　　　　　　　图2-1-6　转换器

图2-1-7　弯钳（分离钳）　　　　　　图2-1-8　多齿钳

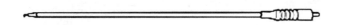

图 2-1-9 电钩

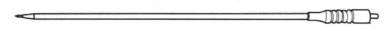

图 2-1-10 单极电针

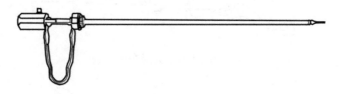

图 2-1-11 双极钳

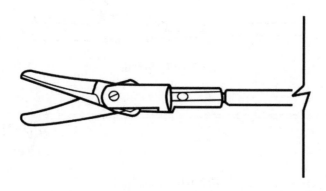

图 2-1-12 分离剪

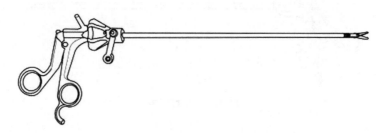

图 2-1-13 线剪

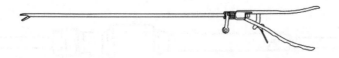

图 2-1-14 持针器

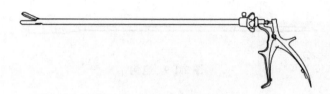

图 2-1-15　胆石钳

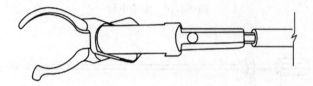

图 2-1-16　无损伤钳

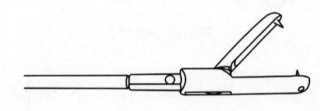

图 2-1-17　活检钳

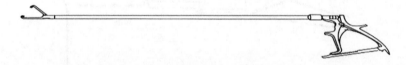

图 2-1-18　5mm 抓钳

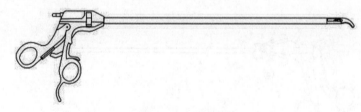

图 2-1-19　直角钳

2. 肌瘤挖除术器械　15mm 穿刺套管、注射针、旋切器、10mm 抓钳、马达(图2-1-20～图 2-1-24)。

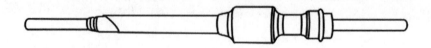

图 2-1-20　15mm 穿刺套管

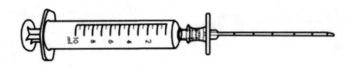

图 2-1-21　注射器

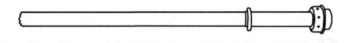

图 2-1-22　旋切器

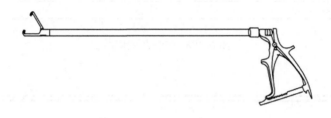

图 2-1-23　10mm 抓钳

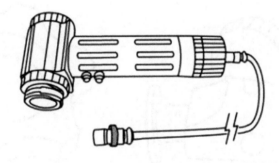

图 2-1-24　马达

3. 子宫切除术器械　打结棒、举宫器、杯状举宫器和举宫杯、子宫颈旋切器、校正棒、固定柄、旋切柄（图 2-1-25～图 2-1-31）。

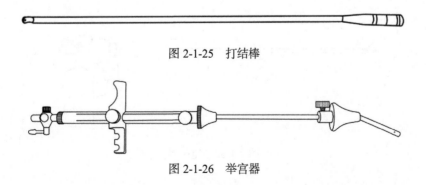

图 2-1-25　打结棒

图 2-1-26　举宫器

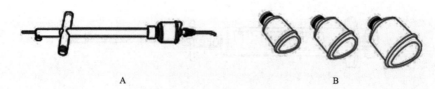

A   B

图 2-1-27 杯状举宫器和举宫杯

A.杯状举宫器；B.举宫杯

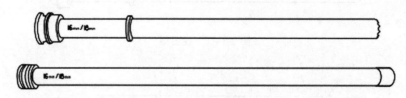

图 2-1-28 子宫颈旋切器

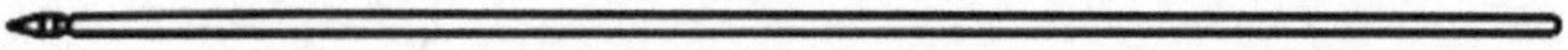

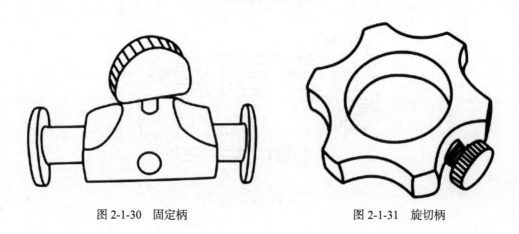

图 2-1-29 校正棒

图 2-1-30 固定柄   图 2-1-31 旋切柄

4. 特殊能量器械 超声刀、PK 弯钳、PK 电针、百克钳、百克剪（图 2-1-32～图 2-1-36）。

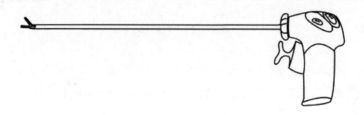

图 2-1-32 超声刀

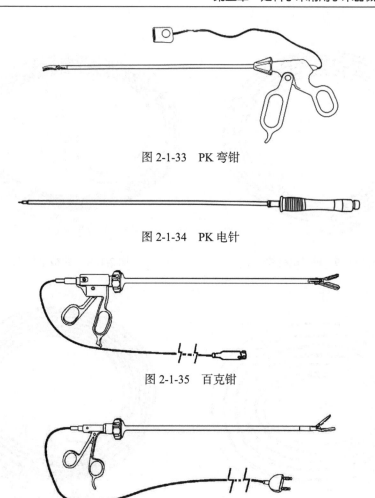

图 2-1-33　PK 弯钳

图 2-1-34　PK 电针

图 2-1-35　百克钳

图 2-1-36　百克剪

5. 连接导线　摄像头、导光束、单极电凝线、双极电凝线、气腹管、PK 连线、超声刀连线、冲洗管（图 2-1-37～图 2-1-44）。

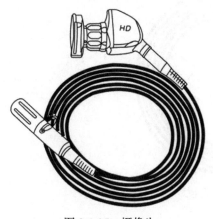

图 2-1-37　摄像头

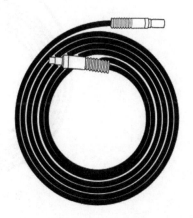

图 2-1-38　导光束

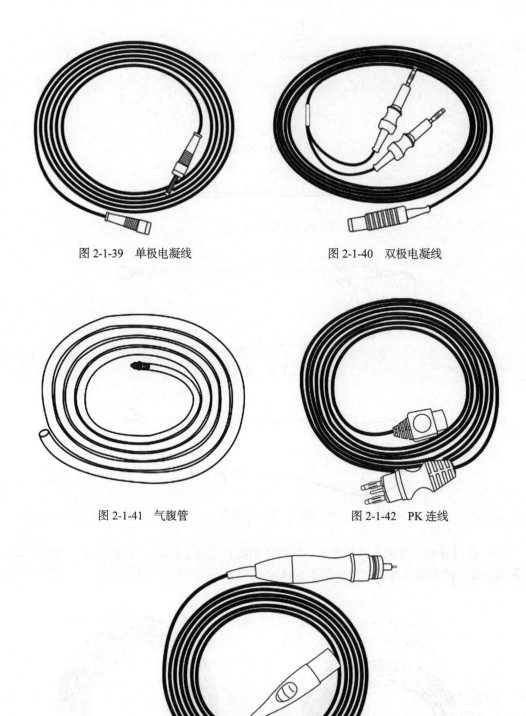

图 2-1-39　单极电凝线　　　　　　　图 2-1-40　双极电凝线

图 2-1-41　气腹管　　　　　　　图 2-1-42　PK 连线

图 2-1-43　超声刀连线

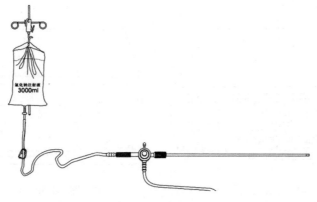

图 2-1-44　冲洗管

二、腹腔镜手术设备

　　腹腔镜手术设备包括摄像系统、监视器、CO_2 气腹机、冷光源机、PK 刀机器、超声刀机器、电外科工作站和高频电刀（图 2-1-45～图 2-1-52）。

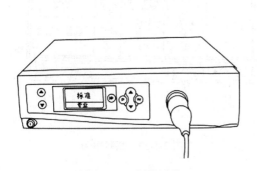

图 2-1-45　摄像系统

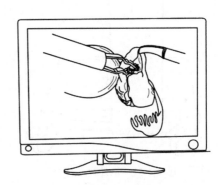

图 2-1-46　监视器

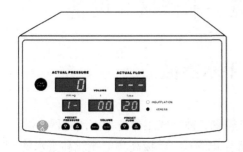

图 21-47　CO_2 气腹机

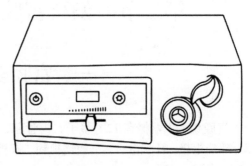

图 2-1-48　冷光源机

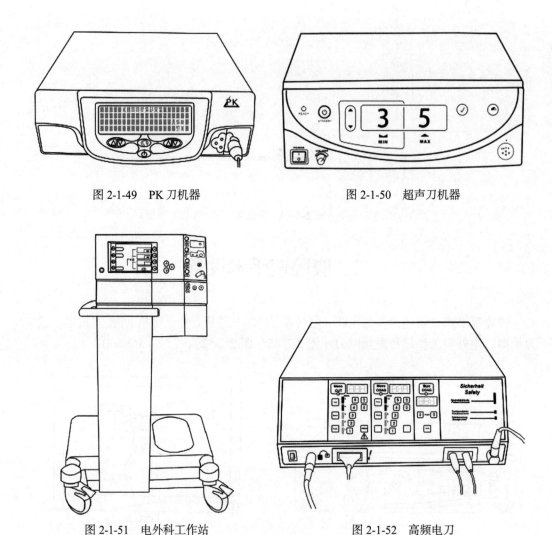

图 2-1-49　PK 刀机器　　　　　　　图 2-1-50　超声刀机器

图 2-1-51　电外科工作站　　　　　　图 2-1-52　高频电刀

第二节　妇科宫腔镜手术器械和设备

一、宫腔镜手术器械

宫腔镜手术器械有 12°镜子、内管鞘、外管鞘、被动式工作把手、闭孔器、滚球电极、环形电极、针状电极、宫腔镜抓钳、双极高频电缆线、单极高频电缆线和进水管（图2-2-1～图 2-2-12）。

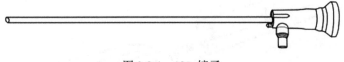

图 2-2-1　12°镜子

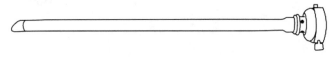

图 2-2-2　内管鞘

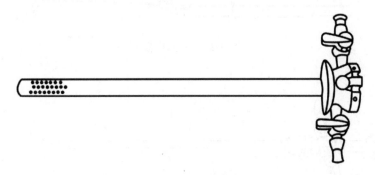

图 2-2-3　外管鞘

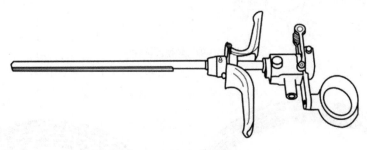

图 2-2-4　被动式工作把手

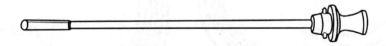

图 2-2-5　闭孔器

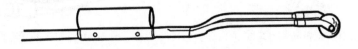

图 2-2-6　滚球电极

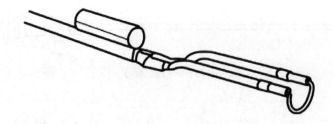

图 2-2-7　环形电极

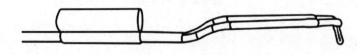

图 2-2-8　针状电极

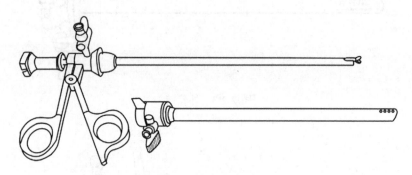

图 2-2-9　宫腔镜抓钳

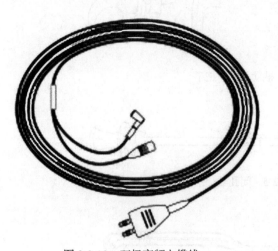

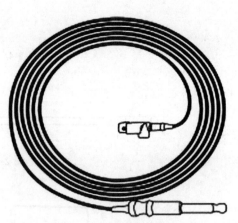

图 2-2-10　双极高频电缆线　　　　　　　图 2-2-11　单极高频电缆线

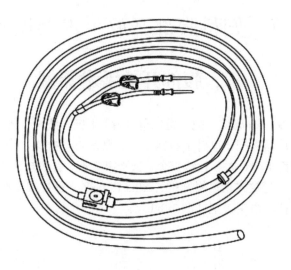

图 2-2-12 进水管

二、宫腔镜手术设备

宫腔镜手术设备包括摄像系统、冷光源机、膨宫泵和高频电刀（图 2-2-13～图 2-2-16）。

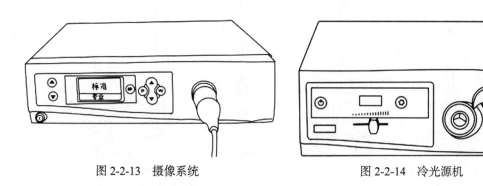

图 2-2-13 摄像系统   图 2-2-14 冷光源机

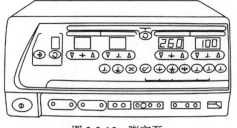

图 2-2-15 膨宫泵

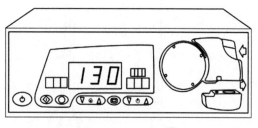

图 2-2-16 高频电刀

第三节 妇科腹部开放手术器械和设备

一、腹部开放手术器械

1. 子宫手术器械 分离剪 1 把、组织剪（弯）1 把、线剪 1 把、手术刀柄 2 把、短持针器 2 把、长持针器 2 把、耻骨上拉钩 1 个、腹部自动拉钩 1 个、双头拉钩 1 个、双爪钳 1 把、小 S 拉钩 1 个、大 S 拉钩 1 个、长平镊 2 把、有齿短镊 1 把、有齿长镊 1 把、直有齿血管钳 2 把、弯蚊式止血钳 8 把、Allis 钳 6 把、直蚊式止血钳 12 把、甲状腺拉钩 1 把、卵圆钳 2 把、巾钳 1 把（图 2-3-1）。

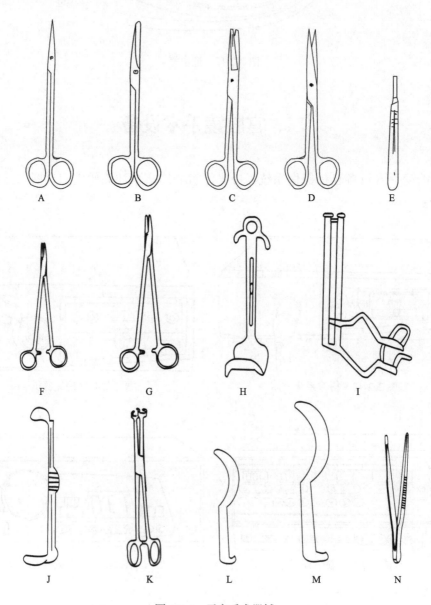

图 2-3-1 子宫手术器械

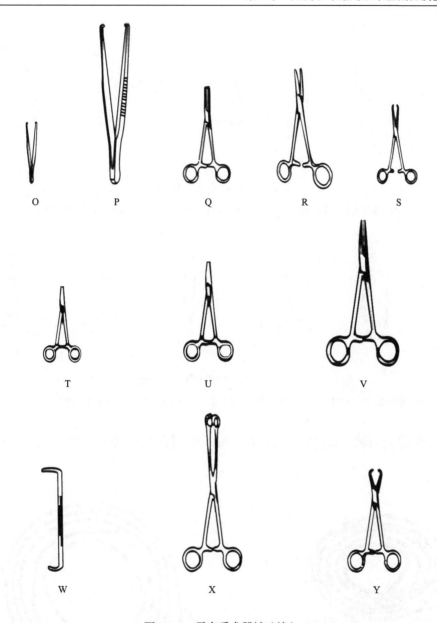

图 2-3-1　子宫手术器械（续）

A.分离剪；B.组织剪；C、D.线剪；E.手术刀柄；F.短持针器；G.长持针器；H.耻骨上拉钩；I.腹部自动拉钩；J.双头拉钩；
K.双爪钳；L.小 S 拉钩；M.大 S 拉钩；N.长平镊；O.有齿短镊；P.有齿长镊；Q.直有齿血管钳；R.弯蚊式止血钳；S.Allis 钳；
T ~ V.直蚊式止血钳；W.甲状腺拉钩；X.卵圆钳；Y.巾钳

2. 广泛子宫手术器械　大弯蚊式止血钳 4 把、肾蒂钳 1 把、直角钳 1 把、小直角钳
1 把、扁桃镊 6 把、血管拉钩 1 把、特长持针器 1 把（图 2-3-2）。

3. 开腹微型手术器械　子宫腔探条 1 根、显微持针器 1 把、小血管钳 1 把、微血管
止血钳（直）1 把、显微镊 1 把、微型剪 1 把、微血管止血钳（弯）1 把（图 2-3-3）。

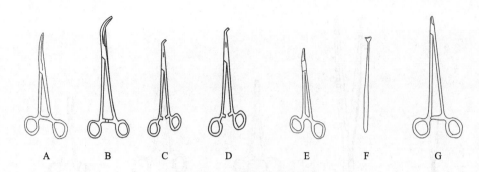

图2-3-2　广泛子宫手术器械

A.大弯蚊式止血钳；B.肾蒂钳；C、D.直角钳；E.扁桃镊；F.血管拉钩；G.特长持针器

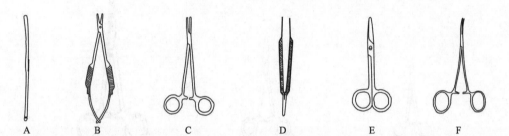

图2-3-3　开腹微型手术器械

A.子宫腔探条；B. 显微持针器；C.微血管止血钳（直）；D.显微镊；E.微型剪；F.微血管止血钳（弯）

4. 特殊能量器械　百克钳、百克剪、超声刀、氩气刀、高频电刀笔（图 2-3-4～图 2-3-8）。

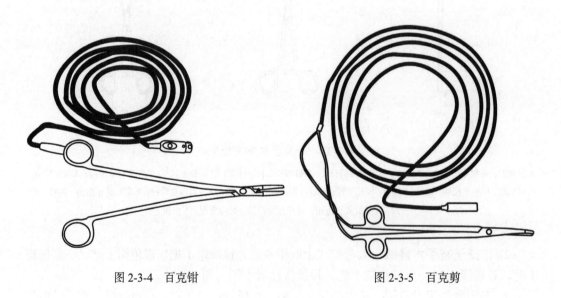

图 2-3-4　百克钳　　　　　　　　　　图 2-3-5　百克剪

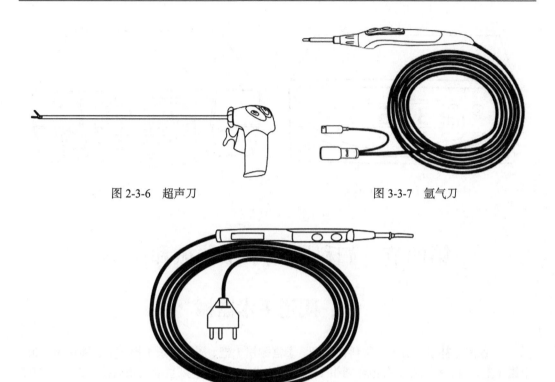

图 2-3-6　超声刀

图 3-3-7　氩气刀

图 2-3-8　高频电刀笔

二、腹部开放手术设备

腹部开放手术设备包括高频电刀、电外科工作站、超声刀机器、PK 刀机器（图 2-3-9～图 2-3-12）。

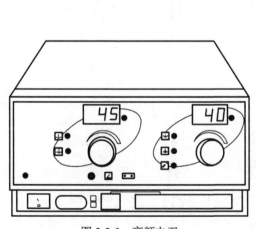

图 2-3-9　高频电刀

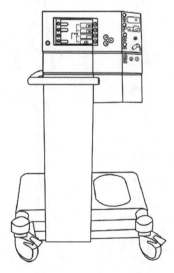

图 2-3-10　电外科工作站

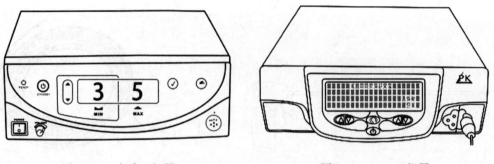

图 2-3-11　超声刀机器　　　　　　　图 2-3-12　PK 刀机器

第四节　妇科阴式手术器械和设备

一、阴道手术器械

1. 盆底修补手术器械　敷料钳 1 把、子宫颈钳 1 把、尿道探条 1 根、子宫腔探条 1 根、巾钳 4 把、Allis 钳 8 把、有齿卵圆钳 1 把、弯蚊式止血钳 4 把、直蚊式止血钳 8 把、4～10.5 号扩宫棒、阴道拉钩 1 套、线剪 1 把、组织剪（弯）1 把、分离剪 1 把、有齿短镊 1 把、无齿短镊 1 把、持针器 3 把、3 号手术刀柄 1 把、4 号手术刀柄 1 把、小刮匙 1 把（图 2-4-1）。

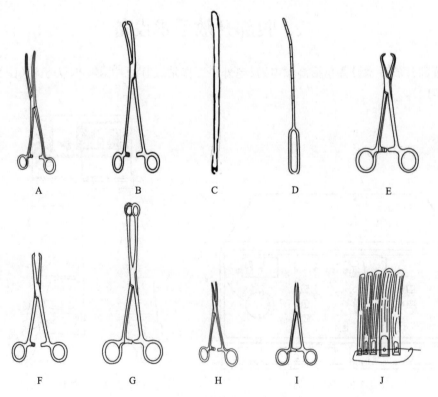

图 2-4-1　盆底修补手术器械

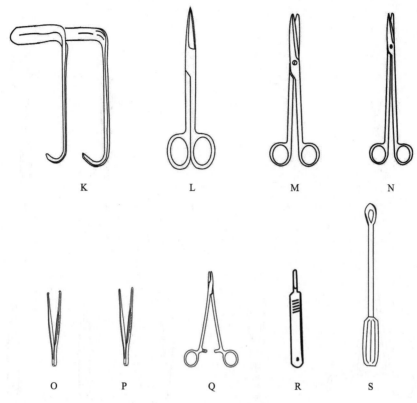

图 2-4-1　盆底修补手术器械（续）

A.敷料钳；B.子宫颈钳；C.尿道探条；D.子宫腔探条；E.巾钳；F.Allis 钳；G.有齿卵圆钳；H.弯蚊式止血钳；I.直蚊式止血钳；J.4 ~ 10.5 号扩宫棒；K.阴道拉钩；L.线剪；M.组织剪（弯）；N.分离剪；O.有齿短镊；P.无齿短镊；Q.持针器；R.手术刀柄；S.小刮匙

2. 女阴广泛手术器械　线剪 2 把、组织剪（弯）1 把、弯蚊式止血钳 8 把、直蚊式止血钳 12 把、Allis 钳 8 把、巾钳 4 把、甲状腺拉钩 2 把、分离剪 1 把、中平镊 2 把、子宫腔探条 1 根、持针器 3 把、有齿短镊 2 把、无齿短镊 1 把、4 号手术刀柄 2 把、3 号手术刀柄 1 把（图 2-4-2）。

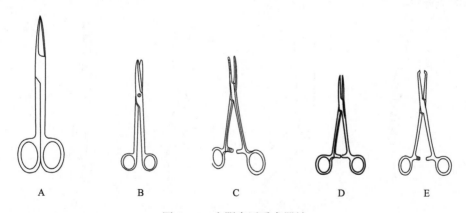

图 2-4-2　女阴广泛手术器械

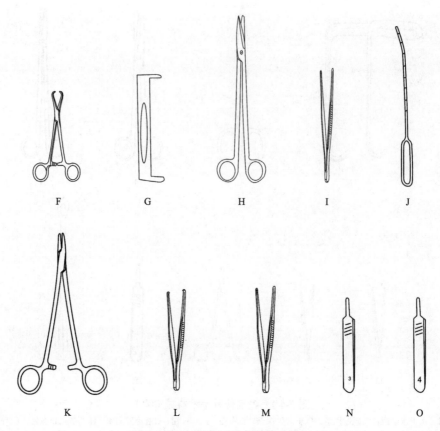

图 2-4-2　女阴广泛手术器械（续）

A.线剪；B.组织剪；C.弯蚊式止血钳；D.直蚊式止血钳；E.Allis 钳；F.巾钳；G.甲状腺拉钩；H.分离剪；I.中平镊；J.子宫腔
探条；K.持针器；L.有齿短镊；M.无齿短镊；N.4 号手术刀柄；O.3 号手术刀柄

3. 阴式子宫全切器械　肌瘤剥离器 3 个、阴道侧拉钩 3 把、子宫颈压板 1 件、单
爪肌瘤钳 1 把、弯有齿血管钳 2 把、3 号手术刀柄 1 把、双爪肌瘤钳 1 把、韧带拉钩钳 1
把（图 2-4-3）。

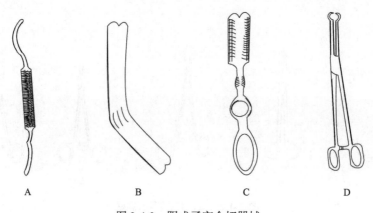

图 2-4-3　阴式子宫全切器械

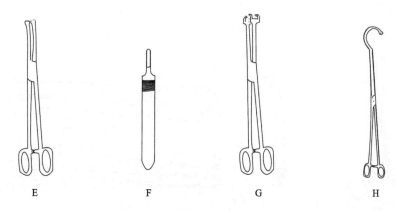

E　　　　　　F　　　　　　G　　　　　　H

图 2-4-3　阴式子宫全切器（续）

A.肌瘤剥离器；B.阴道侧拉钩；C.子宫颈压板；D.单爪肌瘤钳；E.弯有齿血管钳；F.手术刀柄；
G.双爪肌瘤钳；H.韧带拉钩钳

4. 人流手术器械　窥阴器 1 个、子宫颈钳 1 把、子宫腔探条 1 根、敷料钳 1 把、小药杯 1 个、刮匙 2 把、有齿卵圆钳 3 把、6～8 号吸头各 1 个、4～10.5 号扩宫棒各 1 个、（图 2-4-4）。

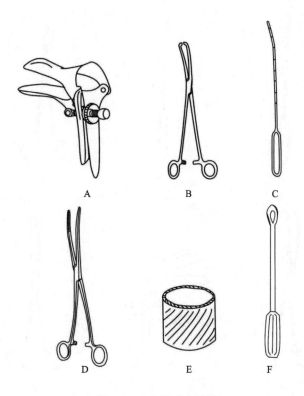

A　　　　　　　B　　　　　　　C

D　　　　　　　E　　　　　　　F

图 2-4-4　人流手术器械

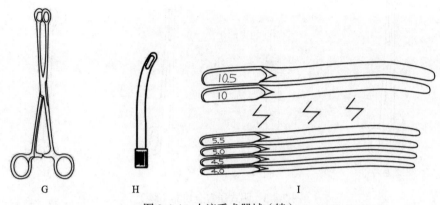

图 2-4-4　人流手术器械（续）

A.窥阴器；B.子宫颈钳；C.子宫腔探条；D.敷料钳；E.小药杯；F.刮匙；G.有齿卵圆钳；H.吸头；I.扩宫棒

5. 安环手术器械　宫内节育器放置叉 1 个、子宫腔探条 1 根、子宫颈钳 1 把、敷料钳 1 把、窥阴器 1 个、无齿卵圆钳 1 把、4～10.5 号扩宫棒各 1 个、小药杯 1 个、线剪 1 把（图 2-4-5）。

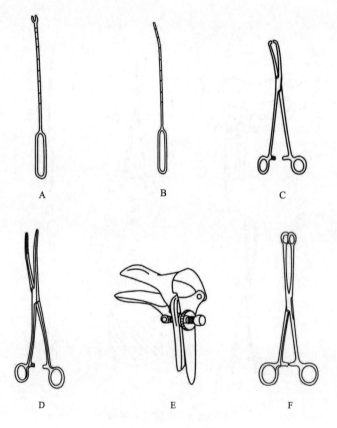

图 2-4-5　安环手术器械

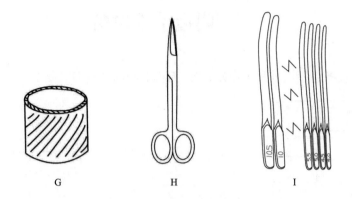

图 2-4-5 安环手术器械（续）

A.宫内节育器放置叉；B.子宫腔探条；C.子宫颈钳；D.敷料钳；E.窥阴器；F.无齿卵圆钳；

G.小药杯；H.线剪；I.扩宫棒

6. 取环手术器械 窥阴器 1 个、子宫颈钳 1 把、4～10.5 号扩宫棒各 1 个、子宫腔探条 1 根、敷料钳 1 把、无齿卵圆钳 1 把、取环钩 1 把（图 2-4-6）。

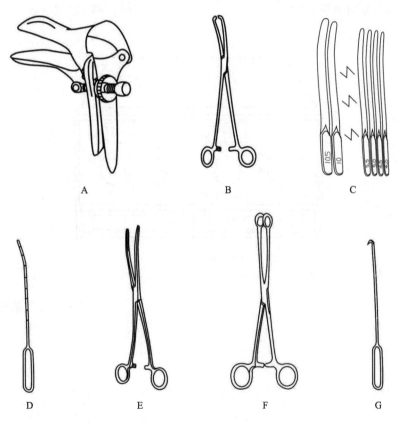

图 2-4-6 取环手术器械

A.窥阴器；B.子宫颈钳；C.扩宫棒；D.子宫腔探条；E.敷料钳；F.无齿卵圆钳；G.取环钩

二、阴道手术设备

阴道手术设备包括电外科工作站、PK 刀机器和高频电刀（图 2-4-7～图 2-4-9）。

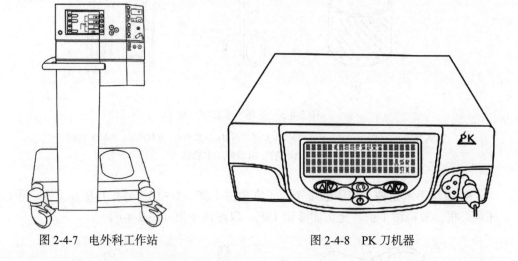

图 2-4-7　电外科工作站　　　　　　　　图 2-4-8　PK 刀机器

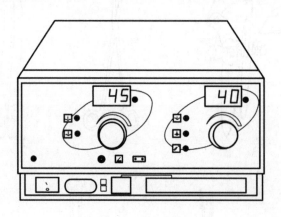

图 2-4-9　高频电刀

（袁　琦　梁晓杜）

第三章　妇科手术常见体位摆放和消毒铺巾

第一节　腹腔镜手术体位摆放和消毒铺巾

一、体 位 摆 放

（一）患者取膀胱截石位或仰卧位

1. 膀胱截石位　患者平卧于手术床中央，穿上腿套，臀部超出手术床边缘 5cm，双小腿置于腿托架上，腿架高度为患者大腿长度的 2/3，足尖、膝关节、对侧肩在一条直线上，两腿夹角最大不超过 90°（图 3-1-1）。

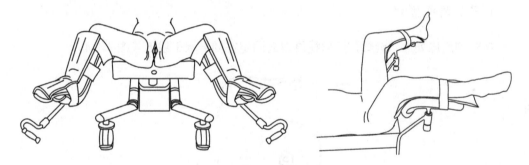

图 3-1-1　膀胱截石位

2. 仰卧位　患者平卧于可分腿的手术床中央，穿上腿套，双下肢分开 80°~90°，臀部超出手术床边缘 5cm（图 3-1-2）。

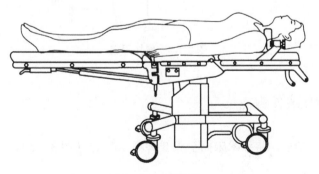

图 3-1-2　仰卧位

（二）上肢摆放

建立静脉通道侧上肢外展（小于 90°），平放于手板上，用约束带固定；另一侧上肢系好血压袖带后，用床单反折包裹，平放于身体侧（图 3-1-3）。

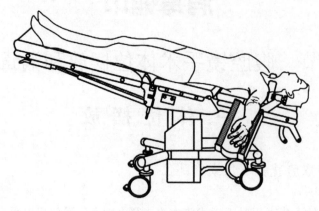

图 3-1-3　上肢摆放

（三）肩托固定

在双侧肩峰处加一软垫，用肩托将双肩固定在同一水平线上（图 3-1-4）。

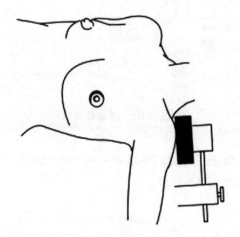

图 3-1-4　肩托固定

（四）患者取头低脚高位

气腹针穿刺成功后，将手术床摇至头低脚高 30° 位（图 3-1-5）。

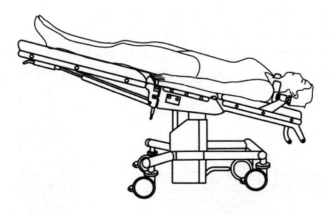

图 3-1-5 头低脚高位

二、消毒铺巾

（一）消毒液

消毒液为碘伏。

（二）消毒范围

消毒范围上至剑突，下至大腿上 1/3，两侧至腋中线（图 3-1-6）。

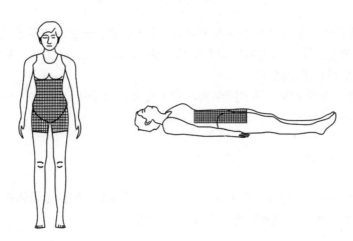

图 3-1-6 消毒范围

（三）铺巾

（1）将第一张治疗巾纵向反折 1/4，沿脐正中线铺于患者近侧。

（2）将第二张治疗巾对折，平脐铺于患者的脐上方。

（3）将第三张治疗巾纵向反折 1/4，沿脐正中线铺于患者对侧。

（4）将第四张治疗巾对折后铺于患者的会阴部，用巾钳固定遮盖肛门，暴露会阴部。

（5）将剖口单对准切口部位，有标志处向头侧展开，另一端向双下肢展开（图 3-1-7）。

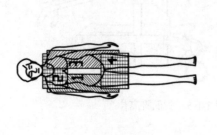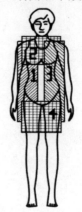

图 3-1-7　手术铺巾

第二节　宫腔镜手术体位摆放和消毒铺巾

一、体 位 摆 放

（一）患者取膀胱截石位或仰卧位

1. 膀胱截石位　患者平卧于手术床中央，穿上腿套，臀部超出手术床边缘 5cm，双小腿置于腿托架上，腿架高度为患者大腿长度的 2/3，足尖、膝关节、对侧肩在一条直线上，两腿夹角最大不超过 90°。

2. 仰卧位　患者平卧于手术床中央，穿上腿套，双下肢分开 80°～90°，臀部超出手术床边缘 5cm。

（二）上肢摆放

建立静脉通道侧上肢外展（小于 90°），平放于手板上，用约束带固定；另一侧上肢系好血压袖带后，用床单反折包裹，平放于身体侧。

二、消 毒 铺 巾

（一）消毒液

消毒液为碘伏。

（二）消毒范围

用碘伏纱球消毒外阴部 3 遍，顺序为小阴唇、大阴唇、阴阜、左右大腿内上 1/3、会阴、左右臀部和肛门周围，注意每次消毒范围不得超过前一次的消毒范围，第四个纱球消毒阴道（图 3-2-1）。

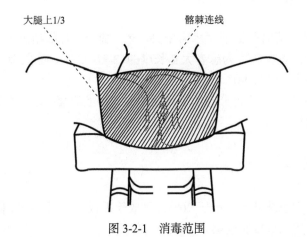

图 3-2-1　消毒范围

（三）铺巾

（1）消毒后，铺一无菌中单于患者臀部下。
（2）套近侧腿套、对侧腿套。
（3）将中单反折 1/4 铺于耻骨联合上。
（4）将中单反折 1/4 铺于患者的会阴部，用巾钳固定遮盖肛门，暴露会阴部。
（5）粘贴脑科袋状薄膜于会阴部（图 3-2-2）。

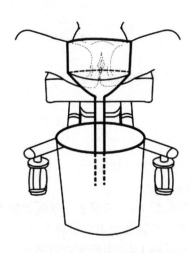

图 3-2-2　会阴部粘贴脑科袋状薄膜

第三节　宫、腹腔镜联合手术体位摆放和消毒铺巾

一、体 位 摆 放

（一）患者取膀胱截石位或仰卧位

1. 膀胱截石位　患者平卧于手术床中央，穿上腿套，臀部超出手术床边缘 5cm，双小腿置于腿托架上，腿架高度为患者大腿长度的 2/3，足尖、膝关节、对侧肩在一条直线上，两腿夹角最大不超过 90°。

2. 仰卧位　患者平卧于可分腿的手术床中央，穿上腿套，双下肢分开 80°～90°，臀部超出手术床边缘 5cm。

（二）上肢摆放

建立静脉通道侧上肢外展（小于 90°），平放于手板上，用约束带固定；另一侧上肢系好血压袖带后，用床单反折包裹，平放于身体侧。

二、消 毒 铺 巾

（一）消毒液

消毒液为碘伏。

（二）消毒范围

腹腔镜手术消毒范围+宫腔镜手术消毒范围。

（三）铺巾

（1）消毒后，铺一无菌中单于患者臀部下。
（2）套近侧腿套、对侧腿套。
（3）将第一张治疗巾纵向反折 1/4，沿脐正中线铺于患者近侧。
（4）将第二张治疗巾对折，平脐铺于患者的脐上方。
（5）将第三张治疗巾纵向反折 1/4，沿脐正中线铺于患者对侧。
（6）将第四张治疗巾对折后铺于患者的会阴部，用巾钳固定遮盖肛门，暴露会阴部。
（7）将第一张剖口单对准切口部位，有标志处向头侧展开，另一端反折至耻骨上。

（8）将脑科袋状薄膜贴于会阴部。

（9）宫腔镜手术结束，将第一张剖口单反折部分向双下肢展开。

（10）将第二张剖口单对准切口部位，有标志处向头侧展开，另一端向双下肢展开。

（11）再将治疗巾对折后铺于耻骨联合上。

第四节　妇科腹部开放手术体位摆放和消毒铺巾

一、体位摆放

（一）患者取仰卧位

患者平卧于手术床中央。

（二）上肢摆放

建立静脉通道侧上肢外展（小于 90°），平放于手板上，用约束带固定；另一侧上肢系好血压袖带后，用床单反折包裹，平放于身体侧。

（三）粘贴高频电刀负极板

将高频电刀负极板粘贴于患者体毛较少且肌肉丰厚处。

（四）固定头架和手术器械托盘

固定头架于手术床头，平患者颈部；手术器械托盘固定于手术床尾，平患者小腿位置。

二、消毒铺巾

（一）消毒液

消毒液为碘伏。

（二）消毒范围

消毒范围上至剑突下，下至两大腿上 1/3，两侧至腋中线。

（三）铺巾

（1）粘贴手术薄膜于患者腹部，两张治疗巾对折后，将第一张治疗巾铺于患者的胸部，再将第二张治疗巾铺于患者耻骨联合及外阴部。
（2）将剖口单对准切口部位，有标志处向头侧展开，另一端向双下肢展开。
（3）对折两张治疗巾，铺于剖口单上，分别铺于患者腹部切口上方及下方。
（4）再将两张治疗巾平铺于手术托盘上。

第五节 妇科阴式手术体位摆放和消毒铺巾

一、体位摆放

（一）患者取膀胱截石位

患者平卧于手术床中央，穿上腿套，臀部超出手术床边缘 5cm，双小腿置于腿托架上，腿架高度为患者大腿长度的 2/3，足尖、膝关节、对侧肩在一条直线上，两腿夹角最大不超过 90°。

（二）上肢摆放

建立静脉通道侧上肢外展（小于 90°），平放于手板上，用约束带固定；另一侧上肢系好血压袖带后，用床单反折包裹，平放于身体侧。

（三）粘贴高频电刀负极板

将高频电刀负极板粘贴于患者体毛较少且肌肉丰厚处。

（四）固定头架和手术器械托盘

固定头架于手术床头，平患者颈部；手术器械托盘放于近会阴处。

二、消毒铺巾

（一）消毒液

消毒液为碘伏。

（二）消毒范围

消毒范围上至脐平线，下至大腿内侧上 1/3，双侧至腋中线，包括耻骨联合、肛门及臀部，最后消毒阴道（图 3-5-1）。

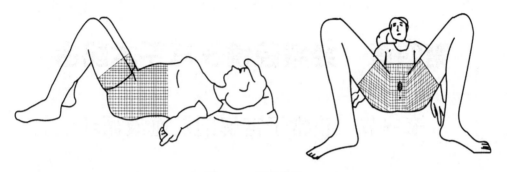

图 3-5-1　消毒范围

（三）铺巾

（1）消毒完毕，在臀下垫一对折中单。

（2）双腿分别套上无菌腿套，将一治疗巾纵向反折 1/3，斜铺于患者腹股沟处。

（3）铺一大单于耻骨联合上，双侧分别平铺一对折 1/3 的治疗巾，用巾钳固定。

（4）将一反折 2/3 的治疗巾铺于会阴处，并用巾钳固定。

（5）用托盘套将手术器械托盘套上，再将对折的两张治疗巾平铺于托盘上。

（袁　琦　陈　理）

上篇　妇科腔镜手术配合

第四章　经腹腔镜子宫手术配合

第一节　正常子宫解剖及血液循环

正常子宫解剖及血液循环见图4-1-1和图4-1-2。

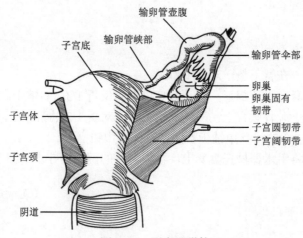

图 4-1-1　子宫及附件

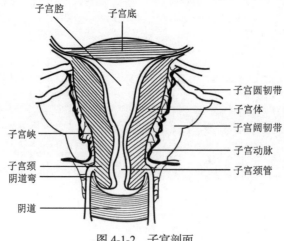

图 4-1-2　子宫剖面

子宫血循环见图 4-1-3。

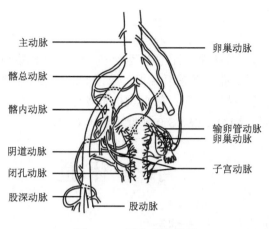

主动脉

卵巢动脉

髂总动脉

髂内动脉

输卵管动脉
卵巢动脉

阴道动脉

子宫动脉

闭孔动脉

股深动脉

股动脉

图 4-1-3　子宫血液循环

第二节　经腹腔镜子宫次全切除术手术配合

腹腔镜下子宫次全切除术适用于子宫肌瘤、子宫功能性出血、子宫腺肌瘤，子宫颈检查正常，要求保留子宫颈的患者；因各种原因需切除子宫，但切除子宫颈有困难者。

一、手 术 用 物

（一）常规布类

常规布类包括手术盆、手术衣、剖口单、治疗巾。

（二）手术器械

1. 一般器械　刀柄 1 个、持针器 1 把、组织镊 1 把、子宫颈钳 1 把、敷料钳 1 把、子宫腔探条 1 根、窥阴器 1 个，弯止血钳、组织钳和巾钳各 2 把。

2. 腹腔镜器械　30°镜子、10mm 穿刺套管、5mm 穿刺套管、气腹针、弯钳、多齿钳、电钩、双极钳、分离剪、冲洗器、冲洗管、排烟管、气腹管、线剪、持针器、举宫器、打结棒、肌瘤旋切器、10mm 抓钳、15mm 穿刺套管、马达、超声刀及连线、PK 弯钳、PK 电针、PK 连线。

（三）手术设备

手术设备包括摄像系统、监视器、冷光源机、CO_2 气腹机、高频电刀、图文工作站、超声刀和 PK 刀。

（四）一次性用物

1. 常规物品　11 号刀片 1 个、无菌手套 4～5 双、一次性吸引管 1 根、10ml 空针 1 副、纱布 5～10 张、敷贴 5 张、腔镜套 2 根、尿管 1 根、尿袋 1 个。

2. 冲洗液　0.9%氯化钠注射液 1 袋（3000ml/袋）。

3. 缝线　1 号可吸收缝线 1 根、3-0 号带针丝线 1 根。

二、手术体位

（一）患者取膀胱截石位或仰卧位

1. 膀胱截石位　患者平卧于手术床中央，穿上腿套，臀部超出手术床边缘 5cm，双小腿置于腿托架上，腿架高度为患者大腿长度的 2/3，足尖、膝关节、对侧肩在一条直线上，两腿夹角最大不超过 90°。

2. 仰卧位　患者平卧于可分腿的手术床中央，穿上腿套，双下肢分开 80°～90°，臀部超出手术床边缘 5cm。

（二）上肢摆放

建立静脉通道侧上肢外展（小于 90°），平放于手板上，用约束带固定；另一侧上肢系好血压袖带后，用床单反折包裹，平放于身体侧。

（三）肩托固定

在双侧肩峰处加一软垫，用肩托将双肩固定在同一水平线上。

（四）患者取头低脚高位

气腹针穿刺成功后，将手术床摇至头低脚高 30° 位。

三、消毒铺巾

（一）消毒液

消毒液为碘伏。

（二）消毒范围

消毒范围上至剑突，下至大腿上 1/3，两侧至腋中线。

（三）铺巾

（1）将第一张治疗巾纵向反折 1/4，沿脐正中线铺于患者近侧。
（2）将第二张治疗巾对折，平脐铺于患者的脐上方。
（3）将第三张治疗巾纵向反折 1/4，沿脐正中线铺于患者对侧。
（4）将第四张治疗巾对折后铺于患者的会阴部，用巾钳固定遮盖肛门，暴露会阴部。
（5）将剖口单对准切口部位，有标志处向头侧展开，另一端向双下肢展开。

四、手术配合

（一）连接用物

连接并固定摄像头、气腹管、电凝线、超声刀连线、PK 连线、冲洗管、负压吸引管和三通排烟管（图 4-2-1）。

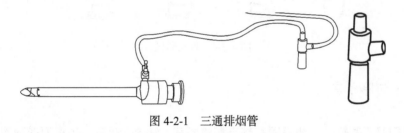

图 4-2-1　三通排烟管

（二）安放举宫器

备窥阴器、子宫颈钳、子宫腔探条、敷料钳和举宫器（图 4-2-2）。

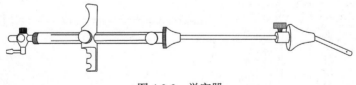

图 4-2-2　举宫器

（三）建立气腹

递手术刀、纱布和气腹针，手术医生沿脐窝上缘做 1cm 弧形切口达皮下，将气腹针刺入腹腔，巡回护士打开气腹机，注入 CO_2 气体 3～5L，气腹压力维持在 12～14mmHg

（图 4-2-3）。

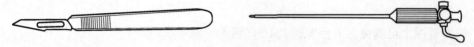

图 4-2-3　建立气腹器械

（四）打孔

　　沿气腹针切口刺入 10mm 穿刺套管，建立观察孔，30°镜经观察孔插入腹腔，巡回护士开启冷光源机和摄像机，在摄像系统的监视下，于左侧下腹部建立 10mm 的操作孔，于右侧下腹部建立 5mm 的操作孔（图 4-2-4）。

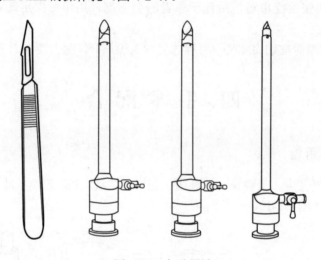

图 4-2-4　打孔器械

（五）切除子宫

　　1. 凝切双侧圆韧带、卵巢固有韧带和输卵管　递 PK 弯钳、超声刀或弯钳、粗齿钳和单极、双极电凝（图 4-2-5）。

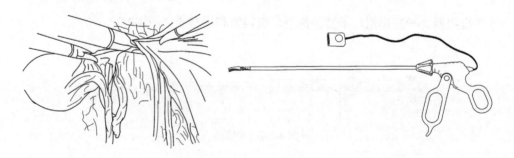

图 4-2-5　凝切双侧圆韧带

　　2. 打开阔韧带前、后叶　递 PK 刀、超声刀或弯钳和单极、双极电凝（图 4-2-6）。

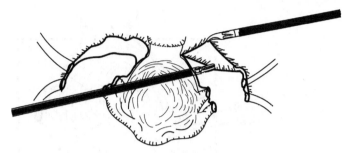

图 4-2-6　打开阔韧带前、后叶

3. 切开膀胱反折腹膜，下推膀胱　递超声刀或弯钳和单极、双极电凝（图 4-2-7）。

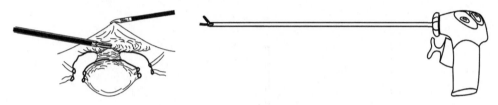

图 4-2-7　切开膀胱反折腹膜

4. 套扎子宫动脉　用 1 号可吸收缝线和打结棒做套扎环，套扎子宫动脉（图 4-2-8，图 4-2-9）。

图 4-2-8　打结棒

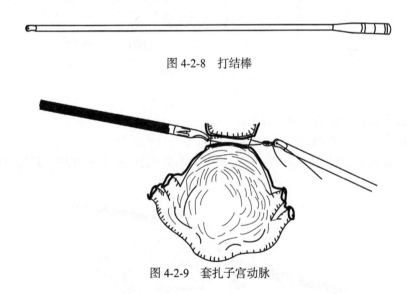

图 4-2-9　套扎子宫动脉

5. 取出举宫器　将举宫器从阴道取出，用碘伏纱球消毒阴道。

6. 旋切子宫体　递 15mm 穿刺套管，取代 10mm 穿刺套管，递抓钳和连接好的肌瘤旋切器及马达，在结扎线上端旋切子宫体（图 4-2-10，图 4-2-11）。

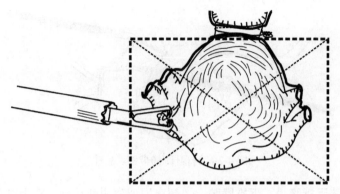

图 4-2-10　旋切子宫体

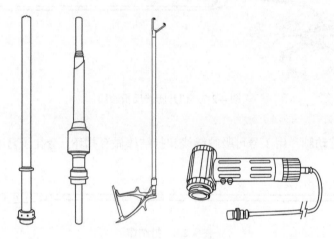

图 4-2-11　旋切器械

7. 扎紧子宫颈　递两把弯钳打结。

8. 修切子宫颈　递 PK 电针（图 4-2-12）。

9. 再次套扎子宫颈　将余下的 1 号可吸收缝线用打结棒做套扎环，套扎子宫颈（图 4-2-13）。

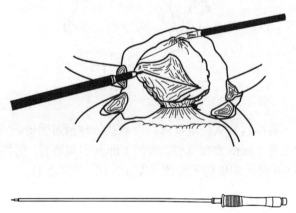

图 4-2-12　修切子宫颈

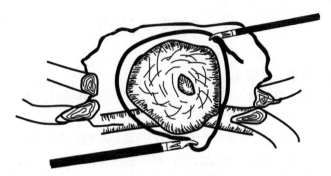

图 4-2-13　套扎子宫颈

10. 用温盐水冲洗盆腔　递冲洗器，冲洗盆腔，同时检查手术野，出血处用 PK 弯钳或双极电凝止血（图 4-2-14）。

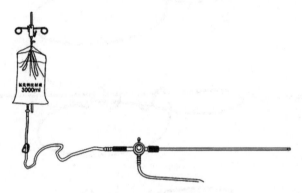

图 4-2-14　冲洗装置

11. 关闭盆腹膜　递持针器、1 号可吸收缝线和剪刀（图 4-2-15）。

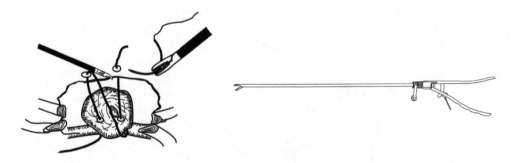

图 4-2-15　关闭盆腹膜

12. 清点手术物品　清点器械、缝针和纱布无误后，放置引流管。

13. 关闭仪器，拔出穿刺套管　用负压吸引器吸尽腹腔内的 CO_2 气体。

14. 缝合手术切口　递 3-0 号带针丝线、持针器、组织镊、剪刀和敷贴。

15. 其他　收拾用物，交接标本，约束固定患者并保暖。

五、特殊关注点

1. 套扎环制作方法　见图 4-2-16。

2. 检查手术器械的完整性　手术前后特别检查举宫器的螺钉、超声刀的硅胶片、PK 电针的针尖长度及旋切器的齿是否完整（图 4-2-17）。

3. 无菌技术操作　区分放置腹腔镜术中的使用器械和阴道操作的手术器械，避免污染。

4. 职业防护　手术中使用三通排烟管，减少室内废气污染，保持手术野的清晰。

5. 防止患者体位损伤　安置膀胱截石位时，建议采用可调节式功能型脚架，可以将患者双腿摆放成舒适的功能性体位，有效防止患者神经损伤（图 4-2-18）。

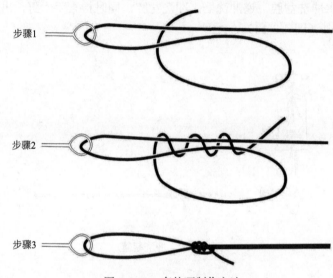

步骤1

步骤2

步骤3

图 4-2-16　套扎环制作方法

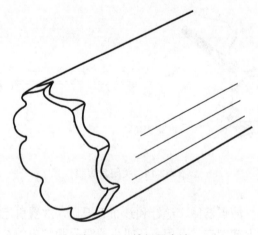

图 4-2-17　旋切器齿端

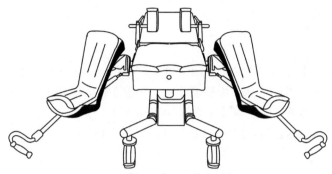

图 4-2-18　可调节式功能型脚架

（余小兰　唐　英）

第三节　经腹腔镜全子宫+双附件切除术手术配合

腹腔镜下全子宫+双附件切除术适用于子宫肌瘤、子宫腺肌症、顽固性功能性子宫出血并伴有附件病变且不需要保留子宫和双附件的患者。该术式复杂，手术风险相对较大，需处理子宫血管、下推膀胱邻近直肠、打开阴道穹隆、切除子宫颈，特别是凝切骨盆漏斗韧带时需注意切割部位应贴近卵巢，以免损伤输尿管。

一、手术用物

（一）常规布类

常规布类包括手术盆、手术衣、剖口单、治疗巾。

（二）手术器械

1. 一般器械　刀柄 1 个、持针器 1 把、组织镊 1 把、弯止血钳 2 把、组织钳 2 把、巾钳 2 把、子宫颈钳 1 把、敷料钳 1 把、子宫腔探条 1 根、窥阴器 1 个。

2. 腹腔镜器械　30°镜子、10mm 穿刺套管、5mm 穿刺套管、气腹针、弯钳、多齿钳、电钩、双极钳、分离剪、冲洗器、冲洗管、排烟管、气腹管、线剪、持针器、杯状举宫器、阴道拉钩、超声刀及连线、PK 弯钳、PK 电针、PK 连线。

（三）手术设备

手术设备包括摄像系统、监视器、冷光源机、CO_2 气腹机、高频电刀、图文工作站、超声刀、PK 刀。

（四）一次性用物

1. 常规物品 11 号刀片 1 个、无菌手套 4～5 双、一次性吸引管 1 根、10ml 注射器 1 副、纱布 5～10 张、敷贴 5 张、腔镜套 2 根、尿管 1 根、尿袋 1 个、14 号引流管 1 根。

2. 冲洗液 0.9%氯化钠注射液 1 袋（3000ml/袋）。

3. 缝线 1 号可吸收缝线 1 根、3-0 号带针丝线 1 根。

二、手术体位

（一）患者取膀胱截石位

患者平卧于手术床中线，穿上腿套，臀部超出手术床边缘 5cm，双小腿置于腿托架上，腿架高度为患者大腿长度的 2/3，足尖、膝关节、对侧肩在一条直线上，两腿夹角最大不超过 90°。

（二）上肢摆放

建立静脉通道侧上肢外展（小于 90°），平放于手板上，用约束带固定；另一侧上肢系好血压袖带后，用床单反折包裹，平放于身体侧。

（三）肩托固定

在双侧肩峰处加一软垫，用肩托将双肩固定在同一水平线上。

（四）患者取头低脚高位

气腹针穿刺成功后，将手术床摇至头低脚高 30° 位。

三、消毒铺巾

（一）消毒液

消毒液为碘伏。

（二）消毒范围

消毒范围上至剑突，下至大腿上 1/3，两侧至腋中线。

（三）铺巾

（1）第一张治疗巾纵向反折 1/4，沿脐正中线铺于患者近侧。
（2）第二张治疗巾对折，平脐铺于患者的脐上方。
（3）第三张治疗巾纵向反折 1/4，沿脐正中线铺于患者对侧。
（4）第四张治疗巾对折后铺于患者的会阴部，用巾钳固定遮盖肛门，暴露会阴部。
（5）将剖口单对准切口部位，有标志处向头侧展开，另一端向双下肢展开。

四、手 术 配 合

（一）连接用物

连接并固定摄像头、导光束、气腹管、电凝线、超声刀连线、PK 连线、冲洗管、负压吸引管和排烟管（图 4-3-1）。

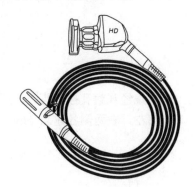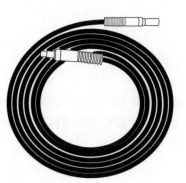

图 4-3-1　摄像头和导光束

（二）安放杯状举宫器

备阴道拉钩、子宫颈钳、子宫腔探条、敷料钳和杯状举宫器（图 4-3-2）。

（三）建立气腹

递手术刀、纱布和气腹针，手术医生沿脐窝上缘做 1cm 弧形切口达皮下，将气腹针刺入腹腔，巡回护士打开气腹机，注入 CO_2 气体 3～5L，气腹压力维持在 12～14mmHg（图 4-3-3，图 4-3-4）。

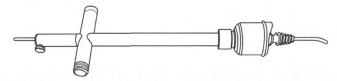

图 4-3-2　杯状举宫器

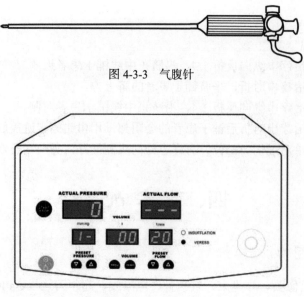

图 4-3-3　气腹针

图 4-3-4　气腹机

（四）打孔

　　沿气腹针切口刺入 10mm 穿刺套管，建立观察孔，30°镜经观察孔插入腹腔，巡回护士开启冷光源机和摄像机，在摄像系统的监视下于下腹部左、右两侧各建立 5mm 的操作孔（图 4-3-5）。

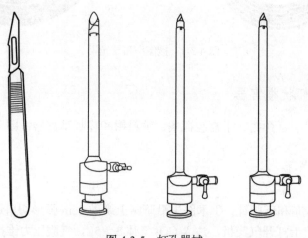

图 4-3-5　打孔器械

（五）切除子宫、双附件

　　1. 凝切骨盆漏斗韧带、卵巢和输卵管　递 PK 刀，超声刀或单极、双极电凝，弯钳和粗齿钳（图 4-3-6）。

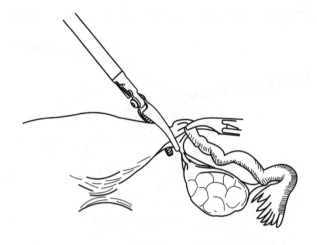

图 4-3-6　凝切卵巢固有韧带、输卵管

2. 凝切双侧圆韧带　递 PK 刀，超声刀或单极、双极电凝，弯钳和粗齿钳（图 4-3-7）。

3. 打开阔韧带前、后叶　递 PK 刀，超声刀或单极、双极电凝和弯钳（图 4-3-8）。

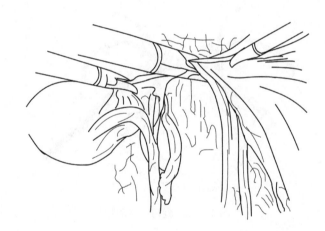

图 4-3-7　凝切圆韧带

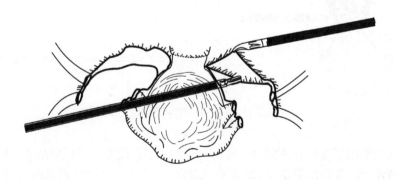

图 4-3-8　打开阔韧带前、后叶

4. 切开膀胱反折腹膜，下推膀胱 递超声刀或单极、双极电凝和弯钳（图 4-3-9）。

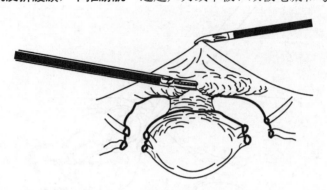

图 4-3-9 切开膀胱反折腹膜

5. 凝切子宫动脉、子宫主韧带和子宫骶韧带 递 PK 刀，超声刀或单极、双极电凝和弯钳（图 4-3-10）。

6. 切开阴道穹隆 递超声刀、PK 电针或单极电针，沿阴道穹隆部环形切断阴道壁（图 4-3-11）。

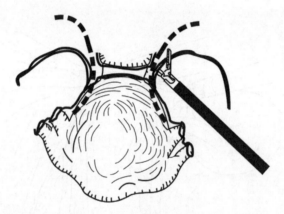

图 4-3-10 凝切子宫动脉

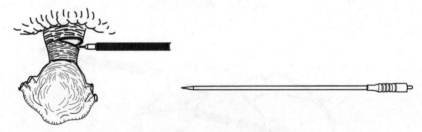

图 4-3-11 切开阴道穹隆

7. 经阴道取出子宫和双侧附件 递阴道拉钩、子宫颈钳和宫颈单爪钳（图 4-3-12）。

8. 阴道填塞 递自制阴道塞，填塞于阴道内，以免气腹气体自阴道溢出（图 4-3-13）。

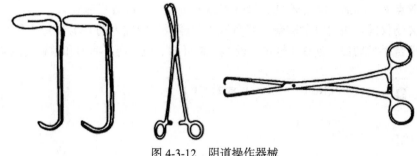

图 4-3-12　阴道操作器械

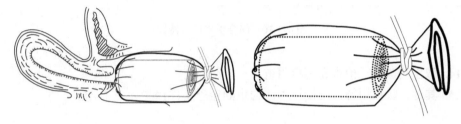

图 4-3-13　阴道塞填塞阴道

9. 用温盐水冲洗盆腔　递冲洗器冲洗盆腔，同时检查手术野，出血处用 PK 弯钳或双极电凝止血（图 4-3-14）。

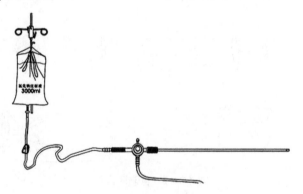

图 4-3-14　冲洗装置

10. 关闭阴道残端和盆腹膜　递持针器、1 号可吸收缝线和剪刀（图 4-3-15）。

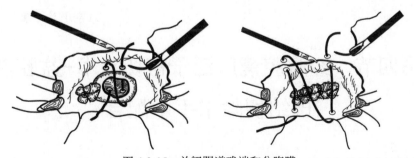

图 4-3-15　关闭阴道残端和盆腹膜

11. 清点手术物品 清点器械、缝针和纱布无误后，放置引流管。

12. 关闭仪器，拔出穿刺套管 用负压吸引器吸尽腹腔内的 CO_2 气体。

13. 缝合手术切口 递 3-0 号带针丝线、持针器、组织镊、剪刀和敷贴（图 4-3-16）。

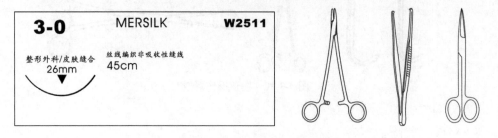

图 4-3-16 缝合手术切口器械

14. 取出阴道塞 检查和消毒阴道。

15. 其他 收拾用物，交接标本，约束固定患者并保暖。

五、特殊关注点

1. 自制阴道塞 取 7 号无菌橡胶手套 1 只和纱布 1 张，将纱布卷好填塞于橡胶手套内，见图 4-3-17。

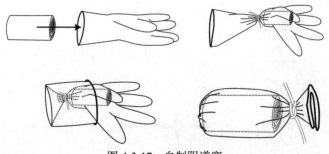

图 4-3-17 自制阴道塞

2. 选用杯状举宫器 根据子宫颈大小选择合适的举宫杯。

3. 术后取出阴道塞 术毕器械护士提醒手术医生取出阴道塞。

（余小兰　唐　英）

第四节　经腹腔镜广泛子宫切除术+盆腔淋巴结切除术手术配合

腹腔镜下广泛子宫切除术适用于子宫颈浸润癌Ⅰb～Ⅱb期，Ⅰa期中有脉管浸润及融合性浸润者，以及子宫内膜癌Ⅱ期患者。腹腔镜下次广泛子宫切除术适用于子宫颈癌Ⅰa期、子宫内膜癌Ⅰ期及恶性滋养细胞肿瘤经保守治疗无效者。

腹腔镜下次广泛、广泛子宫切除术的切除范围包括子宫及双附件、子宫旁、子宫颈旁、阴道旁和近端阴道组织。次广泛切除术的宫旁组织、子宫主韧带、子宫骶骨韧带及阴道上端需游离切除2cm以上。广泛子宫切除术需游离切除3cm以上。

经腹腔镜盆腔淋巴结切除术适用于子宫颈浸润癌、Ⅰb期以上子宫内膜癌、卵巢癌、子宫肉瘤、输卵管癌、外阴癌侵及腹股沟深淋巴结者。手术范围包括切除髂总淋巴结、髂外淋巴结、髂内淋巴群、闭孔淋巴群和腹股沟深淋巴结。

一、手 术 用 物

（一）常规布类

常规布类包括手术盆、手术衣、剖口单和治疗巾。

（二）手术器械

1. 一般器械　刀柄1个、持针器1把、组织镊1把、弯止血钳2把、组织钳2把、巾钳2把、子宫颈钳1把、敷料钳1把、子宫腔探条1根、窥阴器1个。

2. 腹腔镜器械　30°镜子、10mm穿刺套管、5mm穿刺套管、气腹针、弯钳、多齿钳、直角钳、电钩、双极钳、分离剪、冲洗器、冲洗管、排烟管、气腹管、线剪、持针器、举宫器、超声刀及连线、PK弯钳、PK电针、PK连线、单极电凝线、双极电凝线。

（三）手术设备

手术设备包括摄像系统、监视器、冷光源机、CO_2气腹机、高频电刀、图文工作站、超声刀和PK刀。

（四）一次性用物

1. 常规物品　11号刀片1个、无菌手套4~5双、一次性吸引管1根、10ml空针1副、纱布5~10张、敷贴4张、腔镜套2根、尿管1根、尿袋1个。

2. 冲洗液　0.9%氯化钠注射液1袋（3000ml/袋）。

3. 缝线　1号可吸收缝线1根、3-0号带针丝线1根。

二、手 术 体 位

（一）患者取膀胱截石位

患者平卧于手术床中央，穿上腿套，臀部超出手术床边缘5cm，双小腿置于腿托架上，腿架高度为患者大腿长度的 2/3，足尖、膝关节、对侧肩在一条直线上，两腿夹角最大不超过 90°。

（二）上肢摆放

建立静脉通道侧上肢外展（小于 90°），平放于手板上，用约束带固定另一侧上肢，系好血压袖带后，用床单反折包裹，平放于身体侧。

（三）肩托固定

在双侧肩峰处加一软垫，用肩托将双肩固定在同一水平线上。

（四）患者取头低脚高位

气腹针穿刺成功后，将手术床摇至头低脚高 30° 位。

三、消毒铺巾

（一）消毒液

消毒液为碘伏。

（二）消毒范围

消毒范围上至剑突，下至大腿上 1/3，两侧至腋中线。

（三）铺巾

（1）第一张治疗巾纵向反折 1/4，沿脐正中线铺于患者近侧。
（2）第二张治疗巾对折，平脐铺于患者的脐上方。
（3）第三张治疗巾纵向反折 1/4，沿脐正中线铺于患者对侧。
（4）第四张治疗巾对折后铺于患者的会阴部，用巾钳固定遮盖肛门，暴露会阴部。
（5）将剖口单对准切口部位，有标志处向头侧展开，另一端向双下肢展开。

四、手术配合

（一）连接用物

连接并固定摄像头、气腹管、电凝线、超声刀连线、PK 连线、冲洗管、负压吸引管、排烟管。

（二）安放杯状举宫器

备窥阴器、子宫颈钳、子宫腔探条、敷料钳、杯状举宫器（图4-4-1）。

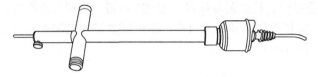

图 4-4-1　杯状举宫器

（三）建立气腹

递手术刀、纱布和气腹针，手术医生沿脐窝上缘做 1cm 弧形切口达皮下，将气腹针刺入腹腔，巡回护士打开气腹机，注入 CO_2 气体 3～5L，气腹压力维持在 12～14mmHg（图4-4-2）。

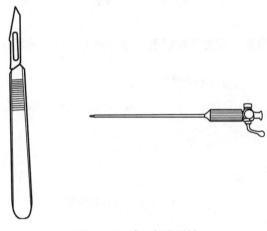

图 4-4-2　建立气腹器械

（四）打孔

沿气腹针切口刺入 10mm 穿刺套管，建立观察孔，30°镜经观察孔插入腹腔，巡回护士开启冷光源机和摄像机，在摄像系统的监视下于左侧下腹部建立 10mm 的操作孔，在右侧下腹部建立 5mm 的操作孔（图4-4-3）。

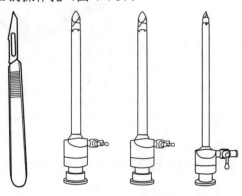

图 4-4-3　打孔器械

（五）广泛子宫切除

1. 凝切双侧圆韧带、骨盆漏斗韧带 递 PK 弯钳，超声刀或单极、双极电凝，弯钳和粗齿钳。游离骨盆漏斗韧带及其内血管，贴近侧盆壁将其凝断，再打开阔韧带前叶腹膜，切断圆韧带（图 4-4-4）。

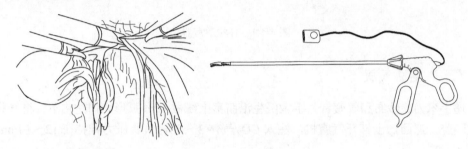

图 4-4-4　凝切圆韧带

2. 切开膀胱反折腹膜，适度下推膀胱 递超声刀、弯钳和粗齿钳（图 4-4-5）。

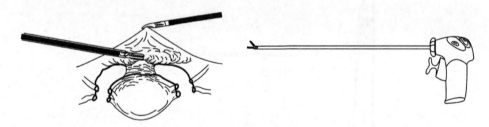

图 4-4-5　切开膀胱反折腹膜

3. 游离输尿管 递 PK 弯钳，超声刀或单极、双极电凝，直角钳，弯钳和粗齿钳。暴露膀胱子宫颈韧带输尿管入口，分离打开输尿管前的结缔组织，打开输尿管隧道，游离输尿管（图 4-4-6，图 4-4-7）。

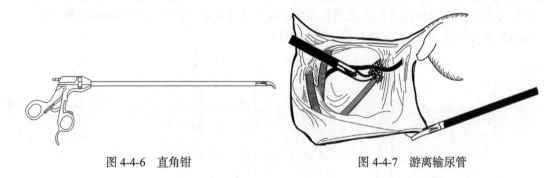

图 4-4-6　直角钳　　　　　　　　　图 4-4-7　游离输尿管

4. 凝切子宫动脉 递 PK 弯钳、超声刀或弯钳、粗齿钳。距子宫约 2.5cm 处凝切子宫动脉（图 4-4-8）。

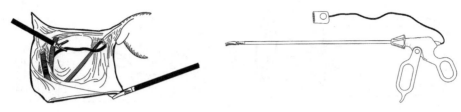

图 4-4-8 凝切子宫动脉

5. 凝切骶、主韧带 递 PK 弯钳，超声刀或单极、双极电凝，弯钳和粗齿钳。打开两侧阔韧带前、后叶及子宫直肠反折腹膜，距子宫约 2cm 处凝切骶韧带，向下继续凝切主韧带（图 4-4-9，图 4-4-10）。

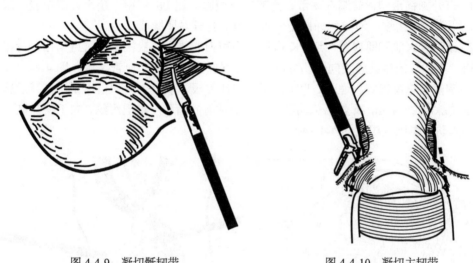

图 4-4-9 凝切骶韧带　　　　　　　　　图 4-4-10 凝切主韧带

6. 打开阴道前壁，切除子宫 递 PK 弯钳，PK 电针或电钩，超声刀或单极、双极电凝，弯钳和粗齿钳。距子宫颈外口 2～3cm 处切开阴道前壁，同时打开阴道侧壁及后壁，环形切除子宫（图 4-4-11）。

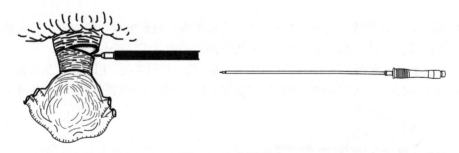

图 4-4-11 切除子宫

7. 由阴道取出子宫及双附件 用自制的阴道塞填塞阴道（图 4-4-12）。

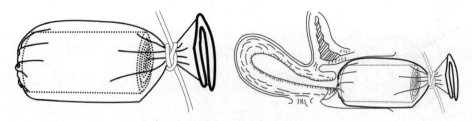

图 4-4-12　阴道塞填塞阴道

（六）切除淋巴结

1. 打开圆韧带和骨盆漏斗韧带之间的盆壁腹膜　递 PK 弯钳，超声刀或单极、双极电凝，弯钳和粗齿钳，沿与髂外血管平行的方向打开盆壁腹膜。

2. 暴露腰大肌和髂血管　递 PK 弯钳，超声刀或单极、双极电凝，直角钳，弯钳和粗齿钳，沿切开的盆壁腹膜向两侧分离，充分暴露腰大肌和髂血管区域（图 4-4-13）。

3. 清除髂总淋巴结　递 PK 弯钳，超声刀或单极、双极电凝和粗齿钳，打开后腹膜至髂总动脉上 2～3cm，暴露髂总动脉，切除动脉前的脂肪及淋巴组织，向下清除髂总静脉前的脂肪及淋巴组织（图 4-4-14）。

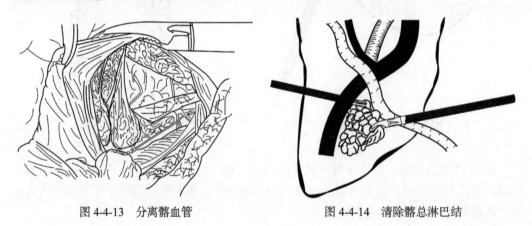

图 4-4-13　分离髂血管　　　　　　　　图 4-4-14　清除髂总淋巴结

4. 清除髂外淋巴结　递 PK 弯钳，超声刀或单极、双极电凝和粗齿钳，分离髂血管与腰大肌区域的组织，暴露髂外动、静脉周围的脂肪和淋巴组织并切除。

5. 清除髂内淋巴群　递 PK 弯钳，超声刀或单极、双极电凝，粗齿钳和胆石钳，自髂内、外动脉交叉及静脉交叉处开始游离、切除髂内动、静脉的脂肪及淋巴组织（图 4-4-15）。

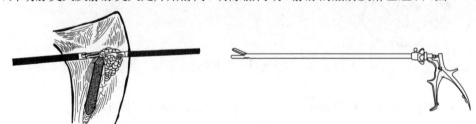

图 4-4-15　清除髂外淋巴结

6. 清除闭孔淋巴群　递 PK 弯钳，超声刀或单极、双极电凝和粗齿钳，在髂外血管内侧钝性分离疏松结缔组织，暴露闭孔区，分离髂外静脉与闭孔神经之间的脂肪及淋巴组织，轻柔分离闭孔窝深处剩余的淋巴组织（图 4-4-16）。

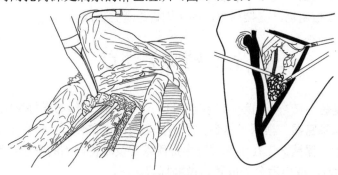

图 4-4-16　清除闭孔淋巴群

7. 清除腹股沟深淋巴结　递 PK 弯钳，超声刀或单极、双极电凝和粗齿钳，沿髂外静脉走行，在腹股沟下方分离腹股沟深淋巴组织及脂肪（图 4-4-17）。

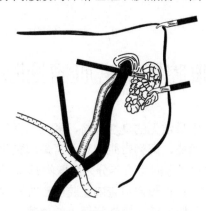

图 4-4-17　清除腹股沟深淋巴结

8. 用温盐水冲洗盆腔　递冲洗器冲洗盆腔，同时检查手术野，出血处用 PK 弯钳或双极电凝止血。

9. 缝合阴道断端　递持针器、1 号可吸收缝线和剪刀（图 4-4-18）。

10. 关闭盆腹膜　递持针器、1 号可吸收缝线和剪刀（图 4-4-19）。

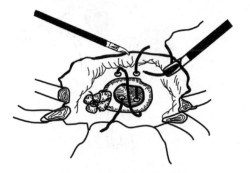
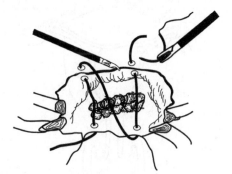

图 4-4-18　缝合阴道断端　　　　　图 4-4-19　关闭盆腹膜

11. **清点手术物品** 清点器械、缝针和纱布无误后，放置引流管。

12. **关闭仪器，拔出穿刺套管** 用负压吸引器吸尽腹腔内的 CO_2 气体。

13. **缝合手术切口** 递 3-0 号带针丝线、持针器、组织镊、剪刀和敷贴。

14. **其他** 收拾用物，交接标本，约束固定患者并保暖。

五、特殊关注点

1. **自制阴道塞** 取 7 号无菌橡胶手套 1 只和纱布 1 张，将纱布卷好填塞于橡胶手套内。

2. **选用杯状举宫器** 根据子宫颈大小选择合适的举宫杯。

3. **无瘤技术** 器械护士在手术过程中提醒术者及时将切除的淋巴结置于标本袋中，防止肿瘤细胞播散，取出后分类放置，做好标记。

4. **术后取出阴道塞** 术毕器械护士提醒手术医生取出阴道塞。

5. **防止患者体位损伤** 因为该手术时间较长，所以最好采用可调节式功能型脚架安置膀胱截石位，这样患者可将双腿摆放成舒适的功能性体位，能有效防止腿部神经损伤。

（李济宏 陈 理）

第五节 经腹腔镜子宫肌瘤挖除术手术配合

子宫肌瘤是女性生殖器中最常见的良性肿瘤，多见于育龄妇女。根据肌瘤的生长部位可将子宫肌瘤分为子宫体肌瘤、阔韧带肌瘤和子宫颈部肌瘤，子宫体肌瘤尤为常见，约占 90%。根据子宫肌瘤的发展方向可将其分为肌壁间肌瘤、浆膜下肌瘤和黏膜下肌瘤。大多数子宫肌瘤无明显症状，仅在超声检查或盆腔检查时发现。子宫肌瘤的治疗需根据患者年龄、生育要求、症状及肌瘤的大小选择适当的处理方式。

腹腔镜下子宫肌瘤挖除术主要适用于年龄较轻（小于 35 岁），或者有生育要求需保留子宫的患者。

常见各型子宫肌瘤见图 4-5-1～图 4-5-4。

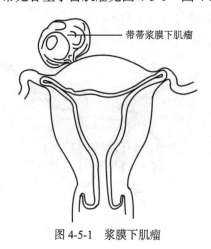
图 4-5-1 浆膜下肌瘤

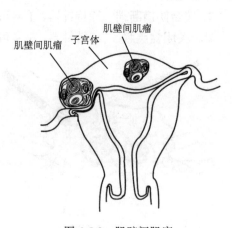
图 4-5-2 肌壁间肌瘤

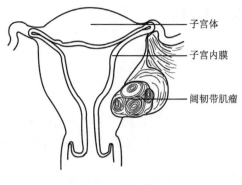

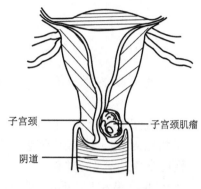

图 4-5-3　阔韧带肌瘤　　　　　　　　图 4-5-4　子宫颈肌瘤

一、手 术 用 物

（一）常规布类

常规布类包括手术盆、手术衣、剖口单、治疗巾。

（二）手术器械

1. 一般器械　刀柄 1 个、持针器 1 把、组织镊 1 把、弯止血钳 2 把、组织钳 2 把、巾钳 2 把、子宫颈钳 1 把、敷料钳 1 把、子宫腔探条 1 根、窥阴器 1 个。

2. 腹腔镜器械　30°镜子、10mm 穿刺套管、5mm 穿刺套管、转换器、气腹针、弯钳、多齿钳、电钩、双极钳、分离剪、冲洗器、冲洗管、排烟管、气腹管、线剪、持针器、举宫器、肌瘤旋切器、10mm 抓钳、马达、打结棒、注射针。

（三）手术设备

手术设备包括摄像系统、监视器、冷光源机、CO_2 气腹机、高频电刀和图文工作站。

（四）一次性用物

1. 常规物品　11 号刀片 1 个、无菌手套 4～5 双、一次性吸引管 1 根、10ml 空针 2 副、纱布 5～10 张，敷贴 5 张，腔镜套 2 根、尿管 1 根、尿袋 1 个。

2. 冲洗液　0.9%氯化钠注射液 1 袋（3000ml/袋）。

3. 缝线　1 号可吸收缝线 1 根、3-0 号带针丝线 1 根。

二、手术体位

（一）患者取膀胱截石位或仰卧位

1. 膀胱截石位　患者平卧于手术床中央，穿上腿套，臀部超出手术床边缘 5cm，双小腿置于腿托架上，腿架高度为患者大腿长度的 2/3，足尖、膝关节、对侧肩在一条直线上，两腿夹角最大不超过 90°。

2. 仰卧位　患者平卧于可分腿的手术床中央，穿上腿套，双下肢分开 80°～90°，臀部超出手术床边缘 5cm。

（二）上肢摆放

建立静脉通道侧上肢外展（小于 90°），平放于手板上，用约束带固定；另一侧上肢系好血压袖带后，用床单反折包裹，平放于身体侧。

（三）肩托固定

在双侧肩峰处加一软垫，用肩托将双肩固定在同一水平线上。

（四）患者取头低脚高位

气腹针穿刺成功后，将手术床摇至头低脚高 30° 位。

三、消毒铺巾

（一）消毒液

消毒液为碘伏。

（二）消毒范围

消毒范围上至剑突，下至大腿上 1/3，两侧至腋中线。

（三）铺巾

（1）将第一张治疗巾纵向反折 1/4，沿脐正中线铺于患者近侧。

（2）将第二张治疗巾对折，平脐铺于患者的脐上方。

（3）将第三张治疗巾纵向反折 1/4，沿脐正中线铺于患者对侧。

（4）将第四张治疗巾对折后铺于患者的会阴部，用巾钳固定遮盖肛门，暴露会阴部。

（5）将剖口单对准切口部位，有标志处向头侧展开，另一端向双下肢展开。

四、手 术 配 合

（一）连接用物

连接并固定摄像头、导光束、气腹管、电凝线、冲洗管、负压吸引管和排烟管。

（二）安放举宫器

备窥阴器、子宫颈钳、子宫腔探条、敷料钳和举宫器（图 4-5-5）。

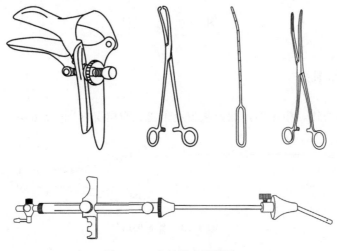

图 4-5-5　安放举宫器器械

（三）建立气腹

递手术刀、纱布和气腹针，手术医生沿脐窝上缘做 1cm 弧形切口达皮下，将气腹针刺入腹腔，巡回护士打开气腹机，注入 CO_2 气体 3～5L，气腹压力维持在 12～14mmHg（图 4-5-6）。

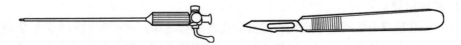

图 4-5-6　建立气腹器械

（四）打孔

沿气腹针切口刺入 10mm 穿刺套管，建立观察孔，30°镜经观察孔插入腹腔，巡回护士开启冷光源机和摄像机，在摄像系统的监视下于左侧下腹部建立 10mm 的操作孔，于右侧下腹部建立 5mm 的操作孔（图 4-5-7）。

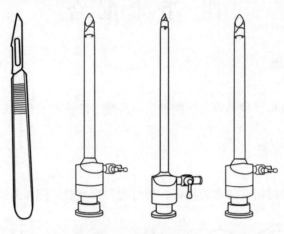

图 4-5-7　打孔器械

（五）挖除肌瘤

1. 探查　递弯钳、粗齿钳，探查盆腔及子宫肌瘤情况（图 4-5-8）。

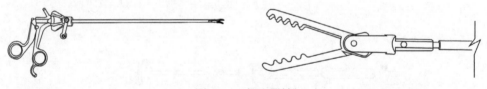

图 4-5-8　探查器械

2. 注射垂体后叶素　递垂体注射针，在耻骨联合上 1～2cm 避开膀胱处，用注射器向宫体注射 1∶1 稀释后的垂体后叶素 6U（图 4-5-9）。

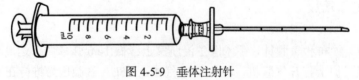

图 4-5-9　垂体注射针

3. 挖除肌瘤
（1）子宫浆膜下肌瘤：递电钩和做好套扎环的打结棒，根蒂较粗和无蒂的浆膜下肌瘤用电钩在适当部位做一切口，钝性分离，完整剥除肌瘤；根蒂较细的浆膜下肌瘤用做好套扎环的打结棒套扎（图 4-5-10）。

（2）子宫肌壁间肌瘤：递电钩、10mm 抓钳，用电钩在肌瘤突出明显部位做梭形切口，打开子宫浆膜层及肌层，深达肌瘤表面。用 10mm 抓钳抓住肌瘤并牵拉，分离肌瘤与假包膜，剥除肌瘤（图 4-5-11，图 4-5-12）。

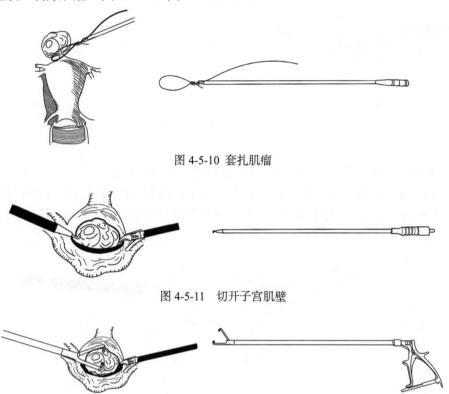

图 4-5-10 套扎肌瘤

图 4-5-11 切开子宫肌壁

图 4-5-12 剥除肌壁间肌瘤

（3）子宫阔韧带肌瘤：用单极电钩打开子宫浆膜层及部分阔韧带前叶，达肌瘤表面，10mm 抓钳提拉肌瘤，钝性剥离假包膜，完整剥除肌瘤（图 4-5-13）。

（4）子宫颈肌瘤（子宫下段肌瘤）：递电钩、10mm 抓钳，用电钩做梭形切口，打开子宫后壁下段肌瘤表面浆肌层，深达瘤核。10mm 抓钳钳住肌瘤并牵拉，钝性剥离包膜，剥除肌瘤（图 4-5-14）。

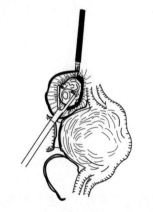

图 4-5-13 剥除子宫阔韧带肌瘤

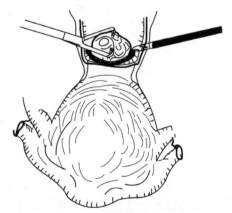

图 4-5-14 剥除子宫颈肌瘤

4. 缝合子宫创面　递持针器、1 号可吸收缝线和剪刀，缝合子宫创面（图 4-5-15）。

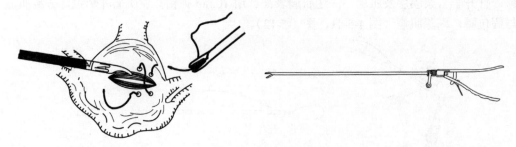

图 4-5-15　缝合子宫创面

5. 取出举宫器　从阴道取出举宫器，递碘伏纱球消毒阴道。

6. 旋切肌瘤　根据肌瘤大小递 15mm 或 18mm 穿刺套管以取代 10mm 穿刺套管，递 10mm 抓钳和连接好的肌瘤旋切器及马达，旋切肌瘤并取出（图 4-5-16，图 4-5-17）。

图 4-5-16　旋切肌瘤

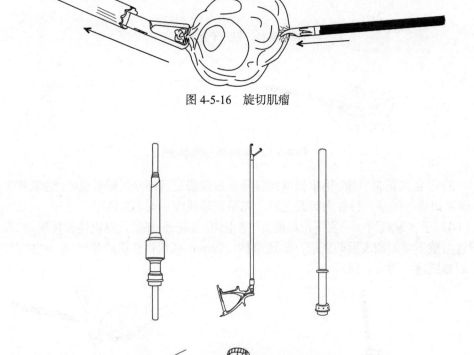

图 4-5-17　旋切肌瘤器械

7. 用温盐水冲洗盆腔　递冲洗器冲洗盆腔，同时检查手术野，出血处用双极电凝止血（图 4-5-18）。

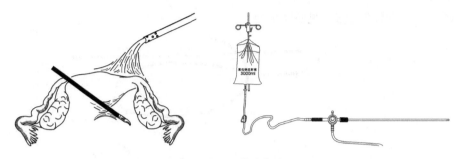

图 4-5-18 冲洗盆腔

8. 清点手术物品 清点器械、缝针和纱布无误后，放置引流管。

9. 关闭仪器，拔出穿刺套管 用负压吸引器吸尽腹腔内的 CO_2 气体。

10. 缝合手术切口 递 3-0 号带针丝线、持针器、组织镊、剪刀和敷贴（图 4-5-19）。

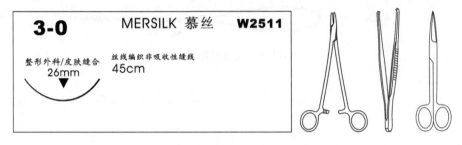

图 4-5-19 缝合手术切口器械

11. 其他 收拾用物，交接标本，约束固定患者并保暖。

五、特殊关注点

（1）旋切肌瘤时，根据肌瘤大小可选择 15mm 或 18mm 的旋切器（图 4-5-20，图 4-5-21）。

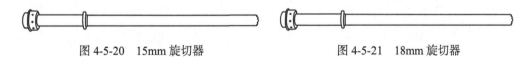

图 4-5-20 15mm 旋切器   图 4-5-21 18mm 旋切器

（2）缝合子宫创面时，根据创面大小和深浅可选择 1 号可吸收缝线的 40mm 针型或 48mm 针型（图 4-5-22，图 4-5-23）。

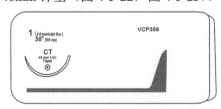 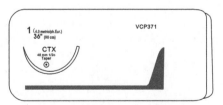

图 4-5-22 1 号 40mm 可吸收缝线   图 4-5-23 1 号 48mm 可吸收缝线

（3）套扎环制作方法，见图 4-5-24。

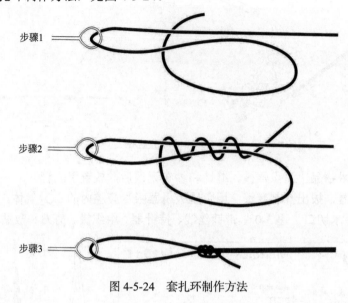

图 4-5-24　套扎环制作方法

（马　利　陈　理）

第五章　经腹腔镜卵巢手术配合

第一节　正常卵巢解剖及血液循环

一、女性盆腔解剖

女性盆腔解剖见图 5-1-1。

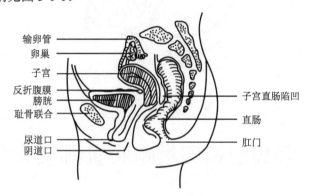

图 5-1-1　女性盆腔解剖侧面图

二、卵　巢　解　剖

卵巢解剖见图 5-1-2。

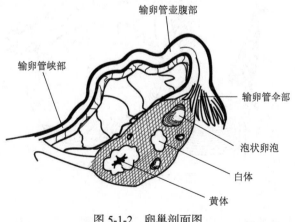

图 5-1-2　卵巢剖面图

三、正常卵巢血循环

正常卵巢血循环见图 5-1-3。

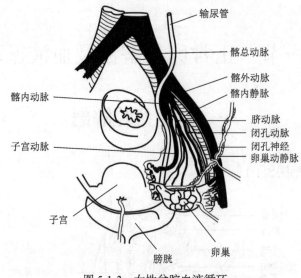

图 5-1-3 女性盆腔血液循环

第二节　经腹腔镜卵巢畸胎瘤剥除术手术配合

卵巢畸胎瘤，医学上又称之为卵巢皮样囊肿，是一种卵巢生殖细胞肿瘤。同其他卵巢肿瘤一样，发病原因尚不清楚。临床一般无症状，长大后可有腹胀、轻度腹痛及压迫症状。卵巢畸胎瘤一旦确诊，必须争取早期手术切除，以避免良性畸胎瘤因耽搁而导致肿瘤恶变（图 5-2-1）。

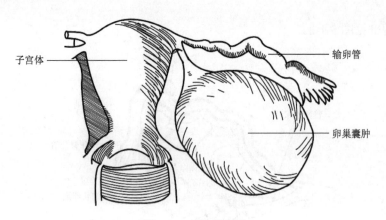

图 5-2-1 卵巢囊肿

畸胎瘤是来源于有多向分化潜能的生殖细胞的肿瘤，往往含有三个胚层的多种多样的组织成分，排列结构错乱。其根据外观又可分为囊性畸胎瘤和实性畸胎瘤两种；根据其组织分化成熟程度不同，又可分为良性畸胎瘤和恶性畸胎瘤两类。

良性畸胎瘤：多为囊性，故也称囊性畸胎瘤，或称皮样囊肿，多见于卵巢。肿瘤多为单房性，内壁为颗粒体，粗糙不平，常有结节状隆起。有时能见到小块骨、软骨等，囊腔内有皮脂、毛发，甚至可见牙齿。镜下除见皮肤组织及皮肤附件外，还可见到覆以立方上皮的腺体、气管或肠黏膜、骨、软骨、脑、平滑肌、甲状腺等组织。各种组织基本上分化成熟，故有成熟畸胎瘤之称。良性畸胎瘤预后好，少数可恶变为鳞状细胞癌。

恶性畸胎瘤：多为实体性，在睾丸比卵巢多见。其主要由分化不成熟的胚胎样组织组成，常见有分化不良的神经外胚层成分，故又称不成熟型畸胎瘤。本瘤常发生转移，可转移至盆腔及远处器官。

一、手 术 用 物

（一）常规布类

常规布类包括手术盆、手术衣、剖口单和治疗巾。

（二）手术器械

1. 一般器械 刀柄 1 个、持针器 1 把、组织镊 1 把、弯止血钳 2 把、组织钳 2 把、巾钳 2 把、子宫颈钳 1 把、敷料钳 1 把、子宫腔探条 1 根、窥阴器 1 个。

2. 腹腔镜器械 30°镜子、10mm 穿刺套管、5mm 穿刺套管、气腹针、弯钳、多齿钳、电钩、双极钳、分离剪、冲洗器、冲洗管、排烟管、气腹管、线剪、持针器。

（三）手术设备

手术设备包括摄像系统、监视器、冷光源机、CO_2 气腹机、高频电刀和图文工作站。

（四）一次性用物

1. 常规物品 11 号刀片 1 个、无菌手套 3～4 双、一次性吸引管 1 根、10ml 空针 1 副、纱布 5～10 张、敷贴 4 张、腔镜套 2 根、尿管 1 根、尿袋 1 个。

2. 冲洗液 0.9%氯化钠注射液 1 袋（3000ml/袋）。

3. 缝线 2-0 号可吸收缝线 1 根、3-0 号带针丝线 1 根。

二、手 术 体 位

（一）仰卧位

患者平卧于可分腿的手术床中央，穿上腿套，双小腿各用一条约束带固定。

（二）上肢摆放

建立静脉通道侧上肢外展（小于 90°），平放于手板上，用约束带固定；另一侧上肢系好血压袖带后，用床单反折包裹，平放于身体侧。

（三）肩托固定

在双侧肩峰处加一软垫，用肩托将双肩固定在同一水平线上。

（四）患者取头低脚高位

气腹针穿刺成功后，将手术床摇至头低脚高 30° 位。

三、消 毒 铺 巾

（一）消毒液

消毒液为碘伏。

（二）消毒范围

消毒范围上至剑突，下至大腿上 1/3，两侧至腋中线。

（三）铺巾

（1）将第一张治疗巾纵向反折 1/4，沿脐正中线铺于患者近侧。
（2）将第二张治疗巾对折，平脐铺于患者的脐上方。
（3）将第三张治疗巾纵向反折 1/4，沿脐正中线铺于患者对侧。
（4）将第四张治疗巾对折后铺于患者的会阴部，用巾钳固定遮盖肛门，暴露会阴部。
（5）将剖口单对准切口部位，有标志处向头侧展开，另一端向双下肢展开。

四、手 术 配 合

（一）连接用物

连接并固定摄像头、导光束、气腹管、电凝线、冲洗管、负压吸引管和排烟管。

（二）建立气腹

递手术刀、纱布和气腹针，手术医生沿患者脐轮上缘或下缘切开皮肤 1cm 达皮下，将气腹针刺入腹腔，巡回护士打开气腹机，注入 CO_2 气体 3～5L，气腹压力维持在 12～14mmHg（图 5-2-2）。

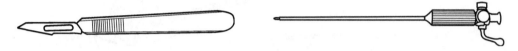

图 5-2-2 建立气腹器械

（三）打孔

沿气腹针切口刺入 10mm 穿刺套管，建立观察孔，30°镜经观察孔插入腹腔，巡回护士开启冷光源机和摄像机，在摄像系统的监视下于左侧下腹部建立 10mm 的操作孔，于右侧下腹部建立 5mm 的操作孔（图 5-2-3）。

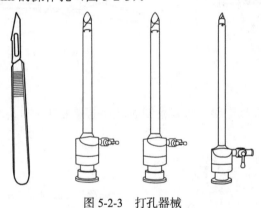

图 5-2-3 打孔器械

（四）卵巢囊肿剥除

1. 探查 递弯钳与多齿钳，探查囊肿的大小、活动度等（图 5-2-4，图 5-2-5）。

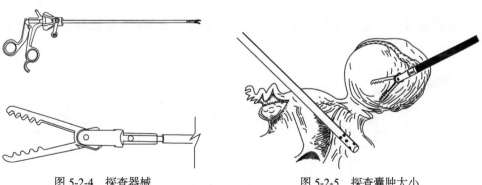

图 5-2-4 探查器械　　　　图 5-2-5 探查囊肿大小

2. 暴露卵巢　将卵巢囊肿置于子宫前上方，弯钳夹骨盆漏斗韧带，暴露患侧卵巢。

3. 剥除畸胎瘤　递单极电钩、分离剪、冲洗器，用单极电钩沿卵巢与囊肿交界处切开卵巢皮质，深达髓质，暴露囊肿。在卵巢包膜和囊壁之间用冲洗器头和分离剪做钝性和锐性分离，逐步将囊肿完整剥除（图5-2-6，图5-2-7）。

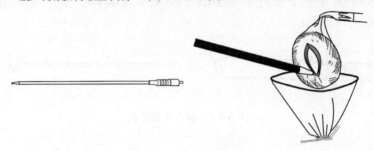

图 5-2-6　切开卵巢皮质

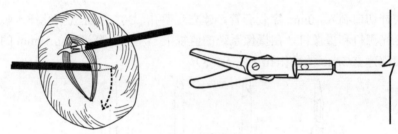

图 5-2-7　剥离囊肿

4. 电凝止血　递双极电凝，对卵巢创面进行电凝止血（图5-2-8）。

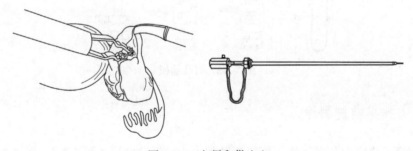

图 5-2-8　电凝卵巢止血

5. 卵巢修补　递持针器和剪刀，用 2-0 号可吸收线连续锁边缝合卵巢创面（图5-2-9）。

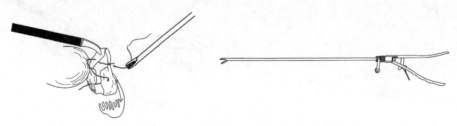

图 5-2-9　连续锁边缝合卵巢创面

6. 取标本　递弯钳与多齿钳，将囊肿置于标本袋中（标本袋可自制)，将标本袋从10mm 的穿刺孔取出（图 5-2-10，图 5-2-11）。

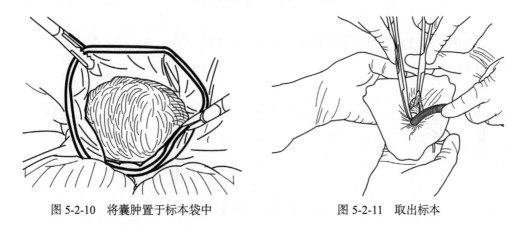

图 5-2-10　将囊肿置于标本袋中　　　　　图 5-2-11　取出标本

7. 用温盐水冲洗盆腔　递冲洗器冲洗盆腔，同时检查手术野，出血处用双极电凝止血（图 5-2-12）。

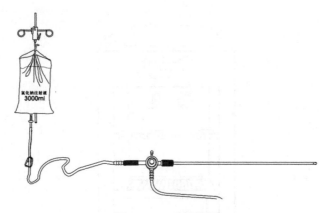

图 5-2-12　冲洗装置

8. 清点手术物品　清点器械、缝针和纱布无误后，放置引流管。

9. 关闭仪器，拔出穿刺导管　用负压吸引器吸尽腹腔内的 CO_2 气体。

10. 缝合手术切口　递 3-0 号带针丝线、持针器、组织镊、剪刀和敷贴（图 5-2-13）。

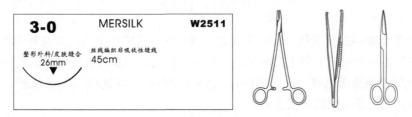

图 5-2-13　缝合手术切口器械

11. 其他　收拾用物，交接标本，约束固定患者并保暖。

五、特殊关注点

1. 剥除的畸胎瘤应用标本袋取出　可用一次性橡胶手套自制标本袋，制作方法见图 5-2-14。

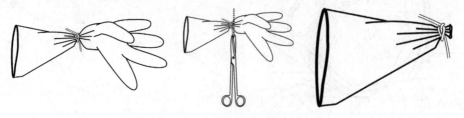

图 5-2-14　自制标本袋

2. 冲洗液加热　可用恒温箱将腹腔冲洗液加热至 37～40℃，特别是对于破裂的囊肿，加热的冲洗液可以充分洗净其囊液和油脂，降低化学性腹膜炎发生的危险性（图 5-2-15）。

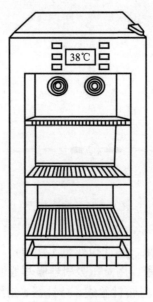

图 5-2-15　恒温箱

3. 检查标本袋的完整性　标本袋在进出腹腔时，器械护士均应检查其完整性，若有破损，及时告知巡回护士和主刀医生，立即进行查找，防止将其遗留在患者体内。

4. 及时清洁双极电凝　创面出血时，医生使用双极电凝较频繁，器械护士应及时清理钳端血痂，保证器械的使用性能。

（黄晓丹　田　清）

第三节　经腹腔镜卵巢子宫内膜异位囊肿剥除术手术配合

　　子宫内膜异位症是指有活性的子宫内膜生长在在子宫腔以外的身体其他部位而产生的病变，异位的内膜组织中有腺体和间质，可随月经周期而变化。子宫内膜异位症的发病部位以卵巢、宫底韧带和子宫直肠陷凹多见，其中卵巢是最常见的子宫内膜异位种植部位，异位内膜随月经周期反复出血，在卵巢内形成含陈旧性积血的囊肿，这种陈旧性血呈暗褐色，黏稠如糊状，似巧克力，故又称"巧克力囊肿"。这种囊肿容易破裂，导致盆腔内出血，久之形成不同程度的粘连，可引起疼痛及不孕等（图5-3-1）。

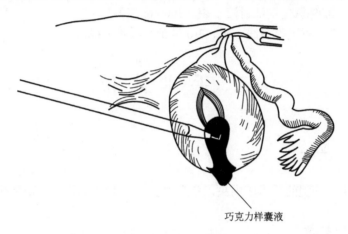

巧克力样囊液

图 5-3-1　巧克力囊肿

　　子宫内膜异位症的治疗包括药物治疗和手术治疗两大类。单纯药物治疗效果不理想，不良反应大。开腹手术创伤大，病变治疗不彻底，复发率高，目前已被腹腔镜替代。腹腔镜是诊断和治疗子宫内膜异位症的最好方法。

一、手术用物

（一）常规布类

　　常规布类包括手术盆、手术衣、剖口单和治疗巾。

（二）手术器械

　　1. 一般器械　刀柄1个、持针器1把、组织镊1把、弯止血钳2把、组织钳2把、巾钳2把、子宫颈钳1把、敷料钳1把、子宫腔探条1根、窥阴器1个。
　　2. 腹腔镜器械　30°镜子、10mm穿刺套管、5mm穿刺套管、气腹针、弯钳、多齿钳、电钩、双极钳、分离剪、冲洗器、冲洗管、排烟管、气腹管、线剪、持针器。

（三）手术设备

手术设备包括摄像系统、监视器、冷光源机、CO_2 气腹机、高频电刀和图文工作站。

（四）一次性用物

1. 常规物品 11 号刀片 1 个、无菌手套 3～4 双、一次性吸引管 1 根、10ml 空针 1 副、纱布 5～10 张、敷贴 4 张、腔镜套 2 根、尿管 1 根、尿袋 1 个。

2. 冲洗液 0.9%氯化钠注射液 1 袋（3000ml/袋）。

3. 缝线 2-0 号可吸收缝线 1 根、3-0 号带针丝线 1 根。

二、手 术 体 位

（一）仰卧位

患者平卧于可分腿的手术床中央，穿上腿套，双小腿各用一约束带固定。

（二）上肢摆放

建立静脉通道侧上肢外展（小于 90°），平放于手板上，用约束带固定；另一侧上肢系好血压袖带后，用床单反折包裹，平放于身体侧。

（三）肩托固定

在双侧肩峰处加一软垫，用肩托将双肩固定在同一水平线上。

（四）患者取头低脚高位

气腹针穿刺成功后，将手术床摇至头低脚高 30° 位。

三、消 毒 铺 巾

（一）消毒液

消毒液为碘伏。

（二）消毒范围

消毒范围上至剑突，下至大腿上 1/3，两侧至腋中线。

（三）铺巾

（1）将第一张治疗巾纵向反折 1/4，沿脐正中线铺于患者近侧。
（2）将第二张治疗巾对折，平脐铺于患者的脐上方。
（3）将第三张治疗巾纵向反折 1/4，沿脐正中线铺于患者对侧。
（4）将第四张治疗巾对折后铺于患者的会阴部，用巾钳固定遮盖肛门，暴露会阴部。
（5）将剖口单对准切口部位，有标志处向头侧展开，另一端向双下肢展开。

四、手术配合

（一）连接用物

连接并固定摄像头、导光束、气腹管、电凝线、冲洗管、负压吸引管和排烟管。

（二）建立气腹

递手术刀、纱布和气腹针，手术医生沿患者脐轮上缘或下缘切开皮肤 1cm 达皮下，将气腹针刺入腹腔，巡回护士打开气腹机，注入 CO_2 气体 3～5L，气腹压力维持在 12～14mmHg（图 5-3-2）。

（三）打孔

沿气腹针切口刺入 10mm 穿刺套管，建立观察孔，30°镜经观察孔插入腹腔，巡回护士开启冷光源机和摄像机，在摄像系统的监视下于左侧下腹部建立 10mm 的操作孔，于右侧下腹部建立 5mm 的操作孔（图 5-3-3）。

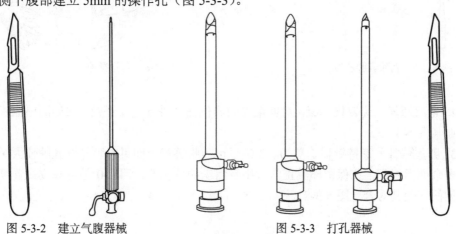

图 5-3-2　建立气腹器械　　　　　图 5-3-3　打孔器械

（四）囊肿剥除

1. 探查 递弯钳与多齿钳，探查囊肿的大小、活动度等（图 5-3-4）。

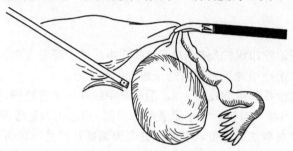

图 5-3-4 探查囊肿大小

2. 分离粘连 递冲洗器、分离剪，根据盆腔粘连情况行钝性或锐性分离，游离子宫及卵巢。

3. 剥除囊肿 递电钩、分离剪、冲洗器，用电钩沿卵巢与囊肿交界处切开卵巢皮质，深达髓质，暴露囊肿。若囊肿较大，内容物黏稠，采取穿刺抽液的方法，待囊肿体积缩小再剥除囊壁；若囊肿较小，用冲洗器头和分离剪在卵巢包膜和囊壁之间做钝性和锐性分离，逐步将囊肿完整剥除后，装入自制标本袋中取出（图 5-3-5，图 5-3-6）。

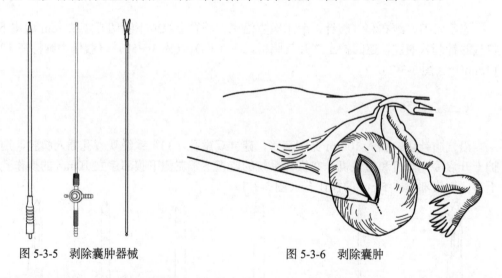

图 5-3-5 剥除囊肿器械　　　　　　　图 5-3-6 剥除囊肿

4. 电凝卵巢 递双极电凝，对卵巢表面异位病灶进行电凝消融，如创面出血进行电凝止血（图 5-3-7）。

5. 卵巢修补 递持针器、剪刀、2-0 号可吸收缝线。卵巢内膜异位囊肿较大时，可切除多余卵巢组织，在保留卵巢正常大小及组织的情况下，用 2-0 号可吸收线连续缝合卵巢创面，使其对合（图 5-3-8）。

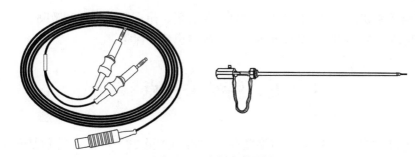

图 5-3-7　电凝卵巢器械

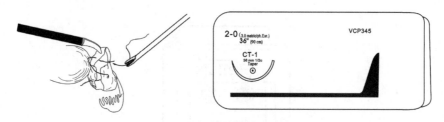

图 5-3-8　缝合卵巢创面

6. 用温盐水冲洗盆腔　递冲洗器，冲洗盆腔，同时检查手术野，出血处用双极电凝止血（图 5-3-9）。

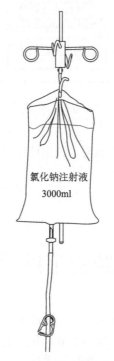

图 5-3-9　温盐水

7. 清点手术物品　清点器械、缝针和纱布无误后，放置引流管。
8. 关闭仪器，拔出穿刺导管　用负压吸引器吸尽腹腔内的 CO_2 气体。

9. 缝合手术切口 递 3-0 号带针丝线、持针器、组织镊、剪刀和敷贴。

10．其他 收拾用物，交接标本，约束固定患者并保暖。

五、特殊关注点

1. 冲洗液加热 可用恒温箱将腹腔冲洗液加热至 37～40℃，特别是对于破裂的囊肿，加热的冲洗液可以充分洗净其囊液，以减小诱发化学性腹膜炎的危险性（图 5-3-10）。

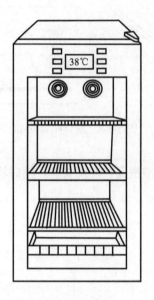

图 5-3-10　恒温箱

2. 及时清洁双极电凝 创面出血时，医生使用双极电凝较频繁，器械护士应及时清理钳端血痂，保证器械的使用性能。

（黄晓丹 田　清）

第四节　经腹腔镜附件切除术手术配合

附件切除术，即输卵管卵巢切除术，一般是因为卵巢良性或者交界性病变切除一侧或者双侧卵巢，也可同时切除输卵管的手术。其主要适应证有：①卵巢良性或交界性肿瘤不能保留该卵巢者。②输卵管卵巢囊肿等附件炎症性包块或附件脓肿形成，保守治疗无效果者。③卵巢非赘生性脓肿扭转或破裂不能保留该侧卵巢者。④因全身性疾病，如乳腺癌等需行卵巢去势手术者（图 5-4-1）。

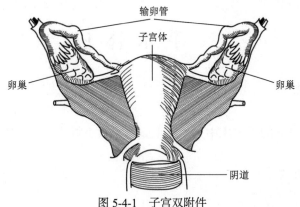

图 5-4-1　子宫双附件

一、手术用物

（一）常规布类

常规布类包括手术盆、手术衣、剖口单和治疗巾。

（二）手术器械

1. 一般器械　刀柄 1 个、持针器 1 把、组织镊 1 把、弯止血钳 2 把、组织钳 2 把、巾钳 2 把、子宫颈钳 1 把、敷料钳 1 把、子宫腔探条 1 根、窥阴器 1 个。

2. 腹腔镜器械　30°镜子、10mm 穿刺套管、5mm 穿刺套管、气腹针、弯钳、多齿钳、双极钳、分离剪、冲洗器、转换器、冲洗管、排烟管、气腹管、线剪、超声刀、超声刀旋钮器、胆石钳。

（三）手术设备

手术设备包括摄像系统、监视器、冷光源机、CO_2 气腹机、高频电刀、图文工作站、超声刀工作站及连线。

（四）一次性用物

1. 常规物品　11 号刀片 1 个、无菌手套 3～4 双、一次性吸引管 1 根、10ml 空针 1 副、纱布 5～10 张、敷贴 4 张、腔镜套 2 根、尿管 1 根、尿袋 1 个。

2. 冲洗液　0.9%氯化钠注射液 1 袋（3000ml/袋）。

3. 缝线　3-0 号带针丝线 1 根。

二、手术体位

（一）仰卧位

患者平卧于可分腿的手术床中央，穿上腿套，双小腿各用一条约束带固定。

（二）上肢摆放

建立静脉通道侧上肢外展（小于 90°），平放于手板上，用约束带固定；另一侧上肢系好血压袖带后，用床单反折包裹，平放于身体侧。

（三）肩托固定

在双侧肩峰处加一软垫，用肩托将双肩固定在同一水平线上。

（四）患者取头低脚高位

气腹针穿刺成功后，将手术床摇至头低脚高 30° 位。

三、消毒铺巾

（一）消毒液

消毒液为碘伏。

（二）消毒范围

消毒范围上至剑突，下至大腿上 1/3，两侧至腋中线。

（三）铺巾

（1）将第一张治疗巾纵向反折 1/4，沿脐正中线铺于患者近侧。
（2）将第二张治疗巾对折，平脐铺于患者的脐上方。
（3）将第三张治疗巾纵向反折 1/4，沿脐正中线铺于患者对侧。
（4）将第四张治疗巾对折后铺于患者的会阴部，用巾钳固定遮盖肛门，暴露会阴部。
（5）将剖口单对准切口部位，有标志处向头侧展开，另一端向双下肢展开。

四、手术配合

（一）连接用物

连接并固定摄像头、导光束、气腹管、电凝线、冲洗管、负压吸引管、超声刀和排烟管（图 5-4-2）。

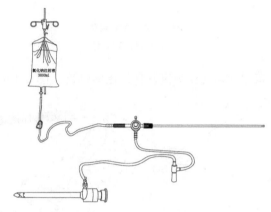

图 5-4-2　冲洗排烟装置

（二）建立气腹

递手术刀、纱布和气腹针，手术医生沿患者脐轮上缘或下缘切开皮肤 1cm 达皮下，将气腹针刺入腹腔，巡回护士打开气腹机，注入 CO_2 气体 3～5L，气腹压力维持在 12～14mmHg（图 5-4-3）。

（三）打孔

沿气腹针切口刺入 10mm 穿刺套管，建立观察孔，30°镜经观察孔插入腹腔，巡回护士开启冷光源机和摄像机，在摄像系统的监视下于左侧下腹部建立 10mm 的操作孔，于右侧下腹部建立 5mm 的操作孔（图 5-4-4）。

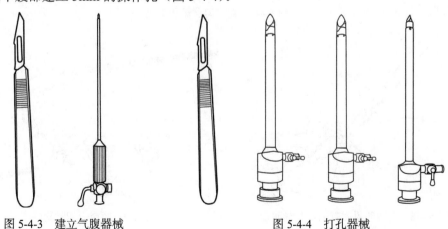

图 5-4-3　建立气腹器械　　　　　　　图 5-4-4　打孔器械

（四）附件切除

1. 探查 递多齿钳与弯钳，了解卵巢、输卵管的大小、活动度等（图5-4-5）。

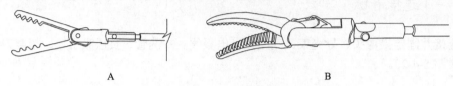

图 5-4-5　探查器械

A.多齿钳；B.弯钳

2. 暴露附件 用弯钳和多齿钳分离附件周围的粘连（图5-4-6）。

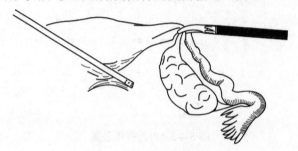

图 5-4-6　探查、暴露附件

3. 暴露骨盆漏斗韧带 用多齿钳钳夹输卵管，将附件向盆腔牵引。

4. 切除附件 递双极钳、剪刀或超声刀，凝断骨盆漏斗韧带，向子宫方向凝断输卵管及卵巢系膜，沿卵巢固有韧带及输卵管峡部达子宫角，切除附件（图5-4-7~图5-4-9）。

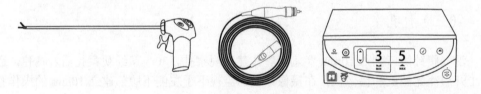

图 5-4-7　超声刀器械和主机

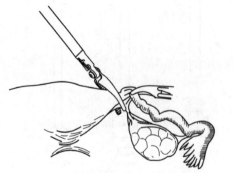

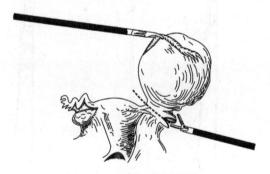

图 5-4-8　电凝卵巢固有韧带和输卵管　　图 5-4-9　超声刀切除附件

5. 检查输尿管 用多齿钳探查输尿管走行及活动度。

6. 术中观察出血情况 动性出血点予双极电凝止血。

7. 取出标本 若标本较小，递胆石钳，医生通过 10mm 穿刺套管直接取出；若标本较大，使用标本袋取出（图 5-4-10，图 5-4-11）。

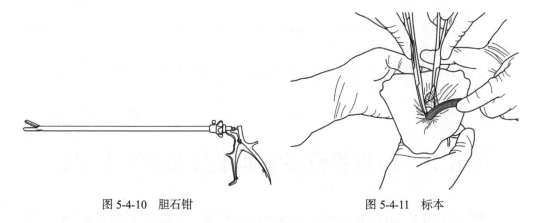

图 5-4-10 胆石钳　　　　　　　　　　　　　图 5-4-11 标本

8. 温盐水冲洗盆腔 递冲洗器冲洗盆腔，同时检查手术野（图 5-4-12）。

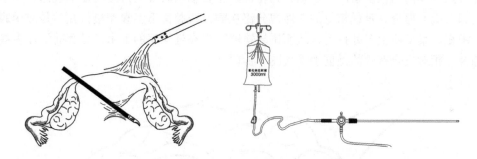

图 5-4-12 冲洗盆腔

9. 手术物品 清点器械、缝针和纱布无误后，放置引流管。

10. 关闭仪器，拔出穿刺导管 用负压吸引器吸尽腹腔内的 CO_2 气体。

11. 缝合手术切口 递 3-0 号带针丝线、持针器、组织镊、剪刀和敷贴（图 5-4-13）。

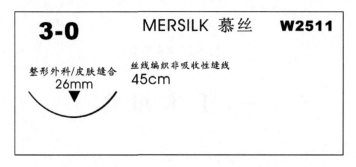

图 5-4-13 缝合手术切口器械

12. 其他 收拾用物，交接标本，约束固定患者并保暖。

五、特殊关注点

1. 标本袋的完整性 标本袋在进出腹腔时，均应检查其完整性，若有破损，立即进行查找，防止将其遗留在患者体腔。

2. 超声刀的完整性 检查超声刀刀头的硅胶片，防止将其遗留在患者体腔。

（黄晓丹 田 清）

第五节 经腹腔镜多囊卵巢打孔术手术配合

多囊卵巢综合征（polycystic ovary syndrome，PCOS）是生育年龄妇女常见的一种复杂的内分泌及代谢异常所致的疾病，以慢性无排卵（排卵功能紊乱或丧失）和高雄激素血症（妇女体内男性激素产生过剩）为特征，主要临床表现为月经周期不规律、不孕、多毛和（或）痤疮，是最常见的女性内分泌疾病。腹腔镜下多囊卵巢打孔术是应用腹腔镜技术在卵巢皮质上多处打孔，从而诱导排卵、提高妊娠率的手术，是目前治疗多囊卵巢综合征相对安全有效的微创手术（图 5-5-1）。

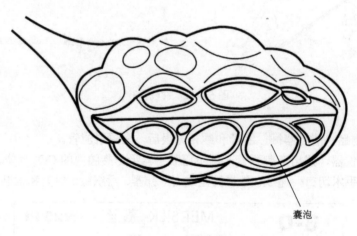

囊泡

图 5-5-1 多囊卵巢

一、手 术 用 物

（一）常规布类

常规布类包括手术盆、手术衣、剖口单和治疗巾。

（二）手术器械

1. 一般器械 刀柄 1 个、持针器 1 把、组织镊 1 把、弯止血钳 2 把、组织钳 2 把、巾钳 2 把、子宫颈钳 1 把、敷料钳 1 把、子宫腔探条 1 根、窥阴器 1 个。

2. 腹腔镜器械 30°镜子、10mm 穿刺套管、5mm 穿刺套管、气腹针、弯钳、无损伤钳（输卵管钳）、电钩、电针、双极钳、分离剪、冲洗器、冲洗管、排烟管、气腹管和线剪。

（三）手术设备

手术设备包括摄像系统、监视器、冷光源机、CO_2 气腹机、高频电刀和图文工作站。

（四）一次性用物

1. 常规物品 11 号刀片 1 个、无菌手套 3～4 双、一次性吸引管 1 根、10ml 空针 1 副、纱布 5～10 张、敷贴 4 张、腔镜套 2 根、尿管 1 根、尿袋 1 个。

2. 冲洗液 0.9%氯化钠注射液 1 袋（3000ml/袋）。

3. 缝线 3-0 号带针丝线 1 根。

二、手 术 体 位

（一）仰卧位

患者平卧于可分腿的手术床中央，穿上腿套，双小腿各用一条约束带固定。

（二）上肢摆放

建立静脉通道侧上肢外展（小于 90°），平放于手板上，用约束带固定；另一侧上肢系好血压袖带后，用床单反折包裹，平放于身体侧。

（三）肩托固定

在双侧肩峰处加一软垫，用肩托将双肩固定在同一水平线上。

（四）患者取头低脚高位

气腹针穿刺成功后，将手术床摇至头低脚高 30°位。

三、消 毒 铺 巾

（一）消毒液

消毒液为碘伏。

（二）消毒范围

消毒范围上至剑突，下至大腿上 1/3，两侧至腋中线。

（三）铺巾

（1）将第一张治疗巾纵向反折 1/4，沿脐正中线铺于患者近侧。
（2）将第二张治疗巾对折，平脐铺于患者的脐上方。
（3）将第三张治疗巾纵向反折 1/4，沿脐正中线铺于患者对侧。
（4）将第四张治疗巾对折后铺于患者的会阴部，用巾钳固定遮盖肛门，暴露会阴部。
（5）将剖口单对准切口部位，有标志处向头侧展开，另一端向双下肢展开。

四、手 术 配 合

（一）连接用物

连接并固定摄像头、导光束、气腹管、电凝线、冲洗管、负压吸引管和排烟管（图 5-5-2）。

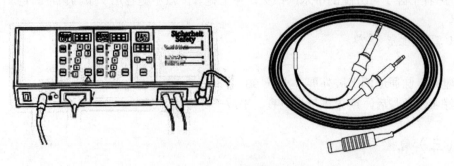

图 5-5-2　电凝系统

（二）建立气腹

递手术刀、纱布和气腹针，手术医生沿患者脐轮上缘或下缘切开皮肤 1cm 达皮下，将气腹针刺入腹腔，巡回护士打开气腹机，注入 CO_2 气体 3～5L，气腹压力维持在 12～

14mmHg（图 5-5-3）。

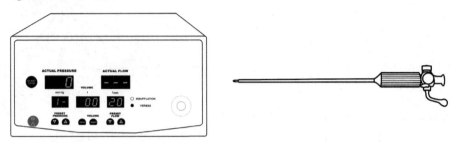

图 5-5-3　CO₂ 气腹机和气腹针

（三）打孔

沿气腹针切口刺入 10mm 穿刺套管，建立观察孔，30°镜经观察孔插入腹腔，巡回护士开启冷光源机和摄像机，在摄像系统的监视下于左、右侧下腹部分别建立 5mm 的操作孔（图 5-5-4）。

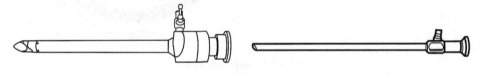

图 5-5-4　穿刺套管和 30°镜

（四）卵巢打孔术

1. 探查　递弯钳与无损伤钳，了解卵巢的大小、活动度等（图 5-5-5）。

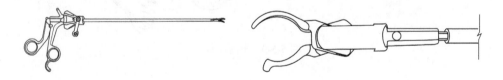

图 5-5-5　探查器械

2. 暴露卵巢　用无损伤钳轻轻提夹卵巢固有韧带，暴露卵巢。

3. 卵巢打孔　递电针，电针垂直于卵巢表面刺入卵巢皮质，使用单极电凝，根据卵巢大小，每侧打孔 4～8 个，并使其均匀分布，穿透皮质层 3～5mm，孔的直径为 2～4mm，可见卵泡液流出，边电灼边冲洗，使卵巢降温，每个点电灼 2～3 秒；若无明显滤泡者，则电灼白膜增厚处（图 5-5-6，图 5-5-7）。

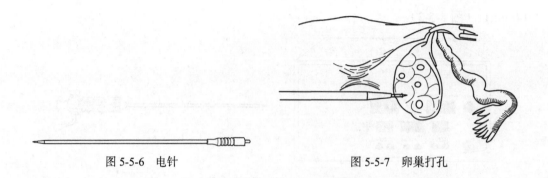

图 5-5-6 电针   图 5-5-7 卵巢打孔

4. 术中观察出血情况 活动性出血点予双极电凝止血，切勿电灼卵巢门附近，以免影响卵巢血供（图 5-5-8，图 5-5-9）。

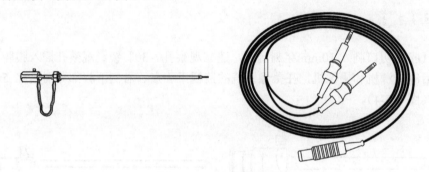

图 5-5-8 双极电凝器械

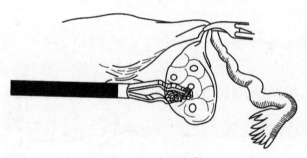

图 5-5-9 电凝卵巢

5. 用温盐水冲洗盆腔 递冲洗器冲洗盆腔，同时检查手术野 （图 5-5-10）。

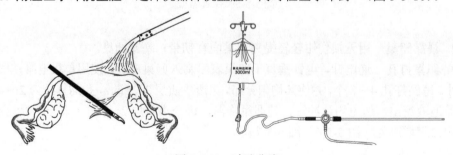

图 5-5-10 冲洗盆腔

6. 清点手术物品　清点器械、缝针和纱布无误后，手术结束。

7. 关闭仪器，拔出穿刺导管　用负压吸引器吸尽腹腔内的 CO_2 气体。

8. 缝合手术切口　递 3-0 号带针丝线、持针器、组织镊、剪刀和敷贴。

9. 其他　收拾用物，交接标本，约束固定患者并保暖。

五、特殊关注点

1. 减少高温对卵巢的损伤　边电灼边冲洗，使卵巢降温。

2. 卵巢打孔数目　每个卵巢上打的孔不宜过多。正常情况下，一个卵巢上打孔 4~8 个，具体数目需视卵巢大小而定。

3. 正确使用电针　由于电针的尖部非常锐利，在进出腹腔时，应避免针尖损伤其他组织，同时手术前后注意检查针尖的完整性。

4. 及时清洁双极电凝　穿刺卵巢后创面易出血，器械护士应及时清理钳端血痂，保证器械的使用性能。

（黄晓丹　田　清）

第六章 经腹腔镜输卵管手术配合

第一节 正常输卵管解剖及血液循环

一、输卵管解剖

输卵管解剖见图 6-1-1。

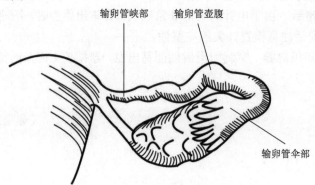

图 6-1-1 输卵管剖面图

二、输卵管血循环

输卵管血循环见图 6-1-2。

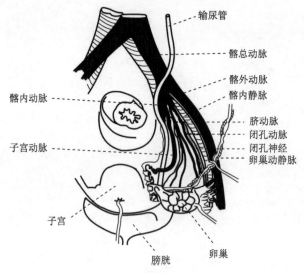

图 6-1-2 女性盆腔血循环

第二节 经腹腔镜输卵管伞端成形术手术配合

输卵管伞端成形适用于输卵管伞端闭塞、输卵管积水的不孕患者（图6-2-1）。

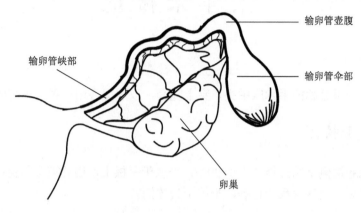

图6-2-1 输卵管伞端积水

一、手 术 用 物

（一）常规布类

常规布类包括手术盆、手术衣、剖口单和治疗巾。

（二）手术器械

1. 一般器械 刀柄1个、持针器1把、组织镊1把、弯止血钳2把、组织钳2把、巾钳2把、子宫颈钳1把、敷料钳1把、子宫腔探条1根、窥阴器1个。

2. 腹腔镜器械 30°镜子、10mm 穿刺套管、5mm 穿刺套管、气腹针、弯钳、输卵管钳（无损伤钳）、电钩、双极钳、分离剪、冲洗器、冲洗管、排烟管、气腹管、线剪和持针器。

（三）手术设备

手术设备包括摄像系统、监视器、冷光源机、CO_2气腹机、高频电刀和图文工作站。

（四）一次性用物

1. 常规物品 11号刀片1个、无菌手套4～5双、一次性吸引管1根、10ml注射器1副、纱布5～10张、敷贴3张、腔镜套2根、尿管1根、尿袋1个、通水管1根。

2. 冲洗液 0.9%氯化钠注射液 1 袋（3000ml/袋）。

3. 药物 亚甲蓝注射液 1 支、医用透明质酸钠凝胶 1 支（15ml）。

4. 缝线 3-0 号可吸收线船形针 1 根、3-0 号带针丝线 1 根。

二、手 术 体 位

（一）仰卧位

患者平卧于可分腿的手术床中央，穿上腿套，双小腿各用一条约束带固定。

（二）上肢摆放

建立静脉通道侧上肢外展（小于 90°），平放于手板上，用约束带固定；另一侧上肢系好血压袖带后，用床单反折包裹，平放于身体侧。

（三）肩托固定

在双侧肩峰处加一软垫，用肩托将双肩固定在同一水平线上。

（四）患者取头低脚高位

气腹针穿刺成功后，将手术床摇至头低脚高 30°位。

三、消 毒 铺 巾

（一）消毒液

消毒液为碘伏。

（二）消毒范围

消毒范围上至剑突，下至大腿上 1/3，两侧至腋中线。

（三）铺巾

（1）将第一张治疗巾纵向反折 1/4，沿脐正中线铺于患者近侧。

（2）将第二张治疗巾对折，平脐铺于患者的脐上方。

（3）将第三张治疗巾纵向反折 1/4，沿脐正中线铺于患者对侧。

（4）将第四张治疗巾对折后铺于患者的耻骨联合处，遮盖会阴。

（5）将剖口单对准切口部位，有标志处向头侧展开，另一端向双下肢展开。

四、手术配合

（一）连接用物

连接并固定摄像头、导光束、气腹管、电凝线、冲洗管、负压吸引管和排烟管。

（二）安置尿管和通水管

递尿管、尿袋、10ml 注射器、窥阴器、子宫颈钳、子宫腔探条、敷料钳、通水管。安置完毕后，上方用治疗巾遮盖。

（三）建立气腹

递手术刀、纱布和气腹针，手术医生沿脐窝上缘做 1cm 弧形切口达皮下，将气腹针刺入腹腔，巡回护士打开气腹机，注入 CO_2 气体 3～5L，气腹压力维持在 12～14mmHg（图 6-2-2）。

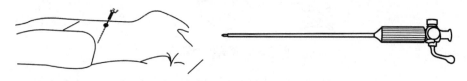

图 6-2-2　建立气腹

（四）打孔

沿气腹针切口刺入 10mm 穿刺套管，建立观察孔，30°镜经观察孔插入腹腔，巡回护士开启冷光源机和摄像机，在摄像系统的监视下于左侧下腹部和右侧下腹部分别建立 5mm 的操作孔（图 6-2-3）。

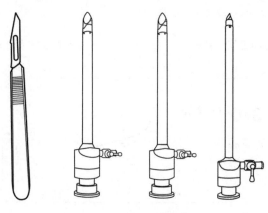

图 6-2-3　打孔器械

（五）输卵管伞端造口

1. 探查 递无损伤钳与弯钳，了解输卵管的活动度和粘连情况（图6-2-4）。

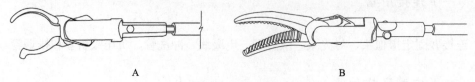

A   B

图 6-2-4 探查器械

A.无损伤钳；B.弯钳

2. 暴露输卵管 递电钩、分离剪，将输卵管与周围组织的粘连处分离开（图6-2-5）。

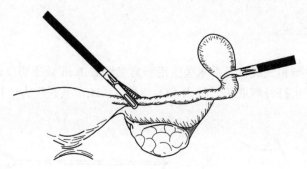

图 6-2-5 暴露输卵管

3. 输卵管伞部整形 无损伤钳提起输卵管，用分离剪或电钩游离输卵管伞 2～3cm，于原伞开口处剪开输卵管，将输卵管黏膜面翻出，使之成伞状，用 3-0 号可吸收线船形针将输卵管伞端与浆膜面间断缝合固定（图6-2-6～图6-2-8）。

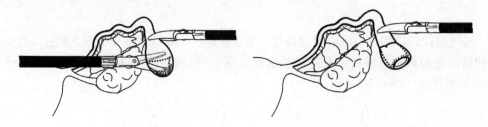

图 6-2-6 输卵管积水剪开   图 6-2-7 翻出输卵管黏膜面

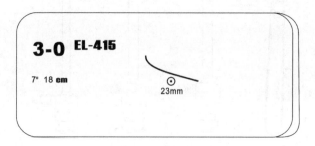

图 6-2-8 船形针缝线

4. 通水 将亚甲蓝注入通水管中，检查输卵管是否通畅（图 6-2-9）。

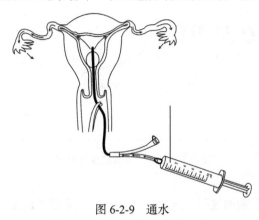

图 6-2-9 通水

5. 冲洗腹腔 递冲洗器冲洗腹腔，无损伤钳暴露伞端造口处，检查有无渗血，递双极电凝止血（图 6-2-10）。

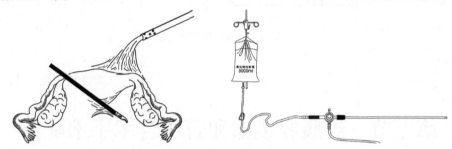

图 6-2-10 冲洗腹腔

6. 防粘剂涂抹创面 用气腹针将透明质酸钠凝胶 15ml（防粘剂）从穿刺孔注入（图 6-2-11）。

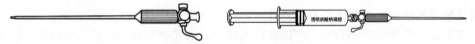

图 6-2-11 气腹针连接防粘剂

7. 清点手术物品 清点器械、缝针和纱布无误后，手术结束。
8. 关闭仪器，拔出穿刺套管 用负压吸引器吸尽腹腔内的 CO_2 气体。
9. 缝合手术切口 递 3-0 号带针丝线、持针器、组织镊、剪刀和敷贴。
10. 其他 收拾用物，约束固定患者并保暖。

五、特殊关注点

1. 3-0 号可吸收船形针缝线的运用 其针型非常适合输卵管和输卵管伞部的缝合（图 6-2-12）。

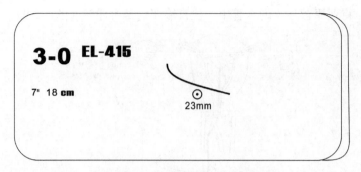

图 6-2-12　3-0 号可吸收船形针缝线

2. 气腹针用于防粘剂的注射　先将一个 5mm 穿刺导管拔除,气腹针则沿着原穿刺孔进入腹腔,再将防粘剂针管连于气腹针上进行注射(图 6-2-13)。

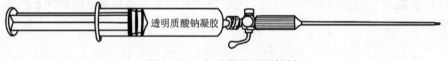

图 6-2-13　气腹针连接防粘剂

(龚俊铭　袁　琦)

第三节　经腹腔镜输卵管吻合术手术配合

输卵管吻合术是指切除输卵管阻塞部分并结合输卵管两断端的手术,分为输卵管端端吻合术和输卵管子宫吻合术。输卵管端端吻合术主要适用于输卵管结扎术后和输卵管峡部阻塞要求恢复生育能力者;输卵管子宫吻合术,也称输卵管宫角植入术,适用于输卵管间质部和峡部阻塞要求恢复生育能力者。

腹腔镜下行输卵管吻合术,可以精确地切除阻塞和病变部分,组织损伤少,创面对和好,盆腔粘连形成少,提高了术后输卵管的通畅率与妊娠率(图 6-3-1)。

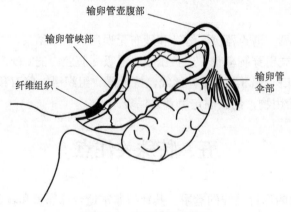

图 6-3-1　输卵管峡部阻塞

一、手术用物

（一）常规布类

常规布类包括手术盆、手术衣、剖口单和治疗巾。

（二）手术器械

1. 一般器械　刀柄1个、持针器1把、组织镊1把、弯止血钳2把、组织钳2把、巾钳2把、子宫颈钳1把、敷料钳1把、子宫腔探条1根、窥阴器1个。

2. 腹腔镜器械　30°镜子、10mm穿刺套管、5mm穿刺套管、气腹针、弯钳、无损伤钳、电钩、双极钳、分离剪、冲洗器、冲洗管、排烟管、气腹管、线剪和持针器。

（三）手术设备

手术设备包括摄像系统、监视器、冷光源机、CO_2气腹机、高频电刀和图文工作站。

（四）一次性用物

1. 常规物品　11号刀片1个、无菌手套4～5双、一次性吸引管1根、10ml注射器1副、纱布5～10张、敷贴3张、腔镜套2根、尿管1根、尿袋1个、通水管1根。

2. 冲洗液　0.9%氯化钠注射液1袋（3000ml/袋）。

3. 药物　亚甲蓝注射液1支、医用透明质酸钠凝胶1支（15ml）。

4. 缝线　3-0号可吸收线船形针1根、3-0号带针丝线1根。

二、手术体位

（一）仰卧位

患者平卧于可分腿的手术床中央，穿上腿套，双小腿各用一条约束带固定。

（二）上肢摆放

建立静脉通道侧上肢外展（小于90°），平放于手板上，用约束带固定；另一侧上肢系好血压袖带后，用床单反折包裹，平放于身体侧。

（三）肩托固定

在双侧肩峰处加一软垫，用肩托将双肩固定在同一水平线上。

（四）患者取头低脚高位

气腹针穿刺成功后，将手术床摇至头低脚高 30°位。

三、消毒铺巾

（一）消毒液

消毒液为碘伏。

（二）消毒范围

消毒范围上至剑突，下至大腿上 1/3，两侧至腋中线。

（三）铺巾

（1）将第一张治疗巾纵向反折 1/4，沿脐正中线铺于患者近侧。
（2）将第二张治疗巾对折，平脐铺于患者的脐上方。
（3）将第三张治疗巾纵向反折 1/4，沿脐正中线铺于患者对侧。
（4）将第四张治疗巾对折后铺于患者的耻骨联合处，遮盖会阴。
（5）将剖口单对准切口部位，有标志处向头侧展开，另一端向双下肢展开。

四、手术配合

（一）连接用物

连接并固定摄像头、导光束、气腹管、电凝线、冲洗管、负压吸引管和排烟管。

（二）安置尿管和通水管

递尿管、尿袋、10ml 注射器、窥阴器、子宫颈钳、子宫腔探条、敷料钳、通水管。安置完毕后，上方用治疗巾遮盖（图 6-3-2）。

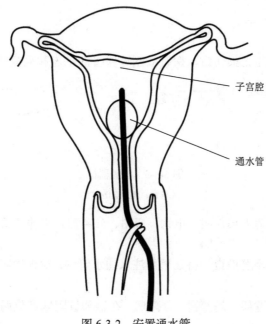

图 6-3-2　安置通水管

（三）建立气腹

递手术刀、纱布和气腹针，手术医生沿脐窝上缘做 1cm 弧形切口达皮下，将气腹针刺入腹腔，巡回护士打开气腹机，注入 CO_2 气体 3～5L，气腹压力维持在 12～14mmHg（图 6-3-3）。

（四）打孔

沿气腹针切口刺入 10mm 穿刺套管，建立观察孔，30°镜经观察孔插入腹腔，巡回护士开启冷光源机和摄像机，在摄像系统的监视下于左侧下腹部和右侧下腹部分别建立5mm 的操作孔（图 6-3-4）。

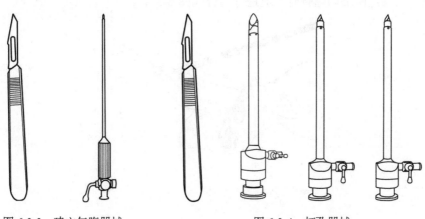

图 6-3-3　建立气腹器械　　　　　图 6-3-4　打孔器械

（五）输卵管吻合

1. 探查　递弯钳与无损伤钳，探查双侧输卵管的粘连和病变情况（图 6-3-5）。

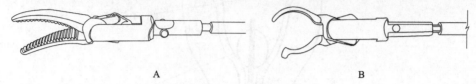

A　　　　　　　　　　　　　　B

图 6-3-5　探查器械

A.弯钳；B.无损伤钳

2. 暴露输卵管　递无损伤钳、电钩、弯钳、分离剪，将输卵管与周围组织的粘连分离开。

3. 输卵管近端通畅度检查　将亚甲蓝注入通水管中，检查输卵管近端是否膨大蓝染（图 6-3-6）。

4. 剪断输卵管阻塞部　递弯钳、分离剪，在输卵管阻塞部位两端以垂直方向横向剪断输卵管（图 6-3-7）。

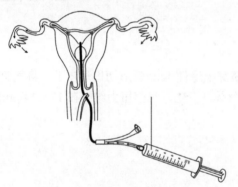

图 6-3-6　输卵管近端通畅度检查

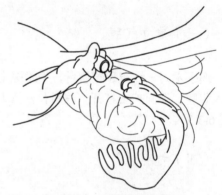

图 6-3-7　游离输卵管

5. 输卵管远端通畅度检查　用腹腔冲洗器从伞端通入亚甲蓝液，检查输卵管远端的通畅情况，只有当两端均通畅时方能进行吻合（图 6-3-8）。

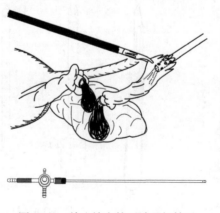

图 6-3-8　检查输卵管远端通畅情况

6. 端端吻合 递持针器、弯钳、3-0 号可吸收线船形针，依次在输卵管 6 点钟、2 点钟、10 点钟位置间断缝合浆肌层 3 针，尽量避免穿透黏膜层（图 6-3-9）。

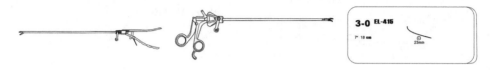

图 6-3-9　吻合器械

7. 吻合后输卵管通畅度检查 再次将亚甲蓝注入通水管中，检查吻合后输卵管的通畅情况。

8. 冲洗盆腔，检查有无渗血 递冲洗器冲洗盆腔，用无损伤钳暴露吻合处，检查有无渗血（图 6-3-10）。

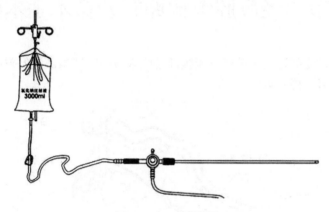

图 6-3-10　冲洗装置

9. 防粘剂涂抹创面 用气腹针将透明质酸钠凝胶 15ml（防粘剂）从穿刺孔注入（图 6-3-11）。

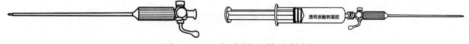

图 6-3-11　气腹针连接防粘剂

10. 清点手术物品 清点器械、缝针和纱布无误后，手术结束。

11. 关闭仪器，拔出穿刺套管 用负压吸引器吸尽腹腔内的 CO_2 气体。

12 缝合手术切口 递 3-0 号带针丝线、持针器、组织镊、剪刀和敷贴。

13. 其他 收拾用物，约束固定患者并保暖。

五、特殊关注点

（1）用无损伤钳牵拉输卵管，操作要轻柔，尽可能减少损伤（图 6-3-12）。

（2）3-0 号可吸收船形针缝线的运用：输卵管吻合最好选用 3-0 号可吸收船形针缝

合，其针型非常适合输卵管和输卵管伞部的缝合（图 6-3-13）。

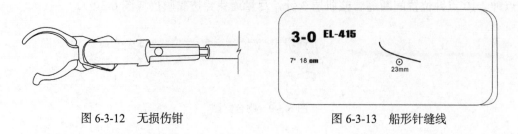

图 6-3-12　无损伤钳　　　　　　　　　图 6-3-13　船形针缝线

（龚俊铭　袁　琦）

第四节　经腹腔镜输卵管开窗术手术配合

输卵管开窗术主要适用于输卵管壶腹部妊娠未破裂，或虽破裂但破口较小、有条件保留输卵管的患者（图 6-4-1）。

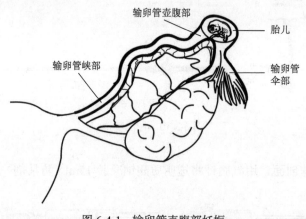

图 6-4-1　输卵管壶腹部妊娠

一、手术用物

（一）常规布类

常规布类包括手术盆、手术衣、剖口单和治疗巾。

（二）手术器械

1. 一般器械　刀柄 1 个、持针器 1 把、组织镊 1 把、弯止血钳 2 把、组织钳 2 把、巾钳 2 把、子宫颈钳 1 把、敷料钳 1 把、子宫腔探条 1 根、窥阴器 1 个。

2. 腹腔镜器械　30°镜子、10mm 穿刺套管、5mm 穿刺套管、转换器、气腹针、弯钳、无损伤钳、胆石钳、电钩、双极钳、分离剪、冲洗器、冲洗管、排烟管、气腹管和线剪。

（三）手术设备

手术设备包括摄像系统、监视器、冷光源机、CO_2 气腹机、高频电刀和图文工作站。

（四）一次性用物

1. 常规物品　11 号刀片 1 个、无菌手套 4~5 双、一次性吸引管 1 根、10ml 注射器 1 副、纱布 5~10 张、敷贴 3 张、腔镜套 2 根、尿管 1 根、尿袋 1 个。
2. 冲洗液　0.9%氯化钠注射液 1 袋（3000ml/袋）。
3. 缝线　3-0 号带针丝线 1 根。

二、手 术 体 位

（一）仰卧位

患者平卧于可分腿的手术床中央，穿上腿套，双小腿各用一条约束带固定。

（二）上肢摆放

建立静脉通道侧上肢外展（小于 90°），平放于手板上，用约束带固定；另一侧上肢系好血压袖带后，用床单反折包裹，平放于身体侧。

（三）肩托固定

在双侧肩峰处加一软垫，用肩托将双肩固定在同一水平线上。

（四）患者取头低脚高位

气腹针穿刺成功后，将手术床摇至头低脚高 30°位。

三、消 毒 铺 巾

（一）消毒液

消毒液为碘伏。

（二）消毒范围

消毒范围上至剑突，下至大腿上 1/3，两侧至腋中线。

（三）铺巾

（1）将第一张治疗巾纵向反折 1/4，沿脐正中线铺于患者近侧。
（2）将第二张治疗巾对折，平脐铺于患者的脐上方。
（3）将第三张治疗巾纵向反折 1/4，沿脐正中线铺于患者对侧。
（4）将第四张治疗巾对折后铺于患者的耻骨联合处，遮盖会阴。
（5）将剖口单对准切口部位，有标志处向头侧展开，另一端向双下肢展开。

四、手 术 配 合

（一）连接用物

连接并固定摄像头、导光束、气腹管、电凝线、冲洗管、负压吸引管和排烟管。

（二）安置尿管

递尿管、尿袋、10ml 注射器，安置完毕后，上方用治疗巾遮盖。

（三）建立气腹

递手术刀、纱布和气腹针，手术医生沿脐窝上缘做 1cm 弧形切口达皮下，将气腹针刺入腹腔，巡回护士打开气腹机，注入 CO_2 气体 3～5L，气腹压力维持在 12～14mmHg（图 6-4-2）。

（四）打孔

沿气腹针切口刺入 10mm 穿刺套管，建立观察孔，30°镜经观察孔插入腹腔，巡回护士开启冷光源机和摄像机，在摄像系统的监视下于左侧下腹部建立 10mm 的操作孔，于右侧下腹部建立 5mm 的操作孔（图 6-4-3）。

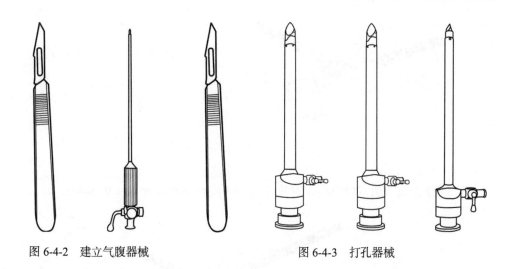

图 6-4-2 建立气腹器械   图 6-4-3 打孔器械

（五）输卵管开窗

1. 探查 递弯钳与无损伤钳，检查子宫及双侧附件，确认异位妊娠部位（图 6-4-4）。

2. 清除腹腔内积血 递吸引器、胆石钳，用吸引器吸出游离血液，用胆石钳夹出血块（图 6-4-5）。

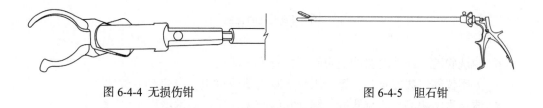

图 6-4-4 无损伤钳   图 6-4-5 胆石钳

3. 切开输卵管 递无损伤钳、单极电针，在输卵管膨大部位，即妊娠包块最突出处，用单极电针沿着输卵管长轴纵行切开输卵管管壁，一般切口长 1～1.5cm（图 6-4-6，图 6-4-7）。

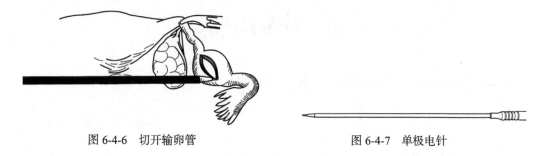

图 6-4-6 切开输卵管   图 6-4-7 单极电针

4. 取出妊娠组织物 用胆石钳将输卵管管腔内容物钳夹取出；也可用 5mm 冲洗器沿管壁切口放入输卵管管腔，利用水压将妊娠组织物与管壁分离，使妊娠组织物完整排出（图 6-4-8）。

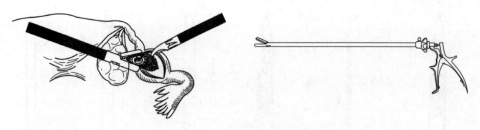

图 6-4-8 取出妊娠组织物

5. 创面止血 递双极电凝，对输卵管腔内出血点电凝止血（图 6-4-9）。

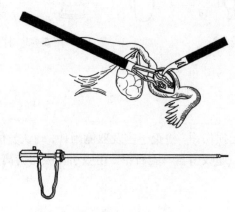

图 6-4-9 创面止血

6. 冲洗腹腔 递冲洗器冲洗腹腔，检查有无渗血。

7. 关闭仪器，拔出穿刺套管 用负压吸引器吸尽腹腔内的 CO_2 气体。

8. 清点手术物品 清点器械、缝针和纱布无误后，手术结束。

9. 缝合手术切口 递 3-0 号带针丝线、持针器、组织镊、剪刀和敷贴。

10. 其他 收拾用物，交接标本，约束固定患者并保暖。

五、特殊关注点

应注意将妊娠组织物清除干净，避免遗留腹腔。

（龚俊铭 袁 琦）

第五节 经腹腔镜输卵管切除术手术配合

输卵管切除术主要适用于严重的输卵管病变，如输卵管妊娠者、输卵管结核患者、经保守治疗无效的慢性输卵管炎及输卵管积脓、积血或积水者等（图 6-5-1，图 6-5-2）。

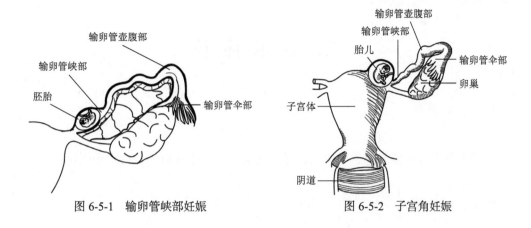

图 6-5-1　输卵管峡部妊娠　　　　　　　　图 6-5-2　子宫角妊娠

一、手 术 用 物

（一）常规布类

常规布类包括手术盆、手术衣、剖口单和治疗巾。

（二）手术器械

1. 一般器械　刀柄 1 个、持针器 1 把、组织镊 1 把、弯止血钳 2 把、组织钳 2 把、巾钳 2 把、子宫颈钳 1 把、敷料钳 1 把、子宫腔探条 1 根、窥阴器 1 个。

2. 腹腔镜器械　30°镜子、10mm 穿刺套管、5mm 穿刺套管、转换器、气腹针、弯钳、多齿钳、胆石钳、电钩、双极钳、分离剪、冲洗器、冲洗管、排烟管、气腹管、线剪和超声刀。

（三）手术设备

手术设备包括摄像系统、监视器、冷光源机、CO_2 气腹机、高频电刀和图文工作站。

（四）一次性用物

1. 常规物品　11 号刀片 1 个、无菌手套 3~4 双、一次性吸引管 1 根、10ml 注射器 1 副、纱布 5~10 张、敷贴 3 张、腔镜套 2 根、尿管 1 根、尿袋 1 个。

2. 冲洗液　0.9%氯化钠注射液 1 袋（3000ml/袋）。

3. 缝线　3-0 号带针丝线 1 根。

二、手术体位

（一）仰卧位

患者平卧于可分腿的手术床中央，穿上腿套，双小腿各用一条约束带固定。

（二）上肢摆放

建立静脉通道侧上肢外展（小于 90°），平放于手板上，用约束带固定；另一侧上肢系好血压袖带后，用床单反折包裹，平放于身体侧。

（三）肩托固定

在双侧肩峰处加一软垫，用肩托将双肩固定在同一水平线上。

（四）患者取头低脚高位

气腹针穿刺成功后，将手术床摇至头低脚高 30°位。

三、消毒铺巾

（一）消毒液

消毒液为碘伏。

（二）消毒范围

消毒范围上至剑突，下至大腿上 1/3，两侧至腋中线。

（三）铺巾

（1）将第一张治疗巾纵向反折 1/4，沿脐正中线铺于患者近侧。

（2）将第二张治疗巾对折，平脐铺于患者的脐上方。

（3）将第三张治疗巾纵向反折 1/4，沿脐正中线铺于患者对侧。

（4）将第四张治疗巾对折后铺于患者的耻骨联合处，遮盖会阴。

（5）将剖口单对准切口部位，有标志处向头侧展开，另一端向双下肢展开。

四、手术配合

（一）连接用物

连接并固定摄像头、导光束、气腹管、电凝线、冲洗管、负压吸引管和排烟管。

（二）安置尿管

递尿管、尿袋、10ml 注射器，安置完毕后，上方用治疗巾遮盖。

（三）建立气腹

递手术刀、纱布和气腹针，手术医生沿脐窝上缘做 1cm 弧形切口达皮下，将气腹针刺入腹腔，巡回护士打开气腹机，注入 CO_2 气体 3～5L，气腹压力维持在 12～14mmHg（图 6-5-3）。

（四）打孔

沿气腹针切口刺入 10mm 穿刺套管，建立观察孔，30°镜经观察孔插入腹腔，巡回护士开启冷光源机和摄像机，在摄像系统的监视下于左侧下腹部建立 10mm 的操作孔，于右侧下腹部建立 5mm 的操作孔（图 6-5-4）。

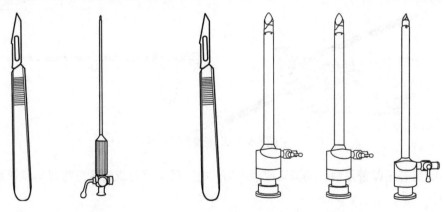

图 6-5-3　建立气腹器械　　　　　图 6-5-4　打孔器械

（五）切除输卵管

1. 探查 递弯钳与多齿钳，了解输卵管的活动度和粘连情况（图 6-5-5，图 6-5-6）。

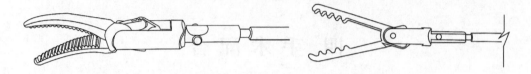

图 6-5-5　探查器械

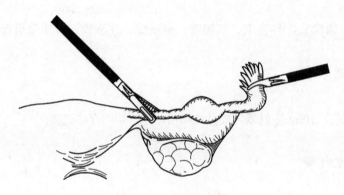

图 6-5-6　探查输卵管

2. 暴露输卵管 递多齿钳、电钩、弯钳、分离剪，将输卵管与周围组织的粘连处分离开（图 6-5-7）。

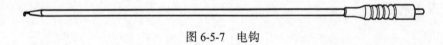

图 6-5-7　电钩

3. 电凝输卵管系膜 递多齿钳和双极电凝，多齿钳提拉输卵管伞端，电凝输卵管系膜，且逐步向子宫方向进行（图 6-5-8）。

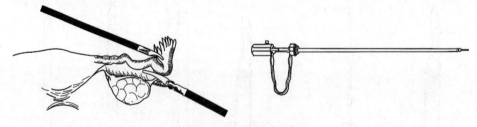

图 6-5-8　电凝输卵管系膜

4. 剪开输卵管系膜 递剪刀或超声刀，电凝后用剪刀或超声刀剪开输卵管系膜（图 6-5-9）。

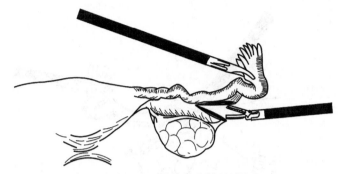

图 6-5-9　剪开输卵管系膜

5. 电凝宫角处输卵管管壁　递双极电凝，电凝宫角处输卵管管壁（图 6-5-10，图 6-5-11）。

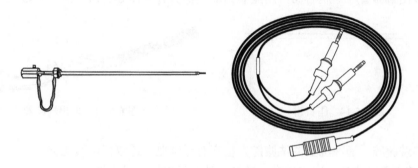

图 6-5-10　双极电凝

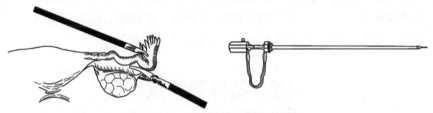

图 6-5-11　电凝宫角处输卵管管壁

6. 剪断输卵管管壁　递剪刀或超声刀，电凝后用剪刀或超声刀剪断输卵管管壁。

7. 切除输卵管　超声刀凝断、切除输卵管（图 6-5-12，图 6-5-13）。

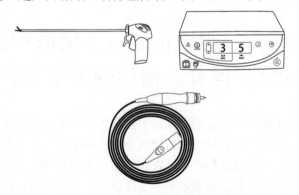

图 6-5-12　超声刀系统

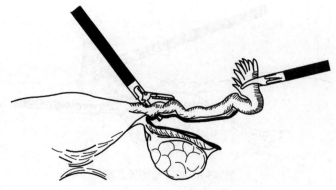

图 6-5-13　切除输卵管

8. 取出输卵管　递胆石钳，用胆石钳取出输卵管（图 6-5-14，图 6-5-15）。

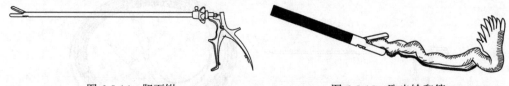

图 6-5-14　胆石钳　　　　　　　　　　　　　　　　图 6-5-15　取出输卵管

9. 冲洗腹腔　递冲洗器冲洗腹腔，检查有无渗血，递双极电凝止血。
10. 清点手术物品　清点器械、缝针和纱布无误后，手术结束。
11. 关闭仪器，拔出穿刺套管　用负压吸引器吸尽腹腔内的 CO_2 气体。
12. 缝合手术切口　递 3-0 号带针丝线、持针器、组织镊、剪刀和敷贴。
13. 其他　收拾用物，交接标本，约束固定患者并保暖。

五、特殊关注点

切除输卵管最好选用超声刀器械，这样可以减少出血，缩短手术时间。

（龚俊铭　袁　琦）

第六节　经宫、腹腔镜联合下输卵管插管通液联合导丝介入治疗的手术配合

宫、腹腔镜联合下输卵管插管通液联合导丝介入治疗术，是在宫腔镜下经输卵管开口插入特制的管子，通过导管向输卵管内推入一定的药剂来判断输卵管是否通畅或者通过该管对输卵管插入复通导丝进行疏通，在腹腔镜下观察双侧输卵管的通畅程度及梗阻部位，腹腔镜监护并辅助牵拉输卵管以利于导丝前进，防止穿破，腹腔镜下见输卵管充

盈，伞端见亚甲蓝液流出，提示疏通成功。此手术适用于输卵管间质部、峡部堵塞及输卵管间质部、峡部通而不畅者（图6-6-1）。

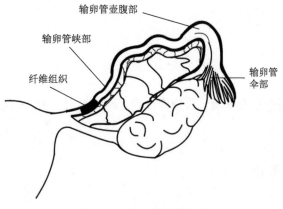

图 6-6-1 输卵管峡部堵塞

一、手术用物

（一）常规布类

常规布类包括手术盆、手术衣、腿套、中单和治疗巾。

（二）手术器械

1. 一般器械 消毒杯1个、弯盘1个、小药杯1个、窥阴器1个、子宫颈钳1把、子宫腔探条1根、敷料钳1把、卵圆钳3把、巾钳2把、6～8号吸头各1个、刮匙2个、4～10.5号扩宫棒各1个。

2. 宫腔镜器械 12°宫腔镜、电切环、内鞘、8.5mm外鞘、操作鞘、闭孔器、进水管、双极电凝线或单极电凝线（图6-6-2）。

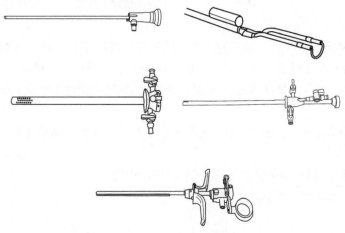

图 6-6-2 宫腔镜器械

3. 腹腔镜器械 30°镜子、10mm 穿刺套管、5mm 穿刺套管、气腹针、弯钳、输卵管钳、分离剪、电钩、双极钳、冲洗器、冲洗水管、排烟管、气腹管、线剪、持针器、单极电凝线和双极电凝线。

（三）手术设备

手术设备包括摄像系统 2 套、监视器 2 台、冷光源机 2 台、CO_2 气腹机、高频电刀、图文工作站和膨宫泵。

（四）一次性用物

1. 宫腔镜

（1）一次性子宫角套管 1 套：内含带侧壁接头和 Tuohy-Borst 接头的硬质空心塑料导引导管、内导管、介入导丝各 1 根，可拆卸式硅胶保险帽 1 个，密封帽 2 个（图 6-6-3）。

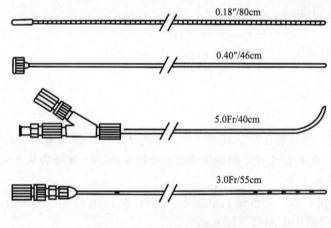

图 6-6-3　一次性子宫角套管 1 套

（2）常规物品：一次性无菌手套 3 双、脑科袋状薄膜 1 张（45cm×45cm）、一次性吸引管 2 根、10ml 注射器 1 副、尿管 1 根、尿袋 1 个、通水管 1 根。

（3）膨宫液：5%葡萄糖溶液、5%甘露醇或 0.9%氯化钠注射液（3000ml/袋）1 袋。

2. 腹腔镜

（1）常规物品：11 号刀片 1 个、无菌手套 3 双、一次性吸引管 1 根、敷贴 4 张、腔镜套 2 根。

（2）冲洗液：0.9%氯化钠注射液 1 袋（3000ml/袋）。

（3）缝线：3-0 号带针丝线 1 根。

二、手术体位

（一）患者取膀胱截石位或仰卧位

1. 膀胱截石位 患者平卧于手术床中央，穿上腿套，臀部超出手术床边缘 5cm，双小腿置于腿托架上，腿架高度为患者大腿长度的 2/3，足尖、膝关节、对侧肩在一条直线上，两腿夹角最大不超过 90°。

2. 仰卧位 患者平卧于可分腿的手术床中央，穿上腿套，双下肢分开 80°~90°，臀部超出手术床边缘 5cm。

（二）上肢摆放

建立静脉通道侧上肢外展（小于 90°），平放于手板上，用约束带固定；另一侧上肢系好血压袖带后，用床单反折包裹，平放于身体侧。

（三）肩托固定

在双侧肩峰处加一软垫，用肩托将双肩固定在同一水平线上。

（四）患者取头低脚高位

气腹针穿刺成功后，将手术床摇至头低脚高 30°位。

三、消毒铺巾

（一）消毒液

消毒液为碘伏。

（二）消毒范围

消毒范围上至剑突，两侧至腋中线，下至左右大腿内上 1/3、会阴、左右臀部和肛门周围。

（三）铺巾

（1）消毒后，铺一无菌中单于患者臀部下。

（2）套近侧腿套和对侧腿套。

（3）将第一张治疗巾纵向反折 1/4，沿脐正中线铺于患者近侧。

（4）将第二张治疗巾对折，平脐铺于患者的脐上方。

（5）将第三张治疗巾纵向反折 1/4，沿脐正中线铺于患者对侧。

（6）将第四张治疗巾对折后铺于患者的会阴部，用巾钳固定遮盖肛门，暴露会阴。

（7）将第一张剖口单对准切口部位，有标志处向头侧展开，另一端向左下肢展开。

（8）将第二张剖口单对准切口部位，有标志处向头侧展开，另一端向右下肢展开。

（9）再将治疗巾对折后铺于耻骨联合上。

（10）将脑科袋状薄膜贴至会阴处。

四、手 术 配 合

（一）腹腔镜

1. 连接用物　连接并固定摄像头、导光束、气腹管、电凝线、冲洗管、负压吸引管和排烟管。

2. 建立气腹　递手术刀、纱布和气腹针，手术医生沿脐窝上缘做 1cm 弧形切口达皮下，将气腹针刺入腹腔，巡回护士打开气腹机，注入 CO_2 气体 3～5L，气腹压力维持在 12～14mmHg（图 6-6-4）。

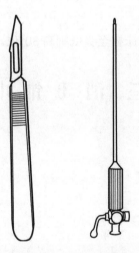

图 6-6-4　建立气腹器械

3. 打孔　沿气腹针切口刺入 10mm 穿刺套管，建立观察孔，30°镜经观察孔插入腹腔，巡回护士开启冷光源机和摄像机，在摄像系统的监视下于左侧下腹部和右侧下腹部分别建立 5mm 的操作孔（图 6-6-5）。

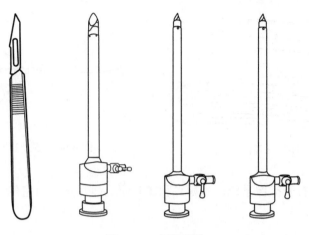

图 6-6-5　打孔器械

（二）宫腔镜

1. 连接用物　连接并固定摄像头、导光束、进水管、电凝线，巡回护士设置膨宫压力为 100～130mmHg。

2. 术前导尿　递尿管、弯盘和消毒棉签。

3. 常规妇科检查　了解子宫的位置和大小。

4. 手术配合

（1）巡回护士调节电切、电凝功率：使用单极电刀设备，粘贴负极板于大腿下份肌肉丰厚处，调节电切功率为 80W、电凝功率为 80W；使用双极电刀设备，电切功率调至 260W，电凝功率调至 100W（图 6-6-6）。

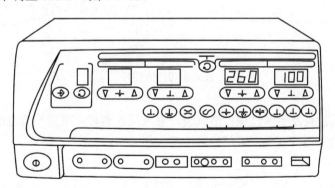

图 6-6-6　宫腔镜电刀设备

（2）术者更换手套，放置窥阴器，再次消毒阴道及子宫颈后，用子宫颈钳夹持子宫颈前唇，以子宫腔探条探明宫腔的深度和方向。

（3）器械护士根据外管鞘外径递扩宫棒予术者，由小到大，依次由 4 号扩张至 9～10 号，扩张子宫颈至能容纳宫腔镜外管鞘（图 6-6-7，图 6-6-8）。

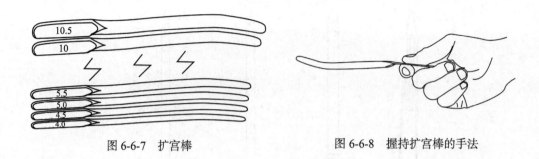

图 6-6-7　扩宫棒　　　　　　　图 6-6-8　握持扩宫棒的手法

（4）巡回护士打开摄像系统、光源机和膨宫泵，排尽水管内空气，注入膨宫液（图 6-6-9）。

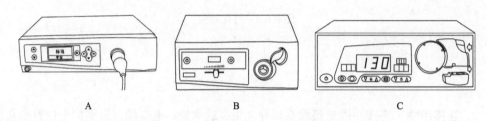

A　　　　　　　　　B　　　　　　　　　C

图 6-6-9　摄像系统、光源机和膨宫泵
A.摄像系统；B.光源机；C.膨宫泵

（5）术者放入治疗镜，待宫腔充盈、视野明亮后，术者观察宫底和宫腔前、后、左、右壁以及输卵管开口（图 6-6-10）。

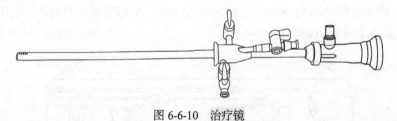

图 6-6-10　治疗镜

（6）腹腔镜检查及手术过程：造气腹，置入操作器械，常规检查盆腔，了解子宫、卵巢、输卵管的通畅程度及梗阻部位的情况（图 6-6-11）。

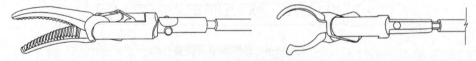

图 6-6-11　腹腔镜检查器械

（7）在宫腔镜直视下向间质部插管：在宫腔镜直视下，先将外径 1.4mm 的外导管插入输卵管口，然后经过该导管插入 0.8～1mm 的内导管，通过间质部。做输卵管检查时可通过内导管向输卵管内注入药剂，如果药剂顺利通过提示输卵管通畅，如果通过不顺利多提示前端有堵塞。若行宫腔镜下输卵管疏通，则在内导管内插入 0.45mm 外径的软

金属导丝，拔出导丝后再推入药剂以判断通畅情况。在腹腔镜监护下逐渐从输卵管峡部推进，直达壶腹、伞部；在推进过程中若遇到阻力可试换插入方向，或取出导丝再注入染液试其通畅情况，如有管壁损伤或不全穿孔、穿孔征象即终止操作（图 6-6-12）。

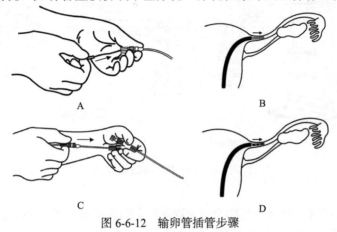

图 6-6-12　输卵管插管步骤

（8）检查宫腔术野：如有出血，可酌情用电切环电凝止血或静脉及子宫颈注射缩宫素止血。

（9）宫腔镜手术完毕，缓慢退出镜体时，仔细检视子宫颈内口和子宫颈。

（10）再次消毒阴道。

（11）检查盆腔术野：盆腔术野出血用单极或双极电凝止血，必要时缝合止血。

（12）清点手术物品：清点器械、缝针和纱布无误后，手术结束。

（13）关闭仪器，拔出穿刺套管：用负压吸引器吸尽腹腔内的 CO_2 气体。

（14）缝合手术切口：递 3-0 号带针丝线、持针、组织镊、剪刀和敷贴。

（15）收拾用物，交接标本，约束固定患者并保暖。

五、特殊关注点

（1）宫腔镜和腹腔镜同时进行，需备两套摄像系统、光源机及电凝器。

（2）合理摆放仪器位置：将腹腔镜手术使用的摄像系统置于手术床尾，宫腔镜手术使用的摄像系统置于手术床一侧，便于术者在进行输卵管插管的同时了解输卵管的形态及疏通情况（图 6-6-13）。

（3）严格无菌技术操作，分类放置腹腔镜、宫腔镜器械：腹腔镜手术是Ⅰ类手术，宫腔镜手术为Ⅱ类手术，需铺置两个无菌台，严格区分腹腔镜和宫腔镜器械，避免交叉污染。

（4）熟练掌握子宫角套管的各个部件的用途及用法：递导引导管时，应注意事先用密封帽堵住导管侧壁接头的直型口，待通亚甲蓝时再取下；递导丝进行插管和取出导丝时，都应注意将导丝盘成圆圈状，防止弹开或碰触有菌区域造成污染。

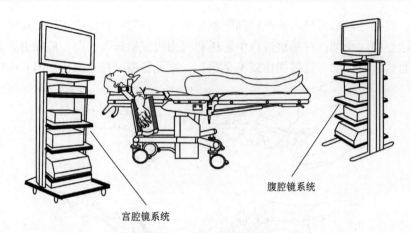

腹腔镜系统

宫腔镜系统

图 6-6-13 仪器摆放位置

（5）注意排尽宫腔镜水管内的空气，避免气泡影响手术操作，并防止发生空气栓塞。

（6）术者插管动作要轻柔，严防子宫穿孔和附近脏器损伤。

（黄晓庆 陈 理）

第七章　经腹腔镜腹膜代阴道成形术手术配合

先天性无阴道为双侧副中肾管在胚胎发育期障碍所致，国外报道其发病率为1/5000～1/4000。绝大多数患者阴道缺如，子宫未发育或仅有始基子宫，而输卵管、卵巢正常，女性第二性征及全身生长发育均正常。临床上常通过腹腔镜手术途径，利用腹膜作为尿道膀胱与直肠间隙分离后的腔壁覆盖物行阴道成形术，该手术创伤小，术后恢复快，并发症少，术后美观，并且最大限度地保留器官，用最短的时间达到最佳的医疗效果，是目前最安全、有效的方法。经腹腔镜腹膜代阴道成形术适用于先天性无阴道及无功能性子宫者、无盆腔腹膜脏器严重粘连者以及有功能性子宫而不要求保留做阴道吻合者。

一、手　术　用　物

（一）常规布类

常规布类包括手术盆、手术衣、剖口单和治疗巾。

（二）手术器械

1. 一般器械　刀柄1个、持针器1把、组织镊1把、弯止血钳2把、组织钳2把、巾钳2把、子宫颈钳1把、敷料钳1把、子宫腔探条1根、窥阴器1个。

2. 盆底修补器械　3号刀柄1个、4号刀柄1个、持针器3把、短组织镊1把、短平镊1把、分离剪1把、组织剪1把、线剪1把、弯钳4把、组织钳8把、子宫颈钳1把、子宫腔探条1根、阴道拉钩1对、直蚊式止血钳8把、巾钳4把。

3. 腹腔镜器械　30°镜子、10mm穿刺套管、5mm穿刺套管、气腹针、弯钳、多齿钳、电钩、双极钳、分离剪、冲洗器、冲洗管、排烟管、气腹管、线剪、持针器。

4. 特殊器械　腹膜阴道推注器1根（图7-0-1）。

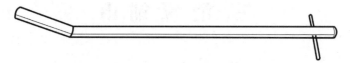

图 7-0-1　腹膜阴道推注器

（三）手术设备

手术设备包括摄像系统、监视器、冷光源机、CO_2 气腹机和高频电刀及图文工作站。

（四）一次性用物

1. 常规物品　11 号刀片 1 个、无菌手套 4～5 双、一次性吸引管 1 根、10ml 注射器 1 副、纱布 5～10 张、敷贴 5 张、腔镜套 2 根、尿管 1 根、尿袋 1 个、油纱 1 张、避孕套 1 个。

2. 冲洗液　0.9%氯化钠注射液 1 袋（3000ml/袋）。

3. 药物　肾上腺素。

4. 缝线针　1 号及 2-0 号可吸收缝线各 1 根、3-0 号带针丝线 1 根、1 号和 7 号丝线各 1 包、阴式套针 1 套。

二、手术体位

（一）膀胱截石位

患者平卧于手术床中央，穿上腿套，臀部超出手术床边缘 5cm，双小腿置于腿托架上，腿架高度为患者大腿长度的 2/3，足尖、膝关节、对侧肩在一条直线上，两腿夹角最大不超过 90°。

（二）上肢摆放

建立静脉通道侧上肢外展（小于 90°），平放于手板上，用约束带固定；另一侧上肢系好血压袖带后，用床单反折包裹，平放于身体侧。

（三）肩托固定

在双侧肩峰处加一软垫，用肩托将双肩固定在同一水平线上。

（四）患者取头低脚高位

气腹针穿刺成功后，将手术床摇至头低脚高 30°位。

三、消毒铺巾

（一）消毒液

消毒液为碘伏。

（二）消毒范围

消毒范围上至剑突，下至大腿上 1/3，双侧至腋中线，包括耻骨联合、肛门及臀部。

（三）铺巾

（1）术者外科洗手后，铺一无菌中单于患者臀部下。
（2）套近侧腿套和对侧腿套。
（3）将第一张治疗巾纵向反折 1/4，沿脐正中线铺于患者近侧。
（4）将第二张治疗巾对折，平脐铺于患者的脐上方。
（5）将第三张治疗巾纵向反折 1/4，沿脐正中线铺于患者对侧。
（6）将第四张治疗巾对折后铺于患者的会阴部，用巾钳固定遮盖肛门，暴露会阴部。
（7）将第一张剖口单对准切口部位，有标志处向头侧展开，另一端向左下肢展开。
（8）将第二张剖口单对准切口部位，有标志处向头侧展开，另一端向右下肢展开。
（9）再将治疗巾对折后铺于耻骨联合上。

四、手术配合

（一）连接用物

连接并固定摄像头、导光束、气腹管、电凝线、超声刀连线、PK 连线、冲洗管、负压吸引管和排烟管。

（二）建立气腹

递手术刀、纱布和气腹针，手术医生沿脐窝上缘做 1cm 弧形切口达皮下，将气腹针刺入腹腔，巡回护士打开气腹机，注入 CO_2 气体 3～5L，气腹压力维持在 12～14mmHg（图 7-0-2）。

（三）打孔

沿气腹针切口刺入 10mm 穿刺套管，建立观察孔，30°镜经观察孔插入腹腔，巡回护士开启冷光源机和摄像机，在摄像系统的监视下于左侧下腹部建立 10mm 的操作孔，于右侧下腹部建立 5mm 的操作孔（图 7-0-3）。

（四）探查盆腔

（1）递弯钳、粗齿钳，了解双侧附件、始基子宫的情况及盆腔底部腹膜的松弛程度。

（2）确定下推腹膜的位置和范围。

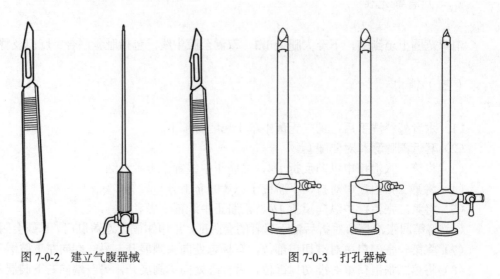

图 7-0-2　建立气腹器械　　　　　　图 7-0-3　打孔器械

（五）阴道造穴

1. 形成水垫　将 0.1ml 肾上腺素（1mg/ml）滴入 100ml 生理盐水中，用穿刺针自外阴前庭中部刺入，针尖达盆底腹膜外，注入配置好的肾上腺素液，使盆底腹膜形成水垫（图 7-0-4）。

2. 穴道游离　边推注边退出穿刺针，然后用弯止血钳从前庭穿刺孔刺入，分离尿道膀胱与直肠间隙，沿尿道膀胱与直肠间隙形成可容 2～3 指的阴道隧道，顶端达始基子宫后方与直肠前壁之间的盆底腹膜外，充分游离隧道顶端的盆底腹膜（图 7-0-5）。

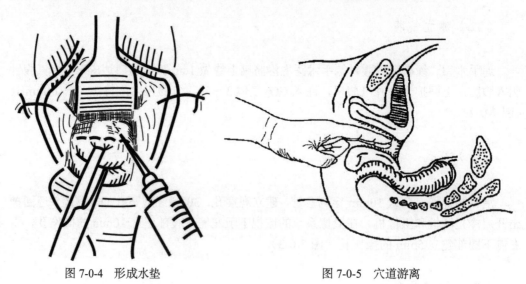

图 7-0-4　形成水垫　　　　　　　图 7-0-5　穴道游离

（六）腹膜阴道成形

1. 置入腹膜阴道推注器　将腹腔镜经左下腹穿刺套管进入腹腔，取出脐正中穿刺套管，将切口延长至 18mm，将直径为 18mm 的腹膜阴道推注器从脐部切口置入腹腔（图7-0-6）。

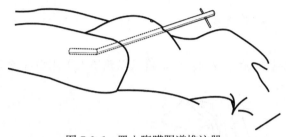

图 7-0-6　置入腹膜阴道推注器

2. 下推腹膜至前庭隧道口　术者经"阴道"隧道引导推注器，在始基子宫与直肠之间将盆底腹膜经隧道推至前庭隧道口（图 7-0-7）。

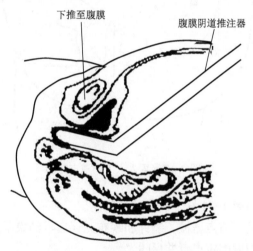

下推至腹膜

腹膜阴道推注器

图 7-0-7　下推腹膜至前庭隧道口

3. 缝合、切开腹膜　以 2-0 号可吸收缝线（图 7-0-8）将推进棒顶端腹膜与隧道外口黏膜缝合后，十字切开腹膜，形成新阴道外口，拉出推进棒。

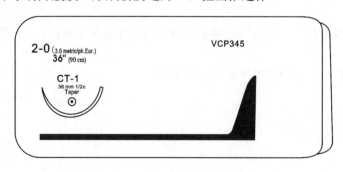

图 7-0-8　2-0 号可吸收缝线

（七）关闭盆底

递 1 号带针丝线、持针器、剪刀，沿始基子宫、盆壁腹膜和直肠前壁，采用荷包缝合的方式关闭盆底，形成新阴道顶端。

（八）置入人工阴道支撑物

（1）将凡士林纱卷经新形成的阴道口置入以充填人工阴道（图 7-0-9）。

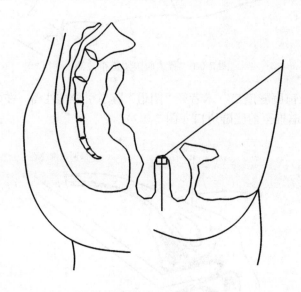

图 7-0-9　置入人工阴道支撑物

（2）缝合两侧小阴唇 1～2 针，避免纱条脱出。
（3）清点手术物品：清点器械、缝针和纱布无误后，结束手术。
（4）收拾用物，约束固定患者并保暖。

五、特殊关注点

1. 无菌技术操作　分别设置阴道手术器械台和腔镜手术器械台，严格区分放置，避免污染。
2. 术中用药　肾上腺素需严格遵医嘱使用。

（廖　莎　戚　齐）

第八章　宫腔镜手术配合

第一节　经宫腔镜黏膜下肌瘤切除术手术配合

子宫黏膜下肌瘤是突向子宫腔内生长的子宫肌瘤，由于肌瘤表面覆盖着子宫内膜，其增加了子宫内膜面积，且在宫腔内占位，影响经血排出，因此可引起子宫异常收缩，发生痛经，并伴有月经量多及周期紊乱。因肌瘤向子宫腔发展，其邻近器官会出现压迫症状，当肌瘤红色变性时或浆膜下肌瘤发生蒂扭转时，可发生剧烈腹痛，有 1/3 的患者可伴发不孕。

宫腔镜黏膜下肌瘤切除术适用于：有月经过多或异常子宫出血症状者；子宫<10 孕周，宫腔长<12cm 者；肌瘤大小一般限制于 5cm 以内者；排除子宫恶性疾病者；对多发性子宫肌瘤患者，以黏膜下肌瘤为主且有生育要求者（图 8-1-1）。

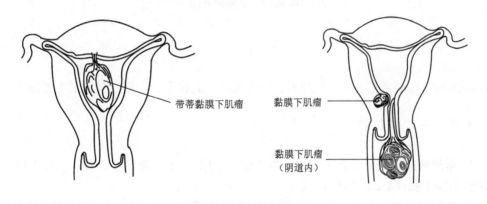

带蒂黏膜下肌瘤

黏膜下肌瘤

黏膜下肌瘤
（阴道内）

图 8-1-1　子宫黏膜下肌瘤

一、手　术　用　物

（一）常规布类

常规布类包括手术盆、手术衣、腿套、中单和治疗巾。

（二）手术器械

1. 一般器械　消毒杯 1 个、弯盘 1 个、小药杯 1 个、窥阴器 1 个、子宫颈钳 1 把、子宫腔探条 1 根、敷料钳 1 把、卵圆钳 3 把、巾钳 2 把、6～8 号吸头各 1 个、刮匙 2 把、

4～10.5 号扩宫棒各 1 个。

2. 宫腔镜器械 12°镜子、外管鞘、内管鞘、被动式工作把手、闭孔器、导光束、高频电缆线、进水管、环形电极和滚球电极（图 8-1-2）。

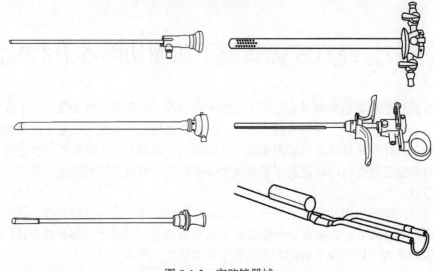

图 8-1-2 宫腔镜器械

（三）手术设备

手术设备包括摄像系统、监视器、冷光源机、高频电刀、膨宫泵和图文工作站。

（四）一次性用物

1. 常规物品 无菌手套 3 双、纱布 5 张、纱球 10 个、腔镜套 2 根、尿管 1 根、脑科袋状薄膜 1 张（45cm×45cm）。

2. 膨宫液 单极电切：5%葡萄糖溶液或 5%甘露醇；双极电切：0.9%氯化钠溶液。

二、手术体位

（一）患者取膀胱截石位

患者平卧于手术床中央，穿上腿套，臀部超出手术床边缘 5cm，双小腿置于腿托架上，腿架高度为患者大腿长度的 2/3，足尖、膝关节、对侧肩在一条直线上，两腿夹角最大不超过 90°。

（二）上肢摆放

建立静脉通道侧上肢外展（小于 90°），平放于手板上，用约束带固定；另一侧上肢系好血压袖带后，用床单反折包裹，平放于身体侧。

三、消毒铺巾

（一）消毒液

消毒液为碘伏。

（二）消毒范围

用碘伏纱球消毒外阴部 3 遍，顺序为小阴唇、大阴唇、阴阜、左右大腿内上 1/3、会阴、左右臀部和肛门周围，注意每次消毒范围不得超过前 1 次的消毒范围，第四个纱球消毒阴道。

（三）铺巾

（1）消毒后，铺一无菌中单于患者臀部下。
（2）套近侧腿套和对侧腿套。
（3）将中单反折 1/4 后铺于耻骨联合上。
（4）将中单反折 1/4 后铺于患者的会阴部，用巾钳固定遮盖肛门，暴露会阴部。
（5）粘贴脑科袋状薄膜于会阴部（图 8-1-3）。

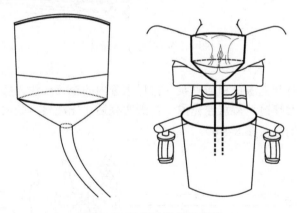

图 8-1-3　粘贴脑科袋状薄膜

四、手术配合

（一）连接用物

连接并固定摄像头、导光束、进水管、电凝线，巡回护士设置膨宫压力为 100～

130mmHg。

（二）术前导尿

递尿管、弯盘和消毒棉签。

（三）手术配合

（1）巡回护士调节电切、电凝功率：使用单极电刀
设备，电切功率调至80W，电凝功率调至60W；使用双
极电刀设备，电切功率调至260W，电凝功率调至100W。

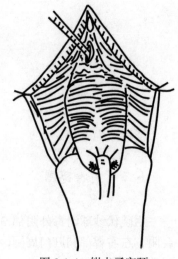

图8-1-4 钳夹子宫颈

（2）术者放置窥阴器，消毒阴道及子宫颈后，用子
宫颈钳夹持子宫颈前唇，以子宫腔探条探明宫腔的深度
和方向（图8-1-4）。

（3）扩张子宫颈管：器械护士根据外管鞘外径递扩
宫棒予术者，由小到大，依次由4号扩张至9～10号，扩张子宫颈至能容纳宫腔镜外管
鞘（图8-1-5）。

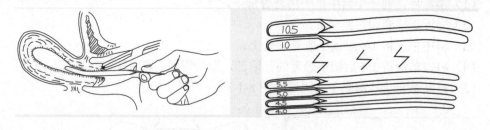

图8-1-5 扩张子宫颈管

（4）巡回护士打开光源机和膨宫泵，排尽水管内的空气，注入膨宫液。

（5）术者放入治疗镜，待宫腔充盈、视野明亮后，先观察宫腔内病变，再观察瘤体
大小、部位及蒂的情况（图8-1-6）。

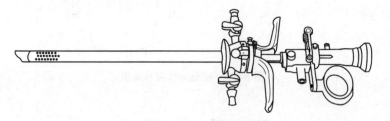

图8-1-6 宫腔镜

（6）用环形电极切除病变部位，可用滚球电极止血（图8-1-7，图8-1-8）。

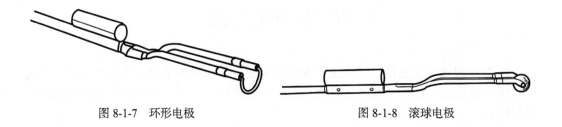

图 8-1-7　环形电极　　　　　　　　　图 8-1-8　滚球电极

（7）对瘤体较大的肌瘤，先电凝肌瘤表面的大血管和瘤蒂的血管，以减少出血，自蒂部向外切数刀，然后递卵圆钳钳夹，并按顺时针方向旋转 3～4 周摘除肌瘤（图 8-1-9，图 8-1-10）。

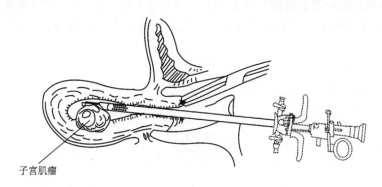

子宫肌瘤

图 8-1-9　电切肌瘤

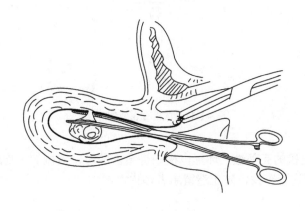

图 8-1-10　钳夹肌瘤

（8）手术完毕，缓慢退出镜体，仔细检视子宫颈内口和子宫颈。

（9）用物清点，检查器械的完整性。

（10）再次消毒阴道。

（11）安置留置尿管。

（12）收拾用物，交接标本，约束固定患者并保暖。

五、特殊关注点

1. 防止患者体位损伤 因为该手术时间较长，因此最好采用可调节式功能型脚架安置膀胱截石位，这样患者可将双腿摆放成舒适的功能性体位，有效防止患者腿部神经损伤。

2. 正确选择膨宫液 使用单极电刀设备，膨宫液选用5%葡萄糖溶液或5%甘露醇；使用双极电刀设备，膨宫液选用0.9%氯化钠溶液。

3. 使用大容量袋装膨宫液（3000ml/袋） 可以避免因频繁更换膨宫液导致空气进入宫腔（图8-1-11）。

4. 正确粘贴脑科袋状薄膜 粘贴脑科袋状薄膜于患者会阴处，将薄膜的漏斗形管状尾端置于大塑料桶内，用于收集手术时留下的液体及血液，避免浸湿手术单和术者的手术衣。

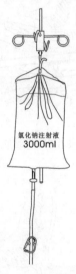

图8-1-11 大容量袋装膨宫液

5. 检查环形电极的完整性 环形电极在进出宫腔时，器械护士均应检查其完整性，若有缺损，应立即进行查找，防止遗留患者体内。

（李 林 陈 理）

第二节 经宫腔镜子宫内膜息肉切除术手术配合

子宫内膜息肉是子宫内膜在慢性炎症刺激下或受雌激素持续作用发生局灶性增生的妇科常见的子宫内膜病变。息肉突出于子宫腔内，光滑、肉样硬度，蒂长短不一，长者可突出于子宫颈口外，有的蒂较短。临床表现为月经过多、经期延长、不规则阴道流血、绝经后子宫出血、不孕等（图8-2-1）。

（一）常规布类

常规布类包括手术盆、手术衣、腿套、中单和治疗巾。

（二）手术器械

1. 一般器械 消毒杯1个、弯盘1个、小药杯1个、窥阴器1个、子宫颈钳1把、子宫腔探条1根、敷料钳1把、卵圆钳3把、巾钳2把、6~8号吸头各1个、刮匙2把、4~10.5号扩宫棒各1个。

2. 宫腔镜器械 12°镜子、外管鞘、内管鞘、被动式工作把手、闭孔器、导光束、高频电缆线、进水管和环形电极。

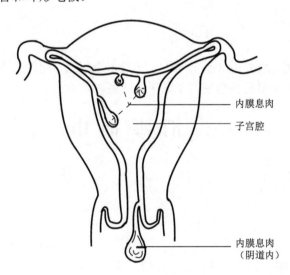

图 8-2-1 子宫内膜息肉

一、手术用物

（三）手术设备

手术设备包括摄像系统、监视器、冷光源机、高频电刀、膨宫泵和图文工作站。

（四）一次性用物

1. 常规物品 无菌手套3双、纱布5张、纱球10个、腔镜套2根、尿管1根、脑科袋状薄膜1张（45cm×45cm）。

2. 膨宫液 单极电切：5%葡萄糖溶液或5%甘露醇；双极电切：0.9%氯化钠溶液。

二、手术体位

（一）患者取膀胱截石位或仰卧位

1. 膀胱截石位　患者平卧于手术床中央，穿上腿套，臀部超出手术床边缘 5cm，双小腿置于腿托架上，腿架高度为患者大腿长度的 2/3，足尖、膝关节、对侧肩在一条直线上，两腿夹角最大不超过 90°。

2. 仰卧位　患者平卧于可分腿的手术床中央，穿上腿套，双下肢分开 80°～90°，臀部超出手术床边缘 5cm。

（二）上肢摆放

建立静脉通道侧上肢外展（小于 90°），平放于手板上，用约束带固定；另一侧上肢系好血压袖带后，用床单反折包裹，平放于身体侧。

三、消毒铺巾

（一）消毒液

消毒液为碘伏。

（二）消毒范围

用碘伏纱球消毒外阴部 3 遍，顺序为小阴唇、大阴唇、阴阜、左右大腿内上 1/3、会阴、左右臀部和肛门周围，注意每次消毒范围不得超过前一次的消毒范围，第四个纱球消毒阴道。

（三）铺巾

（1）消毒后，铺一无菌中单于患者臀部下。
（2）套近侧腿套、对侧腿套。
（3）将中单反折 1/4 后铺于耻骨联合上。
（4）将中单反折 1/4 后铺于患者的会阴部，用巾钳固定遮盖肛门，暴露会阴部。
（5）粘贴脑科袋状薄膜于会阴部。

四、手术配合

（一）连接用物

连接并固定摄像头、导光束、进水管、电凝线，巡回护士设置膨宫泵压力为 100～130mmHg（图 8-2-2）。

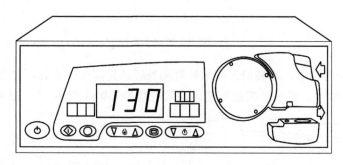

图 8-2-2　膨宫泵

（二）术前导尿

递尿管、弯盘和消毒棉签。

（三）手术配合

（1）巡回护士调节电切、电凝功率：使用单极电刀设备，电切功率调至 80W，电凝功率调至 60W；使用双极电刀设备，电切功率调至 260W，电凝功率调至 100W（图 8-2-3）。

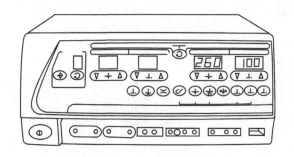

图 8-2-3　电刀设备

（2）术者放置窥阴器，消毒阴道及子宫颈后，用子宫颈钳夹持子宫颈前唇，以子宫腔探条探明宫腔深度和方向（图 8-2-4）。

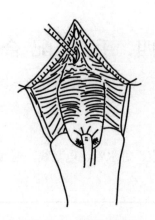

图 8-2-4 钳夹子宫颈

（3）扩张子宫颈管：器械护士根据外管鞘外径递扩宫棒予术者，由小到大，依次由 4 号扩张至 9~10 号，扩张子宫颈至能容纳宫腔镜外管鞘（图 8-2-5，图 8-2-6）。

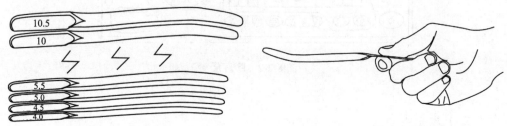

图 8-2-5 扩宫棒　　　　　　　　　　　　　　图 8-2-6 握持扩宫棒的手法

（4）巡回护士打开光源机和膨宫泵，排尽水管内空气，注入膨宫液（图 8-2-7）。

（5）术者放入治疗镜，待宫腔充盈、视野明亮后，先观察宫底和宫腔前、后、左、右壁，再观察宫腔内息肉大小、部位及与肌层关系、蒂宽度等。

（6）对较大的息肉，用环形电极自蒂部向外切数刀，然后递卵圆钳钳夹，并按顺时针方向旋转 3~4 周摘除息肉（图 8-2-8）。

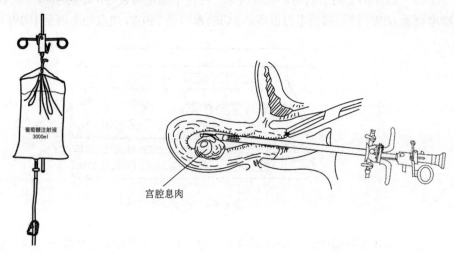

图 8-2-7 膨宫液　　　　　　　　　　　　　　图 8-2-8 电切息肉

（7）将电切下的子宫内膜息肉取出，送做组织学检查。

（8）手术完毕，缓慢退出镜体时，仔细检视子宫颈内口和子宫颈。

（9）用物清点，检查器械的完整性。

（10）再次消毒阴道。

（11）术后导尿或安置留置尿管，排空膀胱。

（12）收拾用物，交接标本，约束固定患者并保暖。

五、特殊关注点

同本章第一节。

（李　林　陈　理）

第三节　经宫腔镜取环术手术配合

放置宫内节育器是我国妇女常用的避孕方法，临床中取环术在盲目下操作，常会出现取环失败或残留，甚至导致子宫穿孔、肠管损伤等严重并发症。使用宫腔镜可直接观察宫内节育器在宫腔内的形态、嵌入部位及深度，且定位准确，不损伤正常子宫内膜，适于迷失或断裂的宫内节育器的取出。宫腔镜下取环术具有直观、定位及诊断明确、实用性强、微创等特点，是目前取环失败后的首选方法（图 8-3-1，图 8-3-2）。

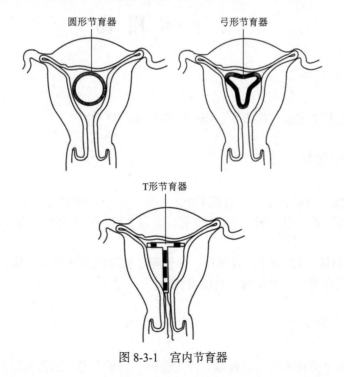

圆形节育器　　弓形节育器

T形节育器

图 8-3-1　宫内节育器

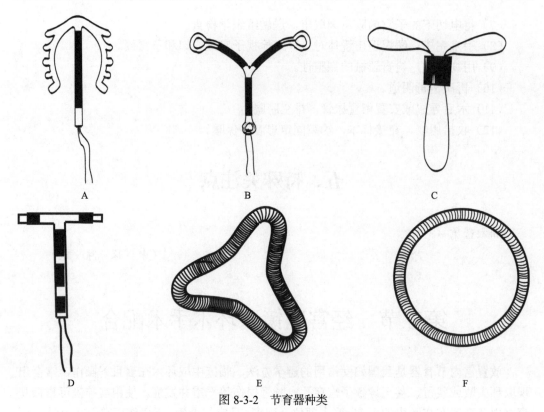

图 8-3-2 节育器种类

A.花式节育器；B.母体乐；C.R 形环；D.T 形节育器；E.弓形节育器；F.圆形节育器

一、手 术 用 物

（一）常规布类

常规布类包括手术盆、手术衣、腿套、中单和治疗巾。

（二）手术器械

1. 一般器械　消毒杯 1 个、弯盘 1 个、小药杯 1 个、窥阴器 1 个、子宫颈钳 1 把、子宫腔探条 1 根、敷料钳 1 把、卵圆钳 3 把、巾钳 2 把、6～8 号吸头各 1 个、刮匙 2 把、4～10.5 号扩宫棒各 1 个。

2. 宫腔镜器械　12°镜子、外管鞘、内管鞘、被动式工作把手、闭孔器、导光束、高频电缆线、进水管、环形电极、宫腔镜抓钳。

（三）手术设备

手术设备包括摄像系统、监视器、冷光源机、高频电刀、膨宫泵和图文工作站。

（四）一次性用物

1. 常规物品　无菌手套 3 双、纱布 5 张、纱球 10 个、腔镜套 2 根、尿管 1 根、脑科袋状薄膜 1 张（45cm×45cm）。

2. 膨宫液　单极电切：5%葡萄糖溶液或 5%甘露醇；双极电切：0.9%氯化钠溶液。

二、手术体位

（一）患者取膀胱截石位或仰卧位

1. 膀胱截石位　患者平卧于手术床中央，穿上腿套，臀部超出手术床边缘 5cm，双小腿置于腿托架上，腿架高度为患者大腿长度的 2/3，足尖、膝关节、对侧肩在一条直线上，两腿夹角最大不超过 90°。

2. 仰卧位　患者平卧于可分腿的手术床中央，穿上腿套，双下肢分开 80°～90°，臀部超出手术床边缘 5cm。

（二）上肢摆放

建立静脉通道侧上肢外展（小于 90°），平放于手板上，用约束带固定；另一侧上肢系好血压袖带后，用床单反折包裹，平放于身体侧。

三、消毒铺巾

（一）消毒液

消毒液为碘伏。

（二）消毒范围

用碘伏纱球消毒外阴部三遍，顺序为小阴唇、大阴唇、阴阜、左右大腿内上 1/3、会阴、左右臀部和肛门周围，注意每次消毒范围不得超过前一次的消毒范围，第四个纱球消毒阴道。

（三）铺巾

（1）消毒后，铺一无菌中单于患者臀部下。

（2）套近侧腿套、对侧腿套。

（3）将中单反折 1/4 后铺于耻骨联合上。

（4）将中单反折 1/4 后铺于患者的会阴部，用巾钳固定遮盖肛门，暴露会阴部。

（5）粘贴脑科袋状薄膜于会阴部。

四、手术配合

（一）连接用物

连接并固定摄像头、导光束、进水管、电凝线，巡回护士设置膨宫压力为 100～130mmHg。

（二）术前导尿

递尿管、弯盘和消毒棉签。

（三）手术配合

（1）巡回护士调节电切、电凝功率：使用单极电刀设备，电切功率调至 80W，电凝功率调至 60W；使用双极电刀设备，电切功率调至 260W，电凝功率调至 100W。

（2）术者放置窥阴器，消毒阴道及子宫颈后，用子宫颈钳夹持子宫颈前唇，以子宫腔探条探明宫腔深度和方向（图 8-3-3）。

（3）扩张子宫颈管：器械护士根据外管鞘外径递扩宫棒予术者，由小到大，依次由 4 号扩张至 9～10 号，扩张子宫颈至能容纳宫腔镜外管鞘（图 8-3-4）。

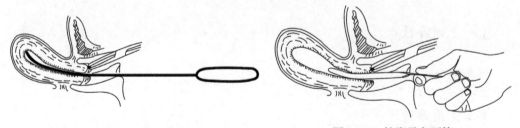

图 8-3-3　探查宫腔　　　　　　　　　图 8-3-4　扩张子宫颈管

（4）巡回护士打开光源机和膨宫泵，排尽水管内空气，注入膨宫液。

（5）术者放入治疗镜，待宫腔充盈、视野明亮后，观察宫底和宫腔前、后、左、右壁，以及节育器类型、嵌顿部位、程度及有无断裂、残留。

（6）宫腔镜探查定位后，用取环钩或异物钳取出宫内节育器。有嵌顿不能直接取出者，用宫腔镜抓钳进入宫腔直视下夹住节育器缓慢、均匀、用力向外牵拉，并与宫腔镜一起退出子宫颈，直至完全取出节育器及残留部分（图 8-3-5～图 8-3-7）。

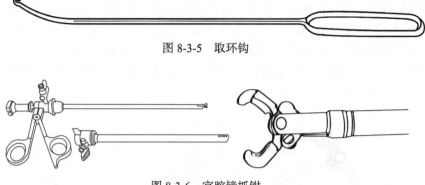

图 8-3-5 取环钩

图 8-3-6 宫腔镜抓钳

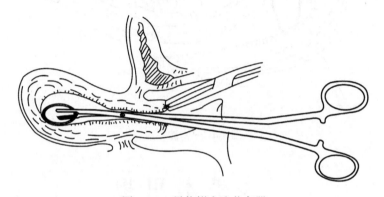

图 8-3-7 异物钳夹取节育器

（7）取出节育器后用宫腔镜检查宫腔内有无残留物及活动性出血，如有活动性出血，可用环形电极和滚球电极电凝止血，或用缩宫素等子宫收缩剂使子宫收缩止血。

（8）手术完毕，缓慢退出镜体时，仔细检视子宫颈内口和子宫颈。

（9）用物清点，检查器械的完整性。

（10）再次消毒阴道。

（11）术后导尿或安置留置尿管，排空膀胱。

（12）收拾用物，交接标本，约束固定患者并保暖。

五、特殊关注点

检查取出的节育器是否与术前影像学描述一致，以确保宫腔内无残留。

（李 林 陈 理）

第四节 经宫腔镜下宫腔粘连分离术手术配合

宫腔粘连综合征是指各种原因导致子宫内膜破坏后引起子宫前后壁粘连而出现的腹

疼、月经量减少、闭经、继发性不孕、重复性流产等一系列临床表现。最常见的原因是人工流产对子宫壁的机械性损伤和子宫内感染。经宫腔镜下宫腔粘连分离术可以确定宫腔粘连的程度和类型，并可评价其他方法的治疗效果。同时在直视下切除宫腔粘连带安全、方便，比盲目性刮宫或经腹进行子宫切开术有效、彻底，仅切断瘢痕而不破坏子宫内膜，有利于术后恢复（图 8-4-1）。

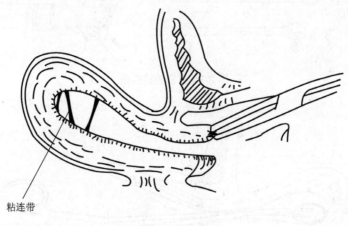

粘连带

图 8-4-1　宫腔粘连

一、手　术　用　物

（一）常规布类

常规布类包括手术盆、手术衣、腿套、中单和治疗巾。

（二）手术器械

1. 一般器械　消毒杯 1 个、弯盘 1 个、小药杯 1 个、窥阴器 1 个、子宫颈钳 1 把、子宫腔探条 1 根、敷料钳 1 把、卵圆钳 3 把、巾钳 2 把、6～8 号吸头各 1 个、刮匙 2 把、4～10.5 号扩宫棒各 1 个、剪刀 1 把、T 形环 1 个。

2. 宫腔镜器械　12°镜子、外管鞘、内管鞘、被动式工作把手、闭孔器、导光束、高频电缆线、进水管、环形电极和针状电极。

（三）手术设备

手术设备包括摄像系统、监视器、冷光源机、高频电刀、膨宫泵和图文工作站。

（四）一次性用物

1. 常规物品　无菌手套 3 双、纱布 5 张、纱球 10 个、腔镜套 2 根、尿管 1 根、脑科袋状薄膜 1 张（45cm×45cm）。

2. 膨宫液 单极电切：5%葡萄糖溶液或 5%甘露醇；双极电切：0.9%氯化钠溶液。

二、手 术 体 位

（一）患者取膀胱截石位或仰卧位

1. 膀胱截石位 患者平卧于手术床中央，穿上腿套，臀部超出手术床边缘 5cm，双小腿置于腿托架上，腿架高度为患者大腿长度的 2/3，足尖、膝关节、对侧肩在一条直线上，两腿夹角最大不超过 90°。

2. 仰卧位 患者平卧于可分腿的手术床中央，穿上腿套，双下肢分开 80°～90°，臀部超出手术床边缘 5cm。

（二）上肢摆放

建立静脉通道侧上肢外展（小于 90°），平放于手板上，用约束带固定；另一侧上肢系好血压袖带后，用床单反折包裹，平放于身体侧。

三、消 毒 铺 巾

（一）消毒液

消毒液为碘伏。

（二）消毒范围

用碘伏纱球消毒外阴部三遍，顺序为小阴唇、大阴唇、阴阜、左右大腿内上 1/3、会阴、左右臀部和肛门周围，注意每次消毒范围不得超过前一次的消毒范围，第四个纱球消毒阴道。

（三）铺巾

（1）消毒后，铺一无菌中单于患者臀部下。
（2）套近侧腿套、对侧腿套。
（3）将中单反折 1/4 后铺于耻骨联合上。
（4）将中单反折 1/4 后铺于患者的会阴部，用巾钳固定遮盖肛门，暴露会阴部。
（5）粘贴脑科袋状薄膜于会阴部。

四、手术配合

（一）连接用物

连接并固定摄像头、导光束、进水管、电凝线，巡回护士设置膨宫压力为 100～130mmHg（图 8-4-2）。

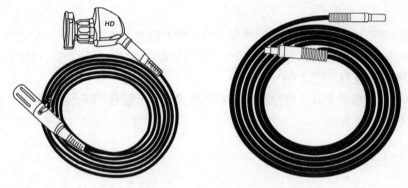

图 8-4-2　摄像头和导光束

（二）术前导尿

递尿管、弯盘和消毒棉签。

（三）手术配合

（1）巡回护士调节电切、电凝功率：使用单极电刀设备，电切功率调至 80W，电凝功率调至 80W；使用双极电刀设备，电切功率调至 260W，电凝功率调至 100W。

（2）术者放置窥阴器，消毒阴道及子宫颈后，用子宫颈钳夹持子宫颈前唇，以子宫腔探条探明宫腔深度和方向（图 8-4-3）。

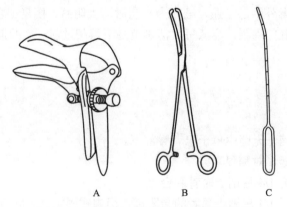

A　　　　　　　B　　　　　　　C

图 8-4-3　窥阴器、子宫颈钳和子宫腔探条

A.窥阴器；B.子宫颈钳；C.子宫腔探条

（3）扩张子宫颈管：器械护士根据外管鞘外径递扩宫棒予术者，由小到大，依次由4号扩张至9～10号，扩张子宫颈至能容纳宫腔镜外管鞘。多数子宫颈管或内口粘连经此步骤已达到治疗目的（图8-4-4）。

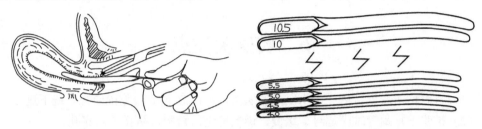

图8-4-4　扩张子宫颈管

（4）巡回护士打开光源机和膨宫泵，排尽水管内空气，注入膨宫液。

（5）术者放入治疗镜，待宫腔充盈、视野明亮后，先观察宫底和宫腔前、后、左、右壁，再观察宫腔粘连情况。

（6）经宫腔镜检查定位后，可在直视下进行分离。①膜性粘连：可用宫腔镜顶端锐缘或鞘套进行推、顶、撕剥，用力适度地分离子宫内粘连；也可经操作孔放入微形剪分离、剪断粘连带。②肌纤维性和结缔组织性粘连：需用环形电极或针状电极切割粘连带，使宫腔恢复成对称的正常形态，并能显示双侧输卵管口（图8-4-5）。

（7）对于宫腔完全闭合、瘢痕化的宫腔粘连患者，用宫腔镜针状电极分离，分离粘连时移动幅度要小而轻巧，术者要注意切割深度及方向，对致密粘连带中间也可用电切环或针状电极电切，与宫壁贴近处应注意避免电辐射，尽可能保护原有的子宫内膜（图8-4-6）。

（8）手术完毕，缓慢退出镜体时，仔细检视子宫颈内口和子宫颈。

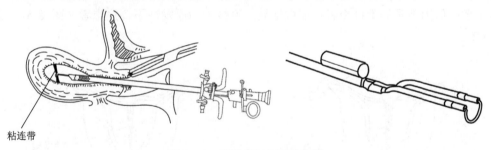

粘连带

图8-4-5　环形电极切割粘连带

（9）再次消毒阴道。

（10）分离粘连后安环：可选择不锈钢单环、V形环、T形环等，视宫腔形状而定，对伴有子宫颈管内口粘连者，宜选择纵臂较长的T形环或V形环（图8-4-7）。

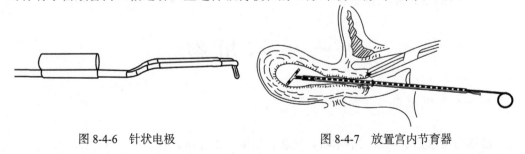

图8-4-6　针状电极　　　　　　　　图8-4-7　放置宫内节育器

（11）术后导尿或安置留置尿管，排空膀胱。

（12）清点手术物品和器械，关闭仪器。

（13）收拾用物，约束固定患者并保暖，交接标本。

五、特殊关注点

（1）宫腔粘连严重、估计手术困难的病例，可在 B 超或腹腔镜监视系统下进行。

（2）扩张子宫颈管时应逐号、缓慢、谨慎地进入宫腔，防止子宫穿孔。

（李 林 陈 理）

第五节　经宫腔镜子宫纵隔切除术手术配合

子宫纵隔是在胚胎期子宫发育形成过程中，如受到某些内在或外来因素干扰，两侧副中肾管发育和会合正常，但是吸收障碍，在宫腔内形成隔板，称为子宫纵隔。从宫底至子宫颈内口将宫腔完全分隔为两部分者为完全纵隔；从宫底至宫腔仅将宫腔部分隔开者为不完全纵隔。子宫纵隔可能干扰正常生育功能，常引起不孕、反复流产、早产和胎位异常等。

宫腔镜下子宫纵隔电切术适于：宫腔镜检查诊断为子宫纵隔，且有自然流产史 2 次以上者；原因不明的不育患者；需做辅助生育技术的原发性不育症患者（图 8-5-1，图 8-5-2）。

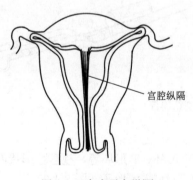
图 8-5-1 完全子宫纵隔

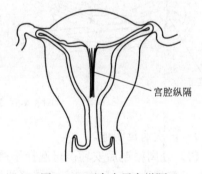
图 8-5-2 不完全子宫纵隔

一、手 术 用 物

（一）常规布类

常规布类包括手术盆、手术衣、腿套、中单和治疗巾。

（二）手术器械

1. 一般器械　消毒杯 1 个、弯盘 1 个、小药杯 1 个、窥阴器 1 个、子宫颈钳 1 把、子宫腔探条 1 根、敷料钳 1 把、卵圆钳 3 把、巾钳 2 把、6～8 号吸头各 1 个、刮匙 2 把、4～10.5 号扩宫棒各 1 个。

2. 宫腔镜器械　12°镜子、外管鞘、内管鞘、被动式工作把手、闭孔器、导光束、高频电缆线、进水管、环形电极和针状电极。

（三）手术设备

手术设备包括摄像系统、监视器、冷光源机、高频电刀、膨宫泵和图文工作站。

（四）一次性用物

1. 常规物品　无菌手套 3 双、纱布 5 张、纱球 10 个、腔镜套 2 根、尿管 1 根、脑科袋状薄膜 1 张（45cm×45cm）。

2. 膨宫液　单极电切：5%葡萄糖溶液或 5%甘露醇；双极电切：0.9%氯化钠溶液。

二、手术体位

（一）患者取膀胱截石位或仰卧位

1. 膀胱截石位　患者平卧于手术床中央，穿上腿套，臀部超出手术床边缘 5cm，双小腿置于腿托架上，腿架高度为患者大腿长度的 2/3，足尖、膝关节、对侧肩在一条直线上，两腿夹角最大不超过 90°。

2. 仰卧位　患者平卧于手术床中央，穿上腿套，双下肢分开 80°～90°，臀部超出手术床边缘 5cm。

（二）上肢摆放

建立静脉通道侧上肢外展（小于 90°），平放于手板上，用约束带固定；另一侧上肢系好血压袖带后，用床单反折包裹，平放于身体侧。

三、消毒铺巾

（一）消毒液

消毒液为碘伏。

（二）消毒范围

用碘伏纱球消毒外阴部三遍，顺序为小阴唇、大阴唇、阴阜、左右大腿上 1/3、会阴、左右臀部和肛门周围，注意每次消毒范围不得超过前一次的消毒范围，第四个纱球消毒阴道。

（三）铺巾

（1）消毒后，铺一无菌中单于患者臀部下。
（2）套近侧腿套、对侧腿套。
（3）将中单反折 1/4 后铺于耻骨联合上。
（4）将中单反折 1/4 后铺于患者的会阴部，用巾钳固定遮盖肛门，暴露会阴部。
（5）粘贴脑科袋状薄膜于会阴部。

四、手术配合

（一）连接用物

连接并固定摄像头、导光束、进水管、电凝线，巡回护士设置膨宫压力为 100～130mmHg。

（二）术前导尿

递尿管、弯盘和消毒棉签。

（三）手术配合

（1）巡回护士调节电切、电凝功率：使用单极电刀设备，电切功率调至 80W，电凝功率调至 80W；使用双极电刀设备，电切功率调至 260W，电凝功率调至 100W（图 8-5-3）。

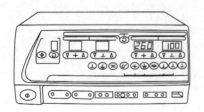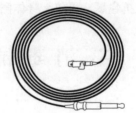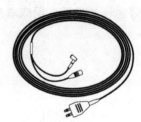

图 8-5-3 电刀设备和单、双极电凝线

（2）术者放置窥阴器，消毒阴道及子宫颈后，用子宫颈钳夹持子宫颈前唇，以子宫腔探条探明宫腔深度和方向。

（3）扩张子宫颈管：器械护士根据外管鞘外径递扩宫棒予术者，由小到大，依次由4号扩张至9～10号，扩张子宫颈至能容纳宫腔镜外管鞘（图8-5-4）。

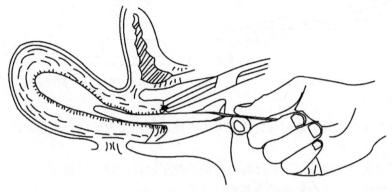

图 8-5-4 扩张子宫颈管

（4）巡回护士打开摄像系统、光源机和膨宫泵，排尽水管内空气，注入膨宫液（图8-5-5）。

（5）术者放入治疗镜，待宫腔充盈、视野明亮后，观察宫底和宫腔前、后、左、右壁，以及宫腔内纵隔的部位、宽度、长度（图8-5-6）。

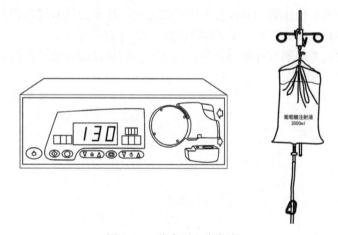

图 8-5-5 膨宫泵和膨宫液

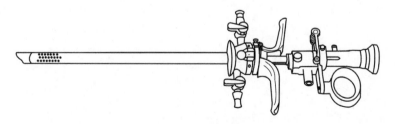

图 8-5-6 宫腔镜

（6）对于子宫不完全纵隔，用环形电极切割或针状电极划开纵隔，应左右对等进行分次切割，切至纵隔基底部时，用针状电极修整宫底（图 8-5-7，图 8-5-8）。

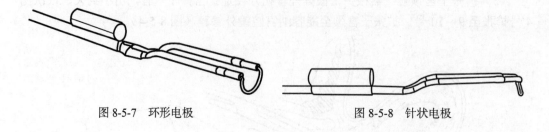

图 8-5-7　环形电极　　　　　　　　　　　　　　　图 8-5-8　针状电极

（7）对于完全纵隔只需切除宫体部分的纵隔，子宫颈内的纵隔应保留，以免术后妊娠时子宫颈功能不良。

（8）手术完毕，缓慢退出镜体时，仔细检视子宫颈内口和子宫颈。

（9）用物清点，检查器械的完整性。

（10）再次消毒阴道，术后导尿或安置留置尿管，排空膀胱。

（11）收拾用物，交接标本，约束固定患者并保暖。

五、特殊关注点

（1）切割纵隔时应注意切割深度及电极的方向，注意勿切割过深伤及子宫底，否则极易发生子宫穿孔，必要时可在 B 超或腹腔镜监护下进行手术。

（2）切割时注意观察宫腔的对称性，避免一侧切除过深导致子宫腔变形。

（黄晓庆　陈　理）

下篇　妇科开放手术配合

第九章　妇科小手术手术配合

第一节　输卵管通液术手术配合

输卵管通液术适用于原发或继发性不孕检查输卵管通畅程度，只能粗略估计输卵管是否通畅，不能判断输卵管阻塞侧别与部位，或分粘手术术后检查输卵管通畅程度，防止手术部位粘连。输卵管性不孕是女性不孕的重要原因。

一、手术用物

（一）常规布类

常规布类包括单腿套 2 只、中单 1 张、治疗巾 2 张。

（二）手术器械

通水器械包：子宫腔探条 1 根、窥阴器 1 个、子宫颈钳 1 把、小药杯 1 个、敷料钳 1 把、无齿卵圆钳 1 把、钡线纱布 2 张、钡线纱球 5 个、大棉签 5 根、小棉签 5 根（图 9-1-1）。

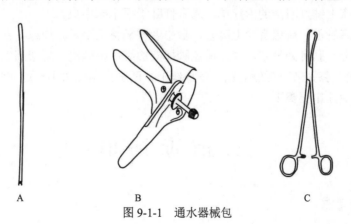

A　　　　　　　　B　　　　　　　　C

图 9-1-1　通水器械包

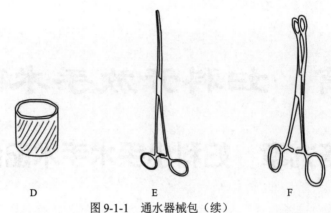

D   E   F

图 9-1-1　通水器械包（续）

A.子宫腔探条；B.窥阴器；C.子宫颈钳；D.小药杯；E.敷料钳；F.无齿卵圆钳

（三）一次性用物

1. 常规物品　一次性硅胶通水管 1 根（简称通水管）（图 9-1-2）、20ml 注射器 1 个、无菌手套 1 副、一次性无菌治疗巾 1 张、一次性无菌孔巾 1 张。

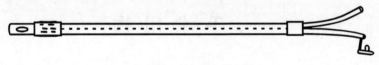

图 9-1-2　通水管

2. 注射液　0.9%氯化钠注射液 100ml、庆大霉素 8 万 U、地塞米松 5mg。

二、手术体位

患者取膀胱截石位。

（1）手术床上铺好清洁的治疗单，患者仰卧于手术床中央。

（2）脱去患者裤，替患者穿上脚套，嘱患者臀部移至手术床边缘，双小腿肌肉丰厚处置于腿托架上，腘窝处悬空，同时避免脚托架边缘压迫腘窝，腿架高度为患者大腿长度的 2/3，足尖、膝关节、对侧肩在一条直线上，两腿夹角最大不超过 90°，暴露会阴，垫一次性无菌治疗巾于臀下。

三、消毒铺巾

（一）消毒液

消毒液为碘伏。

（二）消毒范围

消毒范围上至脐平线，下至大腿上 1/3，双侧至腋中线，包括耻骨联合、肛门及臀部，最后消毒阴道。

（三）铺巾

将一次性无菌孔巾铺于会阴部。

四、手 术 配 合

（1）术者进行双合诊检查，递窥阴器暴露阴道及子宫颈，递碘伏纱球，再次消毒子宫颈及阴道穹隆。

（2）递子宫颈钳钳夹子宫颈前唇，递碘伏小棉签，消毒子宫颈管。递子宫腔探条沿宫腔方向探测宫腔深度（图 9-1-3），了解子宫方向及大小。

（3）递通水管、敷料钳于术者，术者检查通水管无异常，将通水管插入选择的深度，并将通水管的尾部接口注入 2~3ml 生理盐水固定，用 20ml 注射器将配制好的通水液（生理盐水 20~30ml＋庆大霉素 8 万 U）缓慢推注入通水管，检查患者输卵管通畅情况。注意观察停止推注通水液时，有无液体自子宫颈管流出及患者的两下腹有无疼痛（图 9-1-4）。

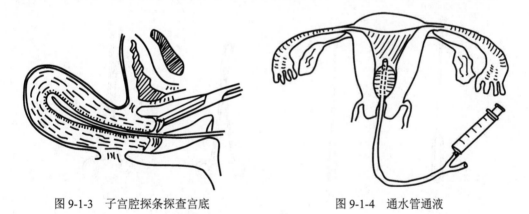

图 9-1-3　子宫腔探条探查宫底　　　　图 9-1-4　通水管通液

（4）通水结束后，取出通水管。再次消毒阴道。

五、特殊关注点

（1）注意给患者保暖，膀胱截石位在充分暴露会阴部时，应注意患者的舒适度，不应过度外展，保护腘窝不被压迫，防止腓总神经损伤。

（2）注意无菌操作，防止术后感染。

（3）准备 37℃生理盐水，防止输卵管受冷刺激痉挛，影响判断输卵管通畅程度。

（4）观察患者的生命体征，注意钳夹子宫颈时引起迷走神经兴奋（人流综合征）的发生。

（5）通水时缓慢注入液体 20～30ml，停推注射器时观察有无液体回流或液体从子宫颈管流出，注意观察患者腹痛情况。

（谢 利 曹明慧）

第二节 安置、取出宫内节育器手术配合

一、宫内节育器放置术手术配合

宫内节育器放置术适用于需避孕而无禁忌证的育龄妇女。

（一）手术用物

1. 常规布类 单腿套 2 只、中单 1 张、治疗巾 2 张。

2. 手术器械 安环器械包：宫内节育器放置叉 1 个、子宫腔探条 1 根、子宫颈钳 1 把、敷料钳 1 把、窥阴器 1 个、无齿卵圆钳 1 把、4～10.5 号扩宫棒各 1 个、小药杯 1 个、线剪 1 把、钡线纱布 1 块、钡线纱球 5 个、小棉签 5 根（图 9-2-1）。

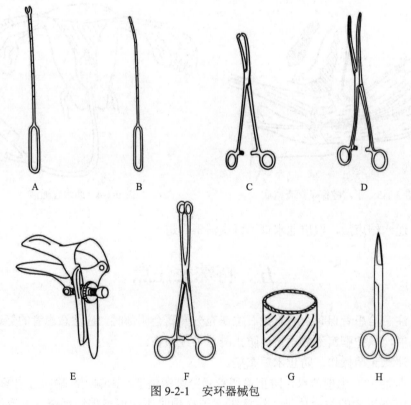

A　　　　　B　　　　　C　　　　　D

E　　　　　F　　　　　G　　　　　H

图 9-2-1　安环器械包

A.宫内节育器放置叉；B.子宫腔探条；C.子宫颈钳；D.敷料钳；E.窥阴器；F.无齿卵圆钳；G.小药杯；H.剪刀

3. 一次性用物　宫内节育器 1 个、一次性无菌治疗巾 1 张、一次性无菌孔巾 1 张、无菌手套 1 副。

（二）手术体位

患者取膀胱截石位。

（1）手术床上铺好清洁的治疗单，患者仰卧于手术床中央。

（2）脱去患者裤，替患者穿上腿套，嘱患者臀部移至手术床边缘，双小腿置于腿托架上，腘窝处悬空，同时避免腿托架边缘压迫腘窝，腿架高度为患者大腿长度的 2/3，足尖、膝关节、对侧肩在一条直线上，两腿夹角最大不超过 90°，暴露会阴，垫一次性无菌治疗巾于臀下。

（三）消毒铺巾

1. 消毒液　碘伏。

2. 消毒范围　上至脐平线，下至大腿上 1/3，双侧至腋中线，包括耻骨联合、肛门及臀部，最后消毒阴道。

3. 铺巾　消毒后，将一次性无菌孔巾铺于会阴部。

（四）手术配合

（1）术者行阴道双合诊检查后，递窥阴器暴露阴道及子宫颈，并消毒子宫颈及阴道穹隆。

（2）递子宫颈钳钳夹子宫颈，消毒子宫颈管。递子宫腔探条沿子宫方向探测宫腔深度（图 9-2-2），根据宫腔深度及子宫颈口松紧选择节育器种类。

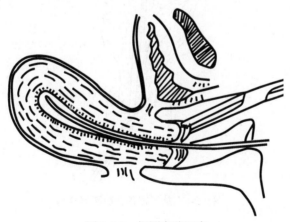

图 9-2-2　探测宫腔深度

（3）扩张子宫颈管：器械护士根据术者需要，递扩宫棒予术者，型号由小到大，扩张至能顺利置入宫内节育器（图 9-2-3）。

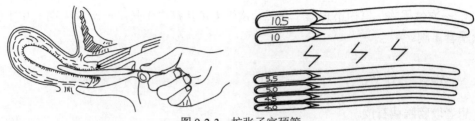

图 9-2-3 扩张子宫颈管

（4）选好节育器，告知受术者，并示以实物，置入节育器（图 9-2-4，图 9-2-5），有尾丝者，如 T 形节育器，递剪刀剪去多余尾丝（图 9-2-6）。

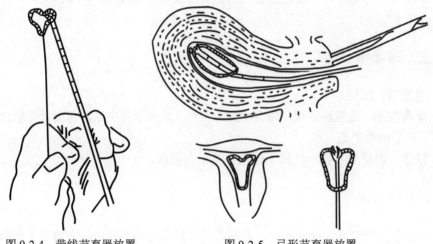

图 9-2-4 带线节育器放置　　　　图 9-2-5 弓形节育器放置

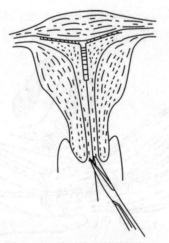

图 9-2-6 从子宫颈管剪断尾丝

（5）碘伏消毒阴道，观察有无出血，结束手术。

（五）特殊关注点

（1）要求患者术前排尿，取膀胱截石位。在充分暴露会阴部时，应注意患者的舒适度，不应过度外展，保护腘窝不被压迫，防止腓总神经损伤。

（2）根据宫腔深度及子宫颈口松紧选择适宜的宫内节育器。

（3）防止并发症：子宫穿孔。观察患者血压、脉搏，嘱患者休息，观察有无出现腹痛或其他不适。

二、宫内节育器取出术手术配合

宫内节育器取出术适用于节育器放置过久、带器妊娠、要求再生育、节育器异位或嵌顿等人群。绝经半年后，应及时取出。

（一）手术用物

1. 常规布类　单腿套 2 只、中单 1 张、治疗巾 2 张。

2. 手术器械　取环器械包：窥阴器 1 个、子宫颈钳 1 把、4～10.5 号扩宫棒各 1 个、子宫腔探条 1 根、敷料钳 1 把、无齿卵圆钳 1 把、取环钩 1 把、钡线纱布 1 块、钡线纱球 5 个、小棉签 5 根（图 9-2-7）。

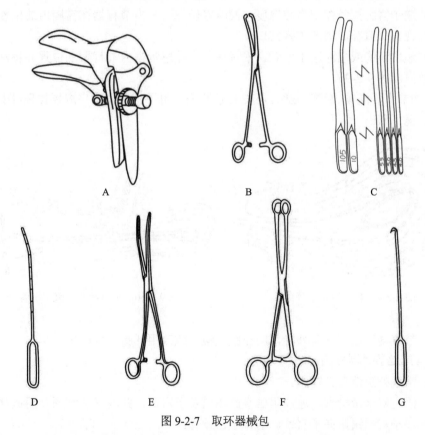

图 9-2-7　取环器械包

A.窥阴器；B.子宫颈钳；C.扩宫棒；D.子宫腔探条；E.敷料钳；F.无齿卵圆钳；G.取环钩

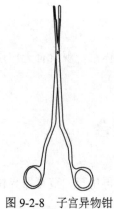

图 9-2-8 子宫异物钳

3. 特殊器械 子宫异物钳（图 9-2-8）。

4. 一次性用物 无菌手套 1 副、一次性无菌治疗巾 1 张、一次性无菌孔巾 1 张。

（二）手术体位

患者取膀胱截石位。

（三）消毒铺巾

消毒铺巾同宫内节育器放置术。

（四）手术配合

1. 无尾丝节育器取出

（1）常规外阴消毒、铺巾。

（2）术者阴道双合诊检查，递窥阴器暴露阴道及子宫颈，并消毒子宫颈及阴道穹隆。

（3）递子宫颈钳钳夹子宫颈，碘伏小棉签消毒子宫颈管。

（4）递子宫腔探条探查宫腔深度，同时轻轻探查宫内节育器在宫腔内的位置。

（5）视宫口情况，酌情扩张宫口。

（6）递取环钩或取环钳予术者，术者探入宫腔感觉宫内节育器的位置并将宫内节育器轻轻拉出（图 9-2-9）。

（7）如节育器嵌顿、断裂、残留，可在 B 超监测下用子宫异物钳夹取崁顿环（图 9-2-10）或在宫腔镜下取出。

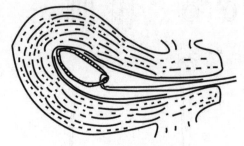

图 9-2-9 取环钩取出节育器

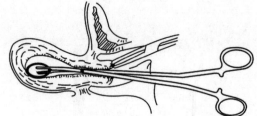

图 9-2-10 子宫异物钳夹出节育器

（8）节育器异位于子宫外者，应在腹腔镜下或改用开腹手术取出。

2. 有尾丝节育器取出

（1）常规外阴消毒、铺巾。

（2）阴道双合诊检查，递窥阴器暴露阴道及子宫颈，并消毒子宫颈及阴道穹隆。

（3）递子宫颈钳钳夹子宫颈，消毒子宫颈管。

（4）用敷料钳夹住节育器尾丝，向外轻轻拉出。

（五）特殊关注点

（1）注意给患者保暖，保护隐私。

（2）患者取膀胱截石位双腿外展时，避免外旋过度，造成股骨颈骨折，防止腘窝受压导致腓总神经损伤。

（3）严格无菌操作。

（4）观察患者的生命体征，注意钳夹子宫颈时引起迷走神经兴奋（人流综合征）的发生。

（谢 利 曹明慧）

第三节 分段诊刮术手术配合

分段诊刮术是分步对子宫颈管和宫腔进行组织刮取，并做病理检查以协助诊断，主要用于疑有子宫颈管病变及宫腔疾病的患者。

一、手术用物

（一）常规布类

常规布类包括单腿套 2 只、中单 1 张、治疗巾 2 张。

（二）手术器械

人流器械包：子宫腔探条 1 根、窥阴器 1 个、子宫颈钳 1 个、小药杯 1 个、敷料钳 1 把、有齿卵圆钳 3 把、刮匙 2 把、4～10.5 号扩宫棒各 1 个、6～8 号吸头各 1 个、钡线纱布 2 块、钡线纱球 5 个。

（三）一次性用物

一次性用物包括无菌手套 1 副、一次性无菌孔巾 1 张、一次性无菌治疗巾 1 张、装有固定液的标本瓶。

二、手术体位

患者取膀胱截石位。

（1）手术床上铺好清洁的治疗单，患者仰卧于手术床中央。

（2）脱去患者裤，替患者穿上腿套，嘱患者臀部移至手术床边缘，双小腿置于腿托架上，腘窝处悬空，同时避免腿托架边缘压迫腘窝，腿架高度为患者大腿长度的 2/3，足尖、膝关节、对侧肩在一条直线上，两腿夹角最大不超过 90°，暴露会阴，垫一次性无菌治疗巾于臀下。

三、消 毒 铺 巾

（一）消毒液

消毒液为碘伏。

（二）消毒范围

消毒范围上至脐平线，下至大腿上 1/3，双侧至腋中线，包括耻骨联合、肛门及臀部，最后消毒阴道。

（三）铺巾

消毒后，将一次性无菌孔巾铺于会阴部。

四、手 术 配 合

（1）术者行阴道双合诊检查后，递窥阴器暴露阴道及子宫颈，并消毒子宫颈及阴道穹隆。

（2）递子宫颈钳钳夹子宫颈，消毒子宫颈管。

（3）递钡线纱布 1 块，置于阴道后穹隆，先用小型刮匙刮取子宫颈内口、外口之间的子宫颈管内组织并送检（图 9-3-1）。

（4）递子宫腔探条探查至子宫底部（图 9-3-2），若子宫颈管内口松弛能通过小刮匙，则不用扩张子宫颈。若子宫颈管过紧，依次递扩宫棒由小号至大号扩张子宫颈管（图 9-3-3），更换钡线纱布并展开垫于阴道穹隆，更换刮匙刮取宫腔组织（图 9-3-4）。

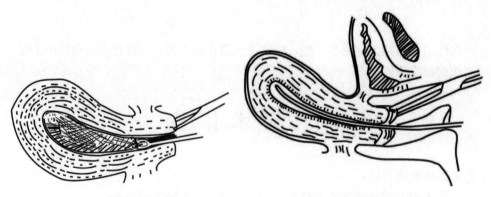

图 9-3-1 刮取子宫颈管组织　　　　　图 9-3-2 探测宫腔屈向和深度

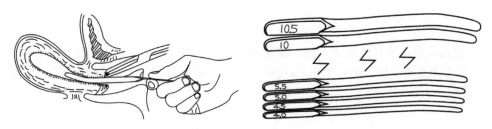

图 9-3-3 扩张子宫颈管

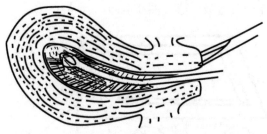

图 9-3-4 刮取宫腔组织

（5）碘伏纱球消毒阴道，观察有无出血，结束手术。

（6）将子宫颈管和子宫内膜组织分开送检。

五、特殊关注点

（1）注意给患者保暖，保护隐私。

（2）手术过程中，患者上肢不能过度外展。膀胱截石位时注意防止神经损伤。

（3）注意无菌操作。

（4）观察患者的生命体征，注意钳夹子宫颈时引起迷走神经兴奋（人流综合征）的发生。

（谢 利 曹明慧）

第四节 葡萄胎清宫术手术配合

葡萄胎清宫术适用于需终止妊娠的葡萄胎患者。

一、手 术 用 物

（一）常规布类

常规布类包括单腿套 2 只、中单 1 张、治疗巾 2 张。

（二）手术器械

人流器械包：子宫腔探条 1 根、窥阴器 1 个、子宫颈钳 1 个、小药杯 1 个、敷料钳 1 把、有齿卵圆钳 3 把、刮匙 2 把、4～10.5 号扩宫棒各 1 个、6～8 号吸管各 1 个、钡线纱布 2 块、钡线纱球 5 个、大棉签 5 根。

（三）手术设备

手术设备为人工流产负压吸引器（图 9-4-1）。

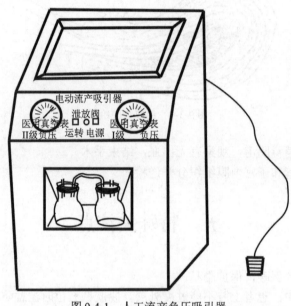

电动流产吸引器
泄放阀
医用真空表　医用真空表
Ⅱ级负压　运转 电源　Ⅰ级负压

图 9-4-1　人工流产负压吸引器

（四）一次性用物

一次性用物包括一次性使用吸引管 1 根、一次性无菌治疗巾 1 张、一次性无菌孔巾 1 张、5ml 注射器 1 副、无菌手套 1 副。

二、手 术 体 位

患者取膀胱截石位。
（1）手术床上铺好清洁的治疗单，患者仰卧于手术床中央。
（2）脱去患者裤，替患者穿上腿套，嘱患者臀部移至手术床边缘，双小腿置于腿托架上，腘窝处悬空，同时避免脚托架边缘压迫腘窝，腿架高度为患者大腿长度的 2/3，足尖、膝关节、对侧肩在一条直线上，两腿夹角最大不超过 90°，暴露会阴，垫一次性无菌治疗巾于臀下。

（3）建立静脉通道的上肢放于搁手架上，并保证安全、通畅。另一侧上肢系好血压袖带后，平放于另一侧搁手架上。

三、消 毒 铺 巾

（一）消毒液

消毒液为碘伏。

（二）消毒范围

消毒范围上至脐平线，下至大腿上 1/3，双侧至腋中线，包括耻骨联合、肛门及臀部，最后消毒阴道。

（三）铺巾

将一次性无菌孔巾铺于会阴部。

四、手 术 配 合

（1）术者行阴道双合诊检查后，递窥阴器暴露阴道及子宫颈，并消毒子宫颈及阴道穹隆。

（2）递子宫颈钳钳夹子宫颈，消毒子宫颈管。递子宫腔探条探查子宫腔，了解子宫腔的大小情况（图 9-4-2）。

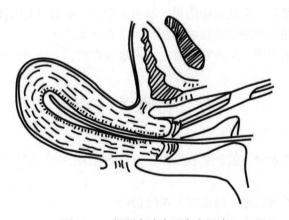

图 9-4-2　探测宫腔内屈向和深度

（3）递扩宫棒，自小号开始逐渐扩张子宫颈管（图 9-4-3），一般扩张至子宫颈开口大于准备用吸管的半号或者一号。连接负压吸引管。

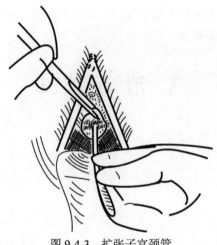

图 9-4-3　扩张子宫颈管

（4）在无负压情况下，将宫腔吸头送入宫腔。然后调节负压至合适的压力，进行反复轻柔刮吸（图 9-4-4）。

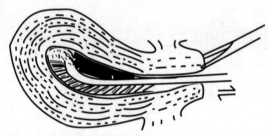

图 9-4-4　吸头对准组织吸引

（5）为避免组织残留，最后再递刮匙，轻轻搔乱子宫角和宫腔四壁后吸引宫内组织，再次探查术后宫腔深度。

（6）取出子宫颈钳，碘伏消毒阴道，取出窥阴器，观察有无出血及子宫收缩情况，并酌情于子宫颈处注射帮助子宫收缩的药物，结束手术。

（7）取出全部吸出物，用纱布过滤，并送病理检查。

五、特殊关注点

（1）注意给患者保暖，膀胱截石位在充分暴露会阴部时，应注意患者的舒适度，不应过度外展。

（2）保护腘窝不被压迫，防止腓总神经损伤。

（3）评估患者，酌情准备好 1～2 个静脉通道。

（4）观察患者的生命体征，注意出血情况，进出宫腔注意应无负压，操作轻柔，钳夹子宫颈时避免引起迷走神经兴奋（人流综合征）。

（5）及时清理吸引器吸头内的组织，随时注意负压情况，负压上限为 400mmHg。

（6）术后注意患者子宫收缩和阴道出血情况。

（谢　利　曹明慧）

第五节　人工流产负压吸引术手术配合

人工流产负压吸引术是利用负压吸引孕 10 周以前的宫内妊娠产物,适用于避孕失败或某种疾病需终止妊娠者。

一、手术用物

（一）常规布类

常规布类包括单腿套 2 只、中单 1 张、治疗巾 2 张。

（二）手术器械

人流器械包:子宫腔探条 1 根、窥阴器 1 个、子宫颈钳 1 个、小药杯 1 个、敷料钳 1 把、有齿卵圆钳 3 把、刮匙 2 把、4～10.5 号扩宫棒各 1 个、6～8 号吸管各 1 个、钡线纱布 2 块、钡线纱球 5 个、大棉签 5 根。

（三）手术设备

手术设备为人工流产负压吸引器。

（四）一次性用物

一次性用物包括一次性使用吸引管 1 根、一次性无菌治疗巾 1 张、一次性无菌孔巾 1 张、5ml 注射器 1 副、无菌手套 1 双。

二、手术体位

患者取膀胱截石位。
（1）手术床上铺好清洁的治疗单,患者仰卧于手术床中央。
（2）脱去患者裤,替患者穿上腿套,嘱患者臀部移至手术床边缘,双小腿置于腿托架上,腘窝处悬空,同时避免腿托架边缘压迫腘窝,腿架高度为患者大腿长度的 2/3,足尖、膝关节、对侧肩在一条直线上,两腿夹角最大不超过 90°,暴露会阴,垫一次性无菌治疗巾于臀下。

（3）建立静脉通道的上肢放于搁手架上，并保证安全、通畅。另一侧上肢系好血压袖带后，平放于另一侧搁手架上。

三、消毒铺巾

（一）消毒液

消毒液为碘伏。

（二）消毒范围

消毒范围上至脐平线，下至大腿上 1/3，双侧至腋中线，包括耻骨联合、肛门及臀部，最后消毒阴道。

（三）铺巾

将一次性无菌孔巾铺于会阴部。

四、手 术 配 合

（1）术者行阴道双合诊检查后，递窥阴器暴露阴道及子宫颈，消毒子宫颈及阴道穹隆。

（2）递子宫颈钳钳夹子宫颈，消毒子宫颈管。递子宫腔探条探测宫腔深度（图9-5-1），了解宫腔情况。

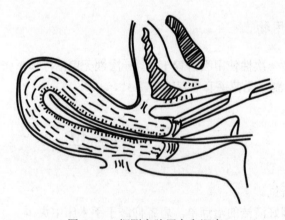

图 9-5-1　探测宫腔屈向和深度

（3）递扩宫棒扩张子宫颈管，扩至大于所选吸头 1 号，将宫腔吸管连接负压吸引管（图9-5-2），待负压升至 400mmHg 后进行吸引。

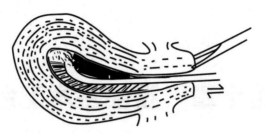

图 9-5-2　吸引宫腔囊胚

（4）为避免胚胎组织残留，最后再递刮匙，轻轻搔乱子宫角及宫腔四壁后吸引宫内组织。术后再次探查宫腔深度，其宫腔深度应较术前减小。

（5）碘伏纱球消毒阴道，观察有无出血，结束手术。检查吸出物并送检。

五、特殊关注点

（1）患者取膀胱截石位在充分暴露会阴部时，应注意患者的舒适度，不应过度外展。保护腘窝不被压迫，防止神经损伤。

（2）观察患者的生命体征，注意出血情况，进出宫腔时注意应无负压，操作轻柔，钳夹子宫颈时避免引起迷走神经兴奋（人流综合征）。

（3）及时清理吸引器吸头内的组织，随时注意负压情况（不超过 400mmHg）。

（4）术后注意患者子宫收缩和阴道出血情况。

（谢　利　曹明慧）

第十章　腹部手术配合

第一节　经腹输卵管结扎术手术配合

　　输卵管结扎术是一种永久性的避孕方式，是为了让女性绝育而进行的，其结果是阻止卵子向宫腔的移动。此手术只为决定不再有生育需求的女性所做，不适用于暂时性避孕。

　　输卵管结扎术适用于已经有孩子的已婚妇女，而且是夫妇双方志愿要求行绝育手术者；患有严重的心脏病、心功能不全、慢性肝肾疾病伴肝肾功能不佳及某些遗传性疾病不宜妊娠的妇女，也可做此项手术以达到不孕的效果。

一、手术用物

（一）常规布类

　　常规布类包括开腹大包（大盆 2 个、弯盘 2 个、大药杯 1 个、小药杯 1 个、治疗巾6 张、钡线大方纱 1 块、钡线长条纱 1 块、钡线纱布 15 块、钡线纱球 20 个、钡线阴道纱条 1 块）、手术衣和长口单。

（二）手术器械

　　子宫器械：分离剪 1 把、组织剪 1 把、线剪 2 把、手术刀柄 2 把、短持针器 2 把、长持针器 2 把、耻骨上拉钩 1 把、腹部自动拉钩 1 把、双头拉钩 1 把、双爪钳 1 把、小S 拉钩 1 把、大 S 拉钩 1 把、长平镊 2 把、有齿短镊 2 把、有齿长镊 1 把、直有齿血管钳 2 把、弯蚊式止血钳 8 把、Allis 钳 6 把、直蚊式止血钳 12 把、甲状腺拉钩 1 把、卵圆钳 1 把、巾钳 1 把（图 10-1-1）。

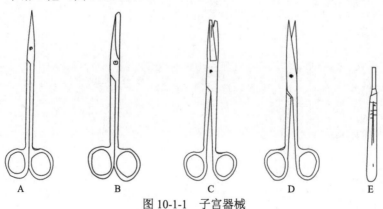

图 10-1-1　子宫器械

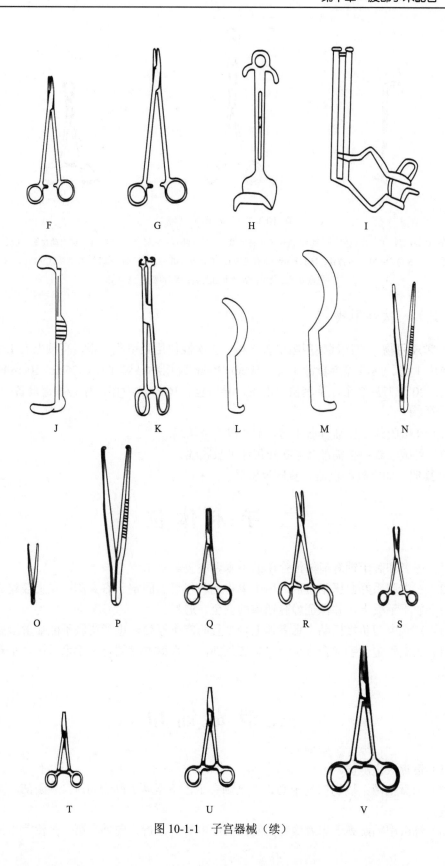

图 10-1-1　子宫器械（续）

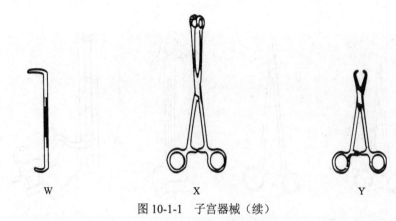

W   X   Y

图 10-1-1　子宫器械（续）

A.分离剪；B.组织剪；C、D.线剪；E.手术刀柄；F.短持针器；G.长持针器；H.耻骨上拉钩；I.腹部自动拉钩；J.双头拉钩；
K.双爪钳；L.小 S 拉钩；M.大 S 拉钩；N.长平镊；O.有齿短镊；P.有齿长镊；Q.直有齿血管钳；R.弯蚊式止血钳；S.Allis 钳；
T～V.直蚊式止血钳；W.甲状腺拉钩；X.卵圆钳；Y.巾钳

（三）一次性用物

1. 常规用物　一次性使用吸引管 1 根、一次性使用吸引头 1 根、高频电刀 1 个、电刀清洁片 1 张、腹腔探查套针 1 套、50cm×30cm 医用粘贴膜 1 张、25cm×10cm 医用敷贴 1 张、20 号刀片 2 个、手套按需准备、导尿包、10ml 注射器、尿管按需准备、尿袋。

2. 缝线

（1）非吸收线：按需准备 1 号、4 号和 7 号丝线。

（2）可吸收线：按需准备 4-0 号角针可吸收线。

3. 其他　如电外科仪器、负压吸引器。

二、手 术 体 位

（1）患者仰卧于铺有清洁治疗单的手术台中央。

（2）右上肢系好血压袖带后，用中单将上肢包裹、固定于右身侧；左上肢建立静脉通道后平放于手板上，并保证静脉通道的安全、通畅。

（3）高频电刀负极板贴于患者体毛较少且肌肉丰厚处，患者皮肤不能接触金属物。

（4）头架固定于手术台床头，平患者颈部，手术器械盘固定于手术台尾，平患者小腿位置。

三、消 毒 铺 巾

（1）消毒液：碘伏。

（2）消毒范围：以切口为中心，上至剑突下，下至两大腿上 1/3、外阴部，两侧至腋中线。

（3）铺医用粘贴膜于患者腹部，两张治疗巾对折，折边向外，第一张治疗巾铺盖于患者胸部平剑突处，第二张治疗巾铺盖于患者耻骨联合及外阴部。

（4）两张长口单遮盖患者头部、头架、器械托盘及患者下肢，并分别向左右两侧延伸。

（5）用两张治疗巾分别铺于患者腹部切口上方及下方，再平铺两张治疗巾于器械托盘上。

四、手术配合

（一）开腹

（1）手术开始前，巡回护士与器械护士共同清点器械、纱布、缝针、缝线等用物。器械护士将高频电刀、一次性吸引管、百克钳及百克剪连线固定于腹部切口两侧。

（2）手术开始前用无菌生理盐水清洗掉手套上的滑石粉。

（3）递开腹器械[组织剪（弯）、皮肤拉钩、有齿短镊、20号刀]（图10-1-2）及纱布1张。

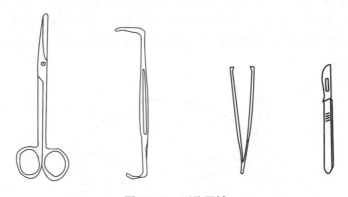

图 10-1-2 开腹器械

（4）切口：取下腹正中切口，于耻骨联合上方沿中线向上延长，手术切口与子宫大小相关，早孕者与非孕者在耻骨联合上3～4cm处，产后子宫在宫底下1～2cm，以腹中线为中心，行纵切口或者横切口，切口长度为3～4cm。

（5）切开皮肤、皮下组织：递20号刀切开皮肤后放入弯盘，更换20号刀，纱布拭血，直蚊式止血钳钳夹1号丝线结扎或高频电刀止血。

（6）切开筋膜，分离筋膜及肌肉（图10-1-3）：递高频电刀切开筋膜，递弯蚊式止血钳提拉筋膜切缘，递组织剪（弯）剪开筋膜。递手术刀柄分离脂肪层，暴露腹直肌前肌鞘，如遇肌肉出血，递高频电刀止血或1号丝线缝扎。递弯蚊式止血钳插入腹直肌中间上下分离。

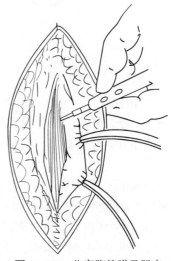

图 10-1-3 分离腹筋膜及肌肉

（7）用无菌生理盐水再次清洗双手，更换纱布。

（8）切开腹膜，显露腹腔：递有齿短镊、弯钳夹住腹膜，20 号刀划开一小口，递弯蚊式止血钳钳夹腹膜小口两边，递组织剪（弯）剪开腹膜。

（二）探查腹腔，排垫肠管

（1）探查腹腔，分离盆腔粘连：自上而下探查腹腔和盆腔情况，了解病变部位、范围以及子宫大小、周围粘连等情况。递腹部自动拉钩牵开盆腔并固定。递分离剪、长平镊分离子宫、附件与大网膜、肠管的粘连。

（2）排垫肠管：递长平镊及钡线盐水长纱条排垫肠管，递大 S 拉钩予第二助手，暴露盆腔手术野。

（三）经腹输卵管结扎术

（1）寻找输卵管要稳、准、轻，可采取以下方法提取输卵管。

1）钳夹法：如子宫为后位，先复到前位。用示指进入腹腔触及子宫，沿子宫角部滑向输卵管后方，递 Allis 钳钳夹输卵管，再递 1 把 Allis 钳钳夹输卵管壶腹部（图 10-1-4），再一同轻轻取出。

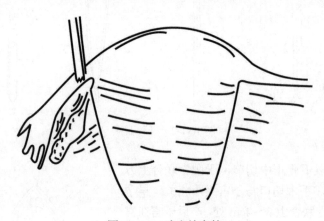

图 10-1-4　确定输卵管

2）吊钩法：将弯蚊式止血钳沿腹前壁经膀胱子宫陷凹滑至宫底部后方，其背部紧贴子宫前壁，然后向一侧输卵管滑去，轻轻夹住输卵管壶腹部后，在直视下用长平镊夹住输卵管并轻轻提出，如提起时感觉太紧，可能是夹住卵巢韧带；如太松可能是夹住肠曲。

3）卵圆钳夹取法：如子宫后位，先复到前位。用无齿卵圆钳进腹腔后，沿前腹壁下经膀胱子宫陷凹滑过子宫体前壁至子宫角处，然后分开卵圆钳两叶，滑向输卵管，向内旋转 90°，夹住输卵管壶腹部，并提出输卵管。

（2）提出的输卵管均须追溯到伞端，以确定输卵管无误。常规检查双侧卵巢。

（3）阻断输卵管方法：可根据各地经验，但必须力求方法有效、简单、并发症少。

1）抽芯近端包埋法：用两把 Allis 钳钳将输卵管峡部并提起（图 10-1-5），两钳距离为 2～3.0cm。选择峡部无血管区，先在浆膜下注射少量生理盐水，使浆膜层浮起，再将该部浆膜切开，游离出输卵管后（图 10-1-6），用两把长止血钳钳夹两端，中间切除 1～1.5cm，用 4 号丝线分别结扎两断端，远端同时环绕结扎浆膜层，用 1 号丝线将近端包埋缝合于输卵管浆膜内（图 10-1-7）。

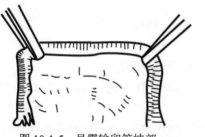 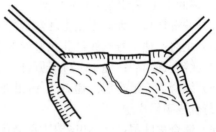

图 10-1-5　显露输卵管峡部　　　　　　　　图 10-1-6　游离后的输卵管

2）钛夹法：将钛夹安放在放置钳上，钳嘴对准提起的输卵管峡部，使峡部横径全部进入钛夹的两臂环抱之中，缓缓紧压钳柄，压迫夹的上、下臂，使钛夹紧压在输卵管上，持续压迫 1～2 秒，然后放开放置钳，检查钛夹是否平整地夹在输卵管上（图 10-1-8）。

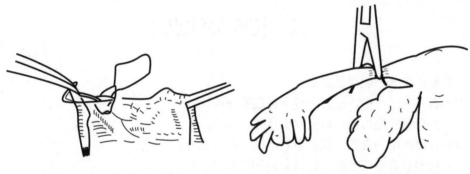

图 10-1-7　输卵管结扎包埋　　　　　　　图 10-1-8　钛夹法阻断输卵管

3）输卵管折叠结扎切断法（普氏改良法）：此法仅在上述方法不能施行时采用。

A．以 1 把 Allis 钳提起输卵管峡部，使之折叠。

B．在距顶端 1.5cm 处用血管钳压挫输卵管 1 分钟。

C．用 7 号丝线穿过系膜，于压挫处先结扎近侧输卵管，然后环绕结扎远侧，必要时再环绕结扎近侧。

D．在结扎线上方剪去约 1cm 长的输卵管，以同样方法结扎对侧输卵管。

（4）冲洗盆腔：递温无菌生理盐水冲洗盆腔，更换纱布，在患者腹部切口下方加盖一张治疗巾。

（5）止血：检查创面，递纱布拭血，用 1 号丝线结扎止血或电刀止血。

（四）关闭腹腔

（1）收回深部手术器械，准备好关闭腹腔的用物（短组织镊 1 个、甲状腺拉钩、13×24 号圆针 4 号丝线）。

（2）关闭腹腔前再次与巡回护士共同清点器械、纱布、缝针等用物的数目、完整性。

（3）缝合切口

1）缝合腹膜层：递 6 把 Allis 钳分别提起腹膜，甲状腺拉钩暴露手术野；递无菌生理盐水纱布保护肠管，递短组织镊、13×24 号圆针 4 号丝线连续缝合腹膜层。缝合完毕，再次与巡回护士共同清点手术用物。

2）冲洗切口：递温无菌生理盐水冲洗切口，更换纱布。

3）止血：递 1 号丝线结扎止血或电刀止血。

4）缝合筋膜层：递 13×24 号圆针 7 号丝线间断缝合筋膜层。

5）缝合皮下组织层：递 Allis 钳钳夹碘伏纱球消毒皮肤。递 13×24 号圆针 1 号丝线间断缝合皮下组织层。

6）缝合皮肤层：递 Allis 钳钳夹碘伏纱球消毒皮肤。递 4-0 号角针可吸收线缝合皮肤层。

（4）覆盖切口：递 Allis 钳钳夹碘伏纱球消毒皮肤。更换干净纱布，擦干切口，贴上医用敷贴。

（5）术毕再次清点手术用物。

五、特殊关注点

（1）患者皮肤不能接触金属。

（2）在手术过程中，患者上肢不能过度外展。

（3）妥善保管电刀笔，以免发生烫伤。

（4）合理使用约束带，保护患者，以防发生意外。

（5）观察患者受压皮肤、切口敷料和引流管。

（黄　聪　谢　敏）

第二节　经腹输卵管修复整形术手术配合

输卵管修复整形术是应用显微技术达到输卵管再通的目的。其主要适用于输卵管畸形、输卵管严重堵塞，以及结扎后失去子女、要求复通输卵管的患者。

一、手 术 用 物

（一）常规布类

常规布类包括开腹大包（大盆 2 个、弯盘 2 个、大药杯 1 个、小药杯 1 个、治疗巾 6 张、钡线大方纱 1 块、钡线长条纱 1 块、钡线纱布 15 块、钡线纱球 20 个、钡线阴道纱条 1 块）、手术衣和长口单。

（二）手术器械

1. 子宫器械　分离剪 1 把、组织剪 1 把、线剪 2 把、手术刀柄 2 把、短持针器 2 把、长持针器 2 把、耻骨上拉钩 1 把、腹部自动拉钩 1 把、双头拉钩 1 把、双爪钳 1 把、小 S 拉钩 1 把、大 S 拉钩 1 把、长平镊 2 把、有齿短镊 2 把、有齿长镊 1 把、直有齿血管钳 2 把、弯蚊式止血钳 8 把、Allis 钳 6 把、直蚊式止血钳 12 把、甲状腺拉钩 1 把、卵圆钳 1 把、巾钳 1 把。

2. 通水器械包　子宫腔探条 1 根、窥阴器 1 个、子宫颈钳 1 把、小药杯 1 个、敷料钳 1 把、无齿卵圆钳 1 把。

3. 微型器械　子宫腔探条 1 根、显微持针器 1 把、微血管止血钳（直）1 把、显微镊 1 把、微型剪 1 把、微血管止血钳（弯）1 把。

4. 特殊器械　百克钳。

（三）一次性用物

1. 常规用物　一次性吸引管 1 根、一次性吸引头 1 根、高频电刀笔 1 个、电刀清洁片 1 张、腹腔探查套针 1 套、医用粘贴膜 50cm×30cm 1 张、医用敷贴 25cm×10cm 1 张、20 号刀片 2 个、导尿包、10ml 注射器，手套按需准备。

2. 特殊用物　按需准备尿管、尿袋、通水管、一次性无菌治疗巾、一次性无菌孔巾。

3. 缝线

1）非吸收线：按需准备 1 号、4 号和 7 号丝线。

2）可吸收线：按需准备 4-0 号圆针可吸收线和 3-0 号线。

4. 其他　如电外科仪器、盆底工作站、亚甲蓝注射液 1 支、生理盐水 1 袋。

二、手术体位

患者先取屈膝仰卧位（图 10-2-1），后改为仰卧位。

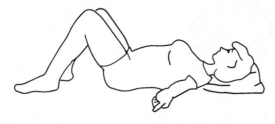

图 10-2-1　屈膝仰卧位

（1）首先患者仰卧于铺有清洁治疗单的手术台中央，然后两臂放于身体两侧，两腿屈膝稍向外分开。

（2）右上肢系好血压袖带后，用中单将上肢包裹、固定于右身侧；左上肢建立静脉通道后平放于手板上，并保证静脉通道的安全、通畅。

（3）高频电刀负极板贴于患者体毛较少且肌肉丰厚处，一般贴于右大腿下 1/3 处外侧。

（4）患者排空膀胱，留置导尿管。

（5）头架固定于手术台床头，平患者颈部；手术器械托盘固定于手术台尾，平患者小腿位置。

三、消毒铺巾

（1）消毒液：碘伏。

（2）屈膝仰卧位消毒范围：上至肚脐，下至两大腿上 1/3、外阴部，两侧至腋中线。

（3）仰卧位消毒范围：上至剑突下，下至两大腿上 1/3、外阴部，两侧至腋中线。

（4）铺医用粘贴膜于患者腹部，两张治疗巾对折，折边向外，第一张治疗巾铺盖于患者胸部平剑突处，第二张治疗巾铺盖于患者耻骨联合及外阴部。

（5）两张长口单遮盖患者头部、头架、器械托盘及患者下肢，并分别向左右两侧延伸。

（6）用两张治疗巾分别铺于患者腹部切口上方及下方，再平铺两张治疗巾于托盘上。

四、手 术 配 合

（一）安置通水管

（1）患者取屈膝仰卧位：患者仰卧，两臂放于身体两侧，两膝屈曲，稍向外分开。

（2）阴道安放通水管至子宫腔内：按无菌原则打开通水包，协助医生安放通水管，并用注射器注入无菌生理盐水 3ml，固定通水管，以防通水管从宫腔内脱出（图 10-2-2）。

（3）妥善固定通水管：将通水管包裹于无菌治疗巾中，置于患者两腿之间会阴处，以方便拿取为宜（图 10-2-3）。

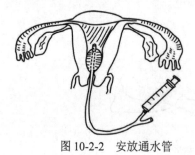
图 10-2-2 安放通水管

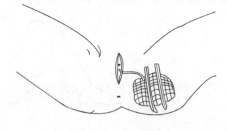
图 10-2-3 固定通水管

（二）开腹

（1）手术开始前，巡回护士与器械护士共同清点器械、纱布、缝针等用物。器械护士将高频电刀笔与一次性吸引管固定于手术台上方近第二助手侧；百克钳连线固定于手术台下方第三助手侧；将电刀清洁片妥善固定于主刀医生方便、习惯的位置。

（2）在盛有无菌生理盐水的盆中洗手，准备开始手术。

（3）递开腹器械[组织剪（弯）、皮肤拉钩、有齿短镊、20 号刀]（图 10-2-4）及纱布 1 张。

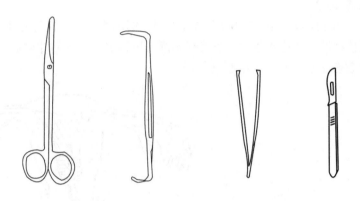

图 10-2-4 开腹器械

（4）切口：取下腹正中切口，于耻骨联合上方沿中线向上，或采用耻骨联合上两横指的横切口。

（5）切开皮肤、皮下组织：递 20 号刀切开皮肤后放入弯盘，更换 20 号刀，纱布拭血，直蚊式止血钳钳夹 1 号丝线结扎或电凝止血，递甲状腺拉钩牵开手术野。

（6）纵向切开腹白线，分离筋膜及肌肉（图 10-2-5）：递高频电刀切开，弯蚊式止血钳分离并钳夹出血点，1 号丝线结扎或电凝止血。

（7）嘱医生再次用无菌生理盐水清洗双手，更换纱布。

（8）切开腹膜，显露腹腔：递 Allis 钳，弯蚊式止血钳夹住腹膜，20 号刀划开一小口，高频电刀切开。

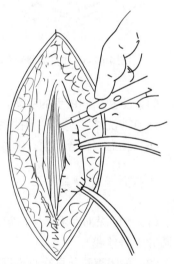

图 10-2-5 分离腹筋膜及肌肉

（三）探查腹腔，排垫肠管

（1）探查腹腔：探查子宫、双附件、周围脏器，以及输卵管本身是否粘连及其与周围组织的关系。

（2）排垫肠管：准备深部手术器械（长平镊、分离剪），收回开腹用物。分离子宫、附件与大网膜、肠管的粘连，递有钡丝的盐水长纱条排垫肠管，递大、小 S 拉钩分别予第二、第四助手，暴露盆腔手术野。

（四）经腹输卵管修复整形术

（1）暴露病变的输卵管：递长平镊和分离剪予主刀医生，分离输卵管周围粘连组织。

（2）输卵管伞部整形：递 Allis 钳轻轻钳夹输卵管伞部，递分离剪予主刀医生对输卵管伞部进行整形，用 3-0 号可吸收线缝合成形，输卵管黏膜向外翻转，缝合固定于输卵管浆膜层上（图 10-2-6）。

（3）通水（图 10-2-7）：由第四助手掀开切口下缘的治疗巾，找到之前事先安放好的通水管。递碘伏纱球消毒通水管口，递装有无菌亚甲蓝生理盐水的注射器，注入通水管。观察腹腔内修复整形后的输卵管的畅通情况。

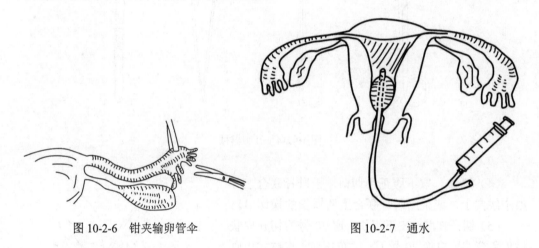

图 10-2-6　钳夹输卵管伞　　　　　　　　图 10-2-7　通水

（4）更换第四助手的手套，并加盖治疗巾于切口下缘。

（5）冲洗盆腔：递温无菌生理盐水冲洗盆腔，更换纱布。

（6）止血：检查创面，递纱布拭血，用 1 号丝线结扎止血或高频电刀止血。

（五）关闭腹腔

（1）收回深部手术器械，准备好关闭腹腔的用物（有齿短镊 1 个、甲状腺拉钩、13×24 号圆针 1 号丝线）。

（2）关闭腹腔前再次与巡回护士共同清点器械、纱布、缝针等用物的数目、完整性。

（3）缝合切口

1）缝合腹膜层：递 6 把 Allis 钳分别提起腹膜，甲状腺拉钩暴露手术野；递无菌生理盐水纱布保护肠管，递有齿短镊、13×24 号圆针 4 号丝线连续缝合腹膜层。缝合完毕，再次与巡回护士共同清点手术用物。

2）冲洗切口：递温无菌生理盐水冲洗切口，更换纱布。

3）止血：递 1 号丝线结扎止血或高频电刀止血。

4）缝合筋膜层：递 13×24 号圆针 7 号丝线间断缝合筋膜层。

5）缝合皮下组织层：递 Allis 钳钳夹碘伏纱球消毒皮肤，递 13×24 号圆针 1 号丝线间断缝合皮下组织层。

6）缝合皮肤层：递 Allis 钳钳夹碘伏纱球消毒皮肤，递 4-0 号角针可吸收线缝合皮肤层。

（4）覆盖切口：递 Allis 钳钳夹碘伏纱球消毒皮肤，更换纱布擦干切口，贴上医用敷贴。

（5）术毕再次清点手术用物。

（六）取通水管

（1）消毒阴道：递碘伏纱球消毒阴道口及阴道。
（2）取通水管：递 10ml 注射器给医生抽吸完固定通水管的水，轻轻取出通水管。
（3）再次消毒阴道：递碘伏纱球消毒阴道口及阴道

五、特殊关注点

（1）患者皮肤不接触金属。
（2）在手术过程中，患者上肢不能过度外展。
（3）避免患者四肢长时间受压，患者背上的治疗单保持平整、干燥。
（4）合理使用约束带，保护患者，以防发生意外。
（5）观察患者受压皮肤、切口敷料和引流管。

（黄 聪 谢 敏）

第三节 经腹输卵管吻合术手术配合

输卵管吻合术是针对输卵管性不孕患者比较常见的一种手术治疗方法。输卵管由胚胎时期的副中肾管（苗勒管）的中段分化、演变衍生而来。

输卵管吻合术适用于输卵管炎症阻塞型不孕、输卵管绝育术后的妇女有生育需要者、女性不孕者经检查为输卵管阻塞，以及施行盆腔或下腹部手术时误扎输卵管致女性不孕坚决要求恢复生育能力者。

一、手术用物

（一）常规布类

常规布类包括开腹大包（大盆 2 个、弯盘 2 个、大药杯 1 个、小药杯 1 个、治疗巾 6 张、钡线大方纱 1 块、钡线长条纱 1 块、钡线纱布 15 块、钡线纱球 20 个、钡线阴道纱条 1 块）、手术衣和长口单。

（二）手术器械

1. 子宫器械 分离剪 1 把、组织剪 1 把、线剪 2 把、手术刀柄 2 把、短持针器 2 把、长持针器 2 把、耻骨上拉钩 1 把、腹部自动拉钩 1 把、双头拉钩 1 把、双爪钳 1 把、小 S 拉钩 1 把、大 S 拉钩 1 把、长平镊 2 把、有齿短镊 2 把、有齿长镊 1 把、直有齿血管钳 2 把、弯蚊式止血钳 8 把、Allis 钳 6 把、直蚊式止血钳 12 把、甲状腺拉钩 1 把、卵圆钳 1 把、巾钳 1 把。

2. 通水器械包 子宫腔探条 1 根、窥阴器 1 个、子宫颈钳 1 把、小药杯 2 个、敷料钳 1 把、无齿卵圆钳 1 把。

3. 微型器械 子宫腔探条 1 根、显微持针器 1 把、微血管止血钳（直）1 把、显微镊 1 把、微型剪 1 把、微血管止血钳（弯）1 把。

（三）一次性用物

1. 常规用物 一次性吸引管 1 根、一次性吸引头 1 根、高频电刀笔 1 个、电刀清洁片 1 张、腹腔探查套针 1 套、50cm×30cm 医用粘贴膜 1 张、25cm×10cm 医用敷贴 1 张、20 号刀片 2 个、导尿包、10ml 注射器、手套按需准备。

2. 特殊用物 按需准备尿管、尿袋、通水管、一次性无菌治疗巾。

3. 缝线

1）非吸收线：按需准备 1 号、4 号和 7 号丝线。

2）可吸收线：按需准备 4-0 号圆针可吸收线和 3-0 号线。

（四）其他

如电外科仪器、负压吸引器。

二、手术体位

患者先取屈膝仰卧位，后改为仰卧位。

（1）首先患者仰卧于铺有清洁治疗单的手术台中央，然后两臂放于身体两侧，两腿屈膝稍向外分开。

（2）右上肢系好血压袖带后，用中单将上肢包裹、固定于右身侧；左上肢建立静脉通道后平放于手板上，并保证静脉通道的安全、通畅。

（3）高频电刀负极板贴于患者体毛较少且肌肉丰厚处。

（4）患者排空膀胱，留置导尿管。

（5）头架固定于手术台床头，平患者颈部；手术器械托盘固定于手术台尾，平患者小腿位置。

三、消 毒 铺 巾

（1）消毒液：碘伏。

（2）屈膝仰卧位消毒范围：上至肚脐，下至两大腿上 1/3、外阴部，两侧至腋中线。

（3）仰卧位消毒范围：上至剑突下，下至两大腿上 1/3、外阴部，两侧至腋中线。

（4）铺医用粘贴膜于患者腹部，两张治疗巾对折，折边向外，第一张治疗巾铺盖于患者胸部平剑突处，第二张治疗巾铺盖于患者耻骨联合及外阴部。

（5）两张长口单遮盖患者头部、头架、器械托盘及患者下肢，并分别向左右两侧延伸。

（6）用两张治疗巾分别铺于患者腹部切口上方及下方，再平铺两张治疗巾于器械托盘上。

四、手 术 配 合

（一）安置通水管

（1）患者取屈膝仰卧位：患者仰卧，两臂放于身体两侧，两膝屈曲，稍向外分开。

（2）阴道安放通水管至子宫腔内（图 10-3-1）：按无菌原则打开通水包，协助医生安放通水管，并用注射器注入无菌生理盐水 3ml，固定通水管，以防通水管从宫腔内脱出。

（3）妥善固定通水管（图 10-3-2）：将通水管包裹于无菌治疗巾中，置于患者两腿之间会阴处，以方便拿取为宜。

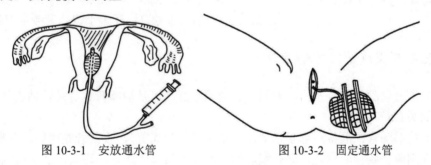

图 10-3-1　安放通水管　　　　　　　　图 10-3-2　固定通水管

（二）开腹

（1）手术开始前，巡回护士与器械护士共同清点器械、纱布、缝针等用物。器械护士将高频电刀笔与一次性吸引管固定于手术台上方近第二助手侧；将百克钳连线固定于手术台下方第三助手侧；将电刀清洁片妥善固定于主刀医生方便、习惯的位置。

（2）在盛有无菌生理盐水的盆中洗手，准备开始手术。

（3）递开腹器械[组织剪（弯）、皮肤拉钩、有齿短镊、20 号刀]（图 10-3-3）及纱布 1 张。

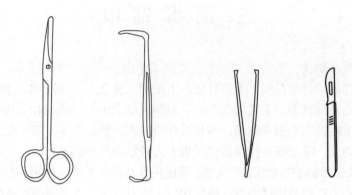

图 10-3-3 开腹器械

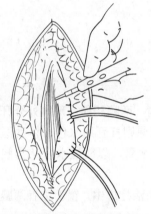

图 10-3-4 分离腹筋膜及肌肉

（4）切口：取下腹正中切口，于耻骨联合上方沿中线向上，或采用耻骨联合上两横指的横切口。

（5）切开皮肤、皮下组织：递 20 号刀切开皮肤后放入弯盘，更换 20 号刀，纱布拭血，直蚊式止血钳钳夹 1 号丝线结扎或电凝止血，递甲状腺拉钩牵开手术野。

（6）纵向切开腹白线，分离筋膜及肌肉（图 10-3-4）：递高频电刀切开，弯蚊式止血钳分离并钳夹出血点，1 号丝线结扎或电凝止血。

（7）嘱医生再次用无菌生理盐水清洗双手，更换纱布。

（8）切开腹膜，显露腹腔：递 Allis 钳，弯蚊式止血钳夹住腹膜，20 号刀划开一小口，高频电刀切开。

（三）探查腹腔，排垫肠管

（1）探查腹腔：探查子宫、双附件、周围脏器，以及输卵管本身是否粘连及其与周围组织的关系。

（2）排垫肠管：准备深部手术器械（长平镊、分离剪），收回开腹用物。分离子宫、附件与大网膜、肠管的粘连，递有钡丝的盐水长纱条排垫肠管，递大、小 S 拉钩分别予第二、第四助手暴露盆腔手术野。

（四）经腹输卵管吻合术

（1）暴露病变的输卵管：递长平镊和分离剪予主刀医生，分离输卵管周围粘连组织。

（2）找出输卵管的病变：找出输卵管阻塞段，递 Allis 钳钳夹起这段系膜，递装有无菌生理盐水的注射器注射，使系膜膨胀形成水垫，递分离剪剪开浆膜层，递微型剪剪去阻塞段（图 10-3-5）。

（3）断端行端-端吻合：递微型器械及探条，探查是否通畅，递 3-0 号圆针可吸收线分别缝合四周（图 10-3-6）。

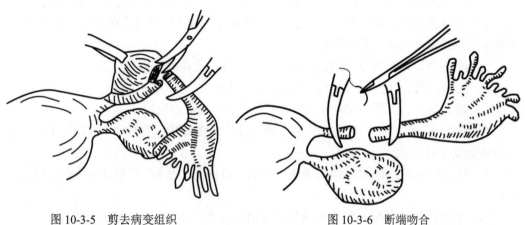

图 10-3-5 剪去病变组织 　　　　　　图 10-3-6 断端吻合

（4）通水（图 10-3-7）：由第四助手掀开切口下缘的治疗巾，寻找事先安放好的通水管。递碘伏纱球消毒通水管口，递注射器抽取无菌生理盐水，注入通水管。观察腹腔内修复整形后的输卵管的畅通情况。

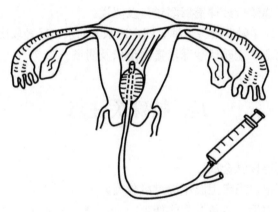

图 10-3-7 通水

（5）更换第四助手的手套，并加盖治疗巾于切口下缘。

（6）冲洗盆腔：递温无菌生理盐水冲洗盆腔，更换纱布。

（7）止血：检查创面，递纱布拭血，用 1 号丝线结扎止血或电刀止血。

（五）关闭腹腔

（1）收回深部手术器械，准备好关闭腹腔的用物（有齿短镊 1 个、甲状腺拉钩、13×24 号圆针 4 号丝线）。

（2）关闭腹腔前再次与巡回护士共同清点器械、纱布、缝针等用物的数目和完整性。

（3）缝合切口

1）缝合腹膜层：递 6 把 Allis 钳分别提起腹膜，甲状腺拉钩暴露手术野；递无菌生理盐水纱布保护肠管，递有齿短镊、13×24 号圆针 4 号丝线连续缝合腹膜层。缝合完毕，再次与巡回护士共同清点手术用物。

2）冲洗切口：递温无菌生理盐水冲洗切口，更换纱布。

3）止血：递 1 号丝线结扎止血或高频电刀止血。

4）缝合筋膜层：递 13×24 号圆针 7 号丝线间断缝合筋膜层。

5）缝合皮下组织层：递 Allis 钳钳夹碘伏纱球消毒皮肤。递 13×24 号圆针 1 号丝线间断缝合皮下组织层。

6）缝合皮肤层：递 Allis 钳钳夹碘伏纱球消毒皮肤。递 4-0 号角针可吸收线缝合皮肤层。

（4）覆盖切口：递 Allis 钳钳夹碘伏纱球消毒皮肤。更换干净纱布擦干切口，贴上医用敷贴。

（5）术毕再次清点手术用物。

（六）取通水管

（1）消毒阴道：递碘伏纱球消毒阴道口及阴道。

（2）取通水管：递注射器给医生抽吸固定通水管的水，轻轻取出通水管。

（3）再次消毒阴道：递碘伏纱球消毒阴道口及阴道。

五、特殊关注点

（1）患者皮肤不能接触金属。

（2）在手术过程中，患者上肢不能过度外展。

（3）妥善保管电刀笔，以免发生灼伤。

（4）合理使用约束带，保护患者，以防发生意外。

（5）观察患者受压皮肤、切口敷料和引流管。

（黄　聪　谢　敏）

第四节　经腹输卵管切除术手术配合

输卵管为一对细长而弯曲的肌性管道，位于阔韧带上缘内。内侧与宫角相连通，外端游离呈伞状。与卵巢相近，全长为 8~10cm，是精子和卵子相遇受精的场所，也是向宫腔运送受精卵的通道。

输卵管切除术多用于输卵管妊娠，有时因输卵管积水、输卵管积脓，药物治疗无效或其病变需切除输卵管。

一、手 术 用 物

（一）常规布类

常规布类包括开腹大包（大盆 2 个、弯盘 2 个、大药杯 1 个、小药杯 1 个、治疗巾 6 张、钡线大方纱 1 块、钡线长条纱 1 块、钡线纱布 15 块、钡线纱球 20 个、钡线阴道纱条 1 块）、手术衣和长口单。

（二）手术器械

1. 子宫器械　分离剪 1 把、组织剪 1 把、线剪 2 把、手术刀柄 2 把、短持针器 2 把、长持针器 2 把、耻骨上拉钩 1 把、腹部自动拉钩 1 把、双头拉钩 1 把、双爪钳 1 把、小 S 拉钩 1 把、大 S 拉钩 1 把、长平镊 2 把、有齿短镊 2 把、有齿长镊 1 把、直有齿血管钳 2 把、弯蚊式止血钳 8 把、Allis 钳 6 把、直蚊式止血钳 12 把、甲状腺拉钩 1 把、卵圆钳 1 把、巾钳 1 把。

2. 特殊器械　百克钳。

（三）一次性用物

1. 常规用物　一次性使用吸引管 1 根、一次性使用吸引头 1 根、高频电刀笔 1 个、电刀清洁片 1 张、腹腔探查套针 1 套、50cm×30cm 医用粘贴膜 1 张、25cm×10cm 医用敷贴 1 张、20 号刀片 2 个、导尿包、10ml 注射器，按需准备手套、尿管和尿袋。

2. 缝线

1）非吸收缝线：按需准备 1 号、4 号和 7 号丝线。

2）可吸收带针缝线：　4-0 号角针可吸收线 1 包。

（四）其他

其他包括电外科仪器和盆底工作站。

二、手 术 体 位

患者取仰卧位。

（1）手术台上铺好清洁的治疗单，患者仰卧于手术台中线。

（2）右上肢平放于身体右侧，绑好测血压的袖带，在保证右上肢安全的情况下，用治疗单将右上肢包裹、固定于右身侧；左上肢平放于左侧手板上，处于功能位置，不过度外展，建立静脉通道，并保证安全、通畅。

（3）高频电刀负极板贴于患者体毛较少且肌肉丰厚处。

（4）头架固定于手术台床头，平患者颈部；手术器械托盘固定于手术台尾，平患者小腿位置。

三、消 毒 铺 巾

（1）消毒液：碘伏。

（2）消毒范围：上至剑突下，下至两大腿上 1/3、外阴部，两侧至腋中线。

（3）铺医用粘贴膜于患者腹部，两张治疗巾对折，折边向外，第一张治疗巾铺盖于患者胸部平剑突处，第二张治疗巾铺盖于患者耻骨联合及外阴部。

（4）两张长口单遮盖患者头部、头架、器械托盘及患者下肢，并分别向左右两侧延伸。

（5）用两张治疗巾分别铺于患者腹部切口上方及下方，再平铺两张治疗巾于器械托盘上。

四、手 术 配 合

（一）开腹

（1）手术开始前，巡回护士与器械护士共同清点器械、纱布、缝针等用物。器械护士将高频电刀笔、一次性吸引管、百克钳连线固定于腹部切口两侧。

（2）手术开始前用无菌生理盐水清洗掉手套上的滑石粉。

（3）递开腹器械[组织剪（弯）、皮肤拉钩、有齿短镊、20 号刀]（图 10-4-1）及纱布 1 张。

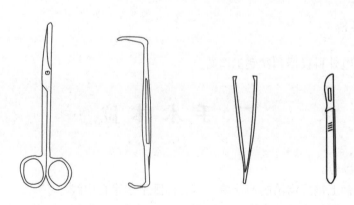

图 10-4-1 开腹器械

（4）切口：取下腹正中切口，于耻骨联合上方沿中线向上延长，或采用耻骨联合上两横指的横切口。

（5）切开皮肤、皮下组织：递 20 号刀切开皮肤后放入弯盘，更换 20 号刀，纱布拭血，直蚊式止血钳钳夹 1 号丝线结扎或高频电刀止血，递皮肤拉钩牵开手术野。

（6）纵向切开腹白线，分离筋膜及肌肉（图 10-4-2）：递高频电刀切开，弯蚊式止血钳分离并钳夹出血点，1 号丝线结扎或高频电刀止血。

（7）用无菌生理盐水再次清洗双手，更换纱布。

（8）切开腹膜，显露腹腔：递有齿短镊，弯蚊式止血钳夹住腹膜，20 号刀划一小口，递弯蚊式止血钳钳夹腹膜小口两边，递组织剪（弯）剪开上端腹膜，20 号刀或高频电刀切开下端腹膜。

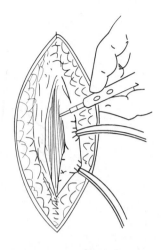

图 10-4-2 分离腹筋膜及肌肉

（二）探查腹腔，排垫肠管

1. 探查腹腔 探查子宫、双附件、周围脏器，以及输卵管本身是否粘连及与周围组织的关系。再次确定是否为单纯性的输卵管切除术。

2. 排垫肠管 递长平镊及钡线盐水长纱条排垫肠管，递大 S 拉钩予第二助手，暴露盆腔手术野。

（三）经腹输卵管切除术

1. 暴露病变的输卵管 递长平镊和分离剪予术者，分离输卵管周围组织，使输卵管系膜展平。

2. 钳夹输卵管（图 10-4-3） 递 Allis 钳钳夹病变的输卵管，使其与系膜形成一定的张力，并充分暴露输卵管系膜。

3. 使用百克钳 递百克钳钳夹，组织剪切开输卵管系膜至子宫角部，再次确认周围无其他组织后，使用百克钳钳夹输卵管系膜处止血（图 10-4-4）。

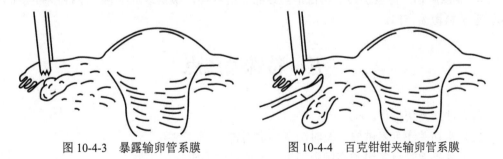

图 10-4-3 暴露输卵管系膜　　　　　图 10-4-4 百克钳钳夹输卵管系膜

4. 递百克钳钳夹输卵管峡部，止血（图 10-4-5）

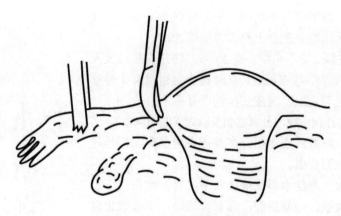

图 10-4-5　百克钳钳夹输卵管峡部

5. 递组织剪（弯）　剪断止血后的输卵管峡部，并递 1 号丝线缝合韧带腹膜，包埋系膜残端。

6. 保管标本　将切下的患侧输卵管放于弯盘中，妥善保管，做好标记，及时送检。

7. 冲洗盆腔　递 37℃ 无菌生理盐水冲洗盆腔，更换之前的纱布，在患者腹部切口下方加盖一张治疗巾。

8. 止血　检查创面，递纱布拭血，用 1 号丝线结扎止血或高频电刀止血。

（四）关腹

术者检查盆、腹腔并止血，器械护士和巡回护士共同清点所有用物并记录。

1. 缝合腹膜　递 Allis 钳提起腹膜，皮肤拉钩牵开手术野，递有齿短镊 13×24 号圆针 4 号丝线连续缝合。缝合完毕，再次清点手术用物。

2. 冲洗伤口　递生理盐水冲洗伤口并吸尽，术者再次洗手。

3. 缝合筋膜　递 13×24 号圆针 7 号丝线间断缝合筋膜。

4. 缝合皮下组织　递碘伏纱球消毒，递 10×28 号圆针 1 号丝线缝合。

5. 缝合皮肤　递碘伏纱球消毒，可吸收线 4-0 号角针可吸收线皮内缝合。

6. 清点用物，覆盖伤口　再次清点纱布、缝针等，碘伏纱球消毒，干净纱布擦干，递无菌敷料覆盖伤口。

五、特殊关注点

（1）严格无菌操作。

（2）密切关注手术进展，及时准备手术用物。

（3）妥善保管百克钳和高频电刀笔，以免发生灼伤。

（4）保管切下的组织，注意标记输卵管左右。

（冯　茜　罗　敏）

第五节　卵巢楔形切除术手术配合

经腹卵巢楔形切除术在临床上一般用于经保守治疗无效的双侧多囊卵巢所致的月经不调、不孕、多毛等症；子宫肌瘤挖除术时有卵巢过度刺激综合征或是多囊大卵巢需要切除部分卵巢者；年轻的妇科肿瘤患者，保留一侧或双侧卵巢，送检部分卵巢组织判断卵巢是否有转移。

一、手术用物

（一）常规布类

常规布类包括开腹大包（大盆 2 个、弯盘 2 个、大药杯 1 个、小药杯 1 个、治疗巾 6 张、钡线大方纱 1 块、钡线长条纱 1 块、钡线纱布 15 块、钡线纱球 20 个、钡线阴道纱条 1 块）、手术衣和长口单。

（二）手术器械

子宫器械：分离剪 1 把、组织剪 1 把、线剪 2 把、手术刀柄 2 把、短持针器 2 把、长持针器 2 把、耻骨上拉钩 1 把、腹部自动拉钩 1 把、双头拉钩 1 把、双爪钳 1 把、小 S 拉钩 1 把、大 S 拉钩 1 把、长平镊 2 把、有齿短镊 2 把、有齿长镊 1 把、直有齿血管钳 2 把、弯蚊式止血钳 8 把、Allis 钳 6 把、直蚊式止血钳 12 把、甲状腺拉钩 1 把、卵圆钳 1 把、巾钳 1 把。

（三）一次性用物

1. 常规用物　一次性吸引管 1 根、一次性吸引头 1 根、一次性高频电刀笔 1 个、电刀清洁片 1 张、腹腔探查套针 1 套、50cm×30cm 医用粘贴薄膜 1 张、25cm×10cm 医用敷贴 1 张、20 号刀片 2 个、手套按需准备。

2. 冲洗液　0.9%氯化钠注射液 1 瓶（500ml/瓶）。

3. 缝线

1）非吸收缝线：按需准备 1 号、4 号和 7 号丝线。

2）可吸收带针缝合线：4-0 号圆针可吸收线和 4-0 号角针可吸收线各 1 包。

二、手术体位

患者取仰卧位。

（1）手术台上铺好清洁的治疗单，患者仰卧于手术台中线。

（2）右上肢平放于身体右侧，绑好测血压的袖带，在保证右上肢安全的情况下，用治疗单将右上肢包裹、固定于右身侧；左上肢平放于左侧手板上，处于功能位置，不过度外展，建立静脉通道，并保证安全、通畅。

（3）高频电刀负极板贴于患者体毛较少且肌肉丰厚处。

（4）头架固定于手术台床头，平患者颈部；手术器械托盘固定于手术台尾，平患者小腿位置。

三、消毒铺巾

（1）消毒液：碘伏。

（2）消毒范围：上至剑突下，下至两大腿上 1/3、外阴部，两侧至腋中线。

（3）铺手术薄膜于患者腹部，两张治疗巾对折、折边向外，第一张治疗巾铺盖于患者的胸部，第二张治疗巾铺盖于患者耻骨联合及外阴部。

（4）两张长口单遮盖患者头部、头架、器械托盘及患者下肢，并分别向左右两侧延伸。

（5）用两张治疗巾对折，分别铺于患者腹部切口上方及下方。

（6）长口单两张覆盖托盘，再平铺两张治疗巾于器械托盘上。

四、手术配合

（一）开腹

（1）手术开始前，器械护士与巡回护士共同清点器械、纱布、缝针、缝线等用物。器械护士将高频电刀笔与一次性吸引管固定于手术台头侧。

（2）手术开始前用无菌生理盐水清洗掉手套上的滑石粉。

（3）递开腹器械[组织剪（弯）、皮肤拉钩、有齿短镊、20 号刀]及纱布 1 张（图 10-5-1）。

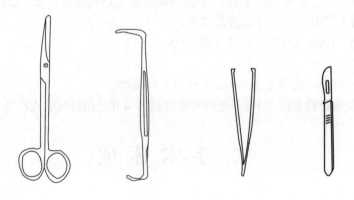

图 10-5-1 开腹器械

（4）切口：取下腹部正中切口，于耻骨联合上方沿中线向上，或采用耻骨联合上横切口。

（5）切开皮肤、皮下组织：递20号刀切开皮肤后放入弯盘。更换手术刀，纱布拭血，直蚊式止血钳钳夹1号丝线结扎或高频电刀止血，递甲状腺拉钩牵开手术野。

（6）纵向切开腹白线，分离筋膜及肌肉（图10-5-2）。递高频电刀切开，弯蚊式止血钳分离并钳夹出血点，1号丝线结扎或高频电刀止血。

（7）切开腹膜，显露腹腔（图10-5-3）：递有齿短镊、弯蚊式止血钳夹住腹膜，20号刀划开一小口，电刀切开。

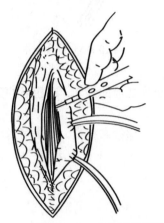 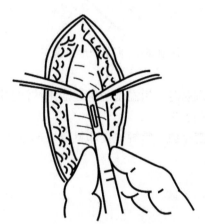

图10-5-2　分离筋膜及肌肉　　　　　图10-5-3　切开腹膜

（二）探查腹腔，排垫肠管

1. 探查腹腔　腹膜打开前，递生理盐水给术者洗手，更换纱布，了解病变部位、范围以及子宫大小、周围粘连等情况。收回开腹器械（甲状腺拉钩、有齿短镊），准备深部手术器械（腹部自动拉钩，长平镊，大、小S拉钩）。

2. 排垫肠管　递分离剪分离子宫、附件与大网膜、肠管的粘连，递长平镊及钡线盐水长纱条排垫肠管，递大S拉钩予第二助手，暴露盆腔手术野。

（三）卵巢囊肿剥除术

1. 暴露固定卵巢　主刀医生用左手示指、中指固定卵巢，使卵巢游离缘向上。

2. 楔形切除　递20号手术刀柄，沿卵巢纵轴方向做椭圆形切口，切除部分卵巢组织（图10-5-4）。

3. 保管标本　将切下的卵巢组织妥善保管，必要时送快速冰冻，剩余组织做好标记，术后交与医生及时送检。

4. 卵巢创面缝合　递4-0号圆针可吸收线缝合卵巢壁，边缘尽量内翻，对合整齐，从而形成新的卵巢（图10-5-5）。

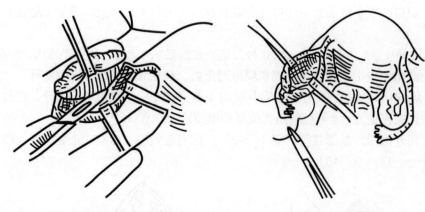

图 10-5-4　卵巢楔形切除　　　　　　　图 10-5-5　缝合卵巢

5. 冲洗盆腔　递温无菌生理盐水冲洗盆腔，更换之前的纱布。在患者腹部切口下方加盖一张治疗巾。

6. 检查止血　常规检查卵巢缝合部位有无出血。递纱布拭血，用 1 号丝线结扎止血或电刀止血。

（四）关腹

术者检查盆、腹腔并止血，器械护士和巡回护士共同清点所有用物并记录。

1. 缝合腹膜　递 Allis 钳提起腹膜，皮肤拉钩牵开手术野，递有齿短镊、13×24 号圆针 4 号丝线连续缝合。缝合完毕，再次清点手术用物。

2. 冲洗伤口　递生理盐水冲洗伤口并吸尽，术者再次洗手。

3. 缝合筋膜　递 13×24 号圆针 7 号丝线间断缝合筋膜。

4. 缝合皮下组织　递碘伏纱球消毒，递 10×28 号圆针 1 号丝线缝合。

5. 缝合皮肤　递碘伏纱球消毒，可吸收线 4-0 号角针可吸收线皮内缝合。

6. 清点用物，覆盖切口　再次清点纱布、缝针等，碘伏纱球消毒，干净纱布擦干，递无菌敷料覆盖切口。

五、特殊关注点

（1）严格无菌操作。

（2）妥善保管高频电刀笔，以免发生灼伤。

（3）整个手术过程中应密切观察患者的生命体征。

（4）妥善保管好标本组织。

（冯　茜　罗　群）

第六节　卵巢输卵管切除术手术配合

卵巢输卵管切除术还适用于卵巢蒂扭转的患者及卵巢交界性浆液性囊肿患者。

一、手 术 用 物

（一）常规布类

常规布类包括开腹大包（大盆 2 个、弯盘 2 个、大药杯 1 个、小药杯 1 个、治疗巾 6 张、钡线纱布 15 块、钡线纱球 20 个、钡线阴道纱条 1 块）、手术衣和长口单。

（二）手术器械

1. 子宫器械　分离剪 1 把、组织剪 1 把、线剪 2 把、手术刀柄 2 把、短持针器 2 把、长持针器 2 把、耻骨上拉钩 1 把、腹部自动拉钩 1 把、双头拉钩 1 把、双爪钳 1 把、小 S 拉钩 1 把、大 S 拉钩 1 把、长平镊 2 把、有齿短镊 2 把、有齿长镊 1 把、直有齿血管钳 2 把、弯蚊式止血钳 8 把、Allis 钳 6 把、直蚊式止血钳 12 把、甲状腺拉钩 1 把、卵圆钳 1 把、巾钳 1 把。

2. 特殊器械　百克钳 1 把。

（三）一次性用物

1. 常规用物　一次性使用吸引管 1 根、一次性使用吸引头 1 根、一次性高频电刀笔 1 个、电刀清洁片 1 张、腹腔探查套针 1 套、50cm×30cm 医用粘贴膜 1 张、25cm×10cm 医用敷贴 1 张、20 号刀片 2 个、手套按需准备。

2. 缝线
（1）非吸收线：按需准备 1 号、4 号和 7 号丝线。
（2）可吸收线：4-0 号角针可吸收线。

（四）其他

其他包括电外科仪器和盆底工作站。

二、手 术 体 位

患者取仰卧位。
（1）手术台上铺好清洁的治疗单，患者仰卧于手术台中线。
（2）右上肢平放于身体右侧，绑好测血压的袖带，在保证右上肢安全的情况下，用中单将右上肢包裹并固定于右身侧；左上肢平放于左侧手板上，处于功能位置，不过度外展，建立静脉通道，并保证安全、通畅。

（3）高频电刀负极板贴于患者体毛较少且肌肉丰厚处。

（4）头架固定于手术台床头，平患者颈部；手术器械托盘固定于手术台尾，平患者小腿位置。

三、消 毒 铺 巾

（1）消毒液：碘伏。

（2）消毒范围：上至剑突下，下至两大腿上 1/3、外阴部，两侧至腋中线。

（3）铺手术薄膜于患者腹部，两张治疗巾对折，折边向外，第一张治疗巾铺盖于患者的胸部，第二张治疗巾铺盖于患者耻骨联合及外阴部。

（4）两张长口单遮盖患者头部、头架、器械托盘及患者下肢，并分别向左右两侧延伸。

（5）用两张治疗巾对折，分别铺于患者腹部切口上方及下方。

（6）长口单两张覆盖托盘，再平铺两张治疗巾于器械托盘上。

四、手 术 配 合

（一）开腹

（1）手术开始前，巡回护士与器械护士共同清点器械、纱布等用物。器械护士将电刀笔与一次性吸引管固定于手术台上方近第二助手侧；百克钳连线固定于手术台下方第三助手侧。

（2）递开腹器械[组织剪（弯）、皮肤拉钩、有齿短镊、20 号刀]（图 10-6-1）及纱布 1 张。

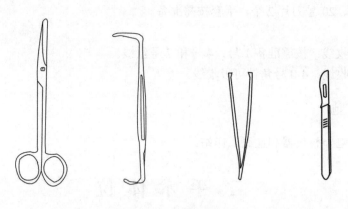

图 10-6-1 开腹器械

（3）切口：取下腹正中切口，于耻骨联合上方沿中线向上，或采用耻骨联合上横切口。

（4）切开皮肤、皮下组织：递 20 号刀切开皮肤后放入弯盘，更换 20 号刀，纱布拭血，直蚊式止血钳钳夹 1 号丝线结扎或电凝止血，递皮肤拉钩牵开手术野。

（5）纵向切开腹白线，分离筋膜及肌肉（图 10-6-2）：递电刀切开，弯蚊式止血钳分离并钳夹出血点，1 号丝线结扎或电凝止血。

（6）切开腹膜，显露腹腔（图 10-6-3）：递有齿短镊、弯蚊式止血钳夹住腹膜，20 号刀划开一小口，组织剪或电刀切开。

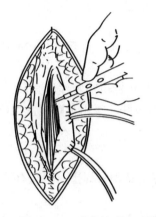 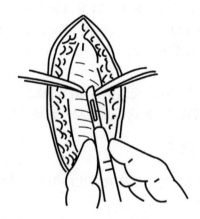

图 10-6-2　分离筋膜及肌肉　　　　　图 10-6-3　切开腹膜

（二）探查腹腔，排垫肠管

（1）探查腹腔：在腹膜打开前，递生理盐水给术者洗手，更换纱布，了解病变部位、范围以及子宫大小、周围粘连等情况。收回开腹器械（甲状腺拉钩、有齿短镊），准备深部手术器械（腹部自动拉钩，长平镊，大、小 S 拉钩）。

（2）排垫肠管：递分离剪分离子宫、附件与大网膜、肠管的粘连，递长平镊及钡线盐水长纱条排垫肠管，递大 S 拉钩予第二助手，暴露盆腔手术野。

（三）卵巢输卵管切除术

（1）提起子宫，递两把中弯钳钳夹子宫角，便于暴露。

（2）递 1 把 Allis 钳提起输卵管卵巢。

（3）处理骨盆漏斗韧带，递弯蚊式止血钳钳夹子宫附件近端，使骨盆漏斗韧带伸展，递弯蚊式止血钳分离无血管区骨盆漏斗韧带之间的腹膜形成洞穴，递弯蚊式止血钳钳夹靠近卵巢侧，递百克钳钳夹骨盆漏斗韧带，递组织剪（弯）在百克钳钳夹处剪断骨盆漏斗韧带，递 13×24 号圆针 7 号丝线缝扎远端，并递上 7 号丝线双重结扎。递弯蚊式止血钳钳夹骨盆漏斗韧带处，递百克钳钳夹烧灼，递组织剪（弯）在百克钳钳夹处剪断，递 13×24 号圆针 7 号丝线缝扎远端，并递上 7 号丝线双重结扎。同法处理另一侧。

（4）递 7×17 号圆针 1 号丝线间断缝合腹膜。

（5）递温生理盐水冲洗盆腔，更换纱布和治疗巾，术者仔细检查并电凝止血。

（四）关腹

关腹前清点器械、纱布、缝针和特殊物品数目。收回深部手术器械（腹部自动拉钩、长平镊、分离剪），递关腹器械（甲状腺拉钩、有齿短镊、线剪）和干净纱布。

1. 缝合切口

（1）缝合腹膜：递 Allis 钳提起腹膜，甲状腺拉钩牵开手术野，13×24 号圆针 4 号丝线缝合腹膜。缝合完毕，再次清点手术用物。

（2）缝合筋膜：递 13×24 号圆针 7 号丝线缝合筋膜。

（3）冲洗切口：递生理盐水冲洗，更换干净物品。

（4）缝合皮下组织：递 Allis 钳钳夹碘伏纱球消毒皮肤，然后递 13×34 号圆针 1 号丝线缝合。

（5）缝合皮肤：递碘伏纱球消毒皮肤，递 4-0 号角针可吸收线缝合。

2. 覆盖切口 再次清点用物，递碘伏纱球消毒皮肤，医用敷贴覆盖切口。

（五）术毕

收回台上器械。用弯蚊式止血钳钳夹碘伏纱球消毒切口周围，检查有无出血情况。

五、特殊关注点

（1）注意无菌操作。

（2）妥善保管高频电刀笔、百克钳，以免发生灼伤。

（3）整个手术过程中应密切观察患者的生命体征。

（4）注意保暖。

（5）合理使用约束带，保护患者，以防发生意外。

（6）观察患者受压皮肤、切口敷料、尿色和尿量。

（罗 丹 罗 群）

第七节 卵巢癌根治术手术配合

卵巢癌细胞减灭术是指尽可能地切除肉眼所能看到的一切肿瘤和转移灶，使残存肿瘤直径在 1～2cm 以下。其主要适用于（Ⅰ～Ⅳ期）卵巢上皮癌患者，不需要保留生育功能的晚期卵巢恶性生殖细胞肿瘤患者，Ⅰ～Ⅳ期卵巢交界性或低度潜在上皮性肿瘤患者，Ⅰc～Ⅳ期低度或潜在恶性卵巢性索间质肿瘤患者。上皮性卵巢癌是卵巢恶性肿瘤中最多见的，占 80%～90%。

一、手术用物

（一）常规布类

常规布类包括开腹大包（大盆 2 个、弯盘 2 个、大药杯 1 个、小药杯 1 个、治疗巾

6 张、钡线纱布 15 块、钡线纱球 20 个、钡线阴道纱条 1 块）、手术衣和长口单 2 张。

（二）手术器械

1. 子宫器械 分离剪 1 把、组织剪 1 把、线剪 2 把、手术刀柄 2 把、短持针器 2 把、长持针器 2 把、耻骨上拉钩 1 把、腹部自动拉钩 1 把、双头拉钩 1 把、双爪钳 1 把、小S 拉钩 1 把、大 S 拉钩 1 把、长平镊 2 把、有齿短镊 2 把、有齿长镊 1 把、直有齿血管钳 2 把、弯蚊式止血钳 8 把、Allis 钳 6 把、直蚊式止血钳 12 把、甲状腺拉钩 1 把、卵圆钳 1 把、巾钳 1 把。

2. 广泛子宫器械 大弯蚊式止血钳 4 把、肾蒂钳 1 把、小直角钳 2 把、扁桃镊 6 把、血管拉钩 1 把、特长持针器 1 把（图 10-7-1）。

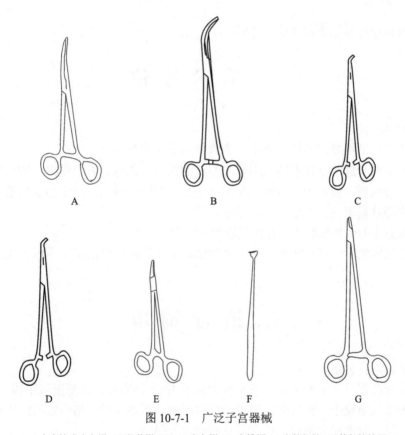

图 10-7-1 广泛子宫器械

A.大弯蚊式止血钳；B.肾蒂钳；C、D.直角钳；E.扁桃镊；F.血管拉钩；G.特长持针器

3. 沙发针（图 10-7-2）。

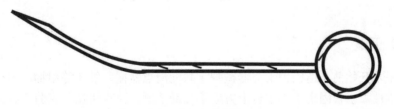

图 10-7-2 沙发针

4. 特殊器械 百克钳和百克剪。

（三）一次性用物

1. 常规用物 一次性使用吸引管 1 根、一次性使用吸引头 1 根、一次性高频电刀笔 1 个、电刀清洁片 1 张、腹腔广泛套针 1 套、50cm×30cm 医用粘贴膜 1 张、25cm×10cm 医用敷贴 2 张、引流管 3 根、20 号刀片 2 个、手套按需准备。

2. 缝线

1）非吸收线：按需准备 1 号、4 号和 7 号丝线。

2）可吸收线：按需准备 0 号圆针可吸收线。

（四）其他

其他包括电外科仪器和盆底工作站。

二、手 术 体 位

患者取仰卧位。

（1）手术台上铺好清洁的治疗单，患者仰卧于手术台中线。

（2）右上肢平放于身体右侧，绑好测血压的袖带，在保证右上肢安全的情况下，用中单将右上肢包裹、固定于右身侧；左上肢平放于左侧手板上，处于功能位置，不过度外展，建立静脉通道，并保证安全、通畅。

（3）高频电刀负极板贴于患者体毛较少且肌肉丰厚处。

（4）头架固定于手术台床头，平患者颈部；手术器械托盘固定于手术台尾，平患者小腿位置。

三、消 毒 铺 巾

（1）消毒液：碘伏。

（2）消毒范围：上至剑突下，下至两大腿上 1/3、外阴部，两侧至腋中线。

（3）铺手术薄膜于患者腹部，两张治疗巾对折，折边向外，第一张治疗巾铺盖于患者的胸部，第二张治疗巾铺盖于患者耻骨联合及外阴部。

四、手 术 配 合

（一）开腹

（1）手术开始前，巡回护士与器械护士共同清点器械、纱布等用物。器械护士将电刀笔与一次性吸引管固定于手术台上方近第二助手侧；百克钳及百克剪连线固定于手术台下方第三助手侧。

（2）递开腹器械[组织剪（弯）、皮肤拉钩、有齿短镊、20 号刀]（图 10-7-3）及纱布 1 张。

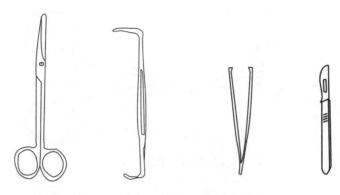

图 10-7-3　开腹器械

（3）切口：取下腹正中左旁切口，腹正中线旁 2cm 处于耻骨联合上方沿中线向上延长至脐或脐部以上。

（4）切开皮肤、皮下组织：递 20 号刀切开皮肤后放入弯盘，更换 20 号刀，纱布拭血，直蚊式止血钳钳夹 1 号丝线结扎或电凝止血，递皮肤拉钩牵开手术野。

（5）纵向切开腹白线，分离筋膜及肌肉（图 10-7-4）：递电刀切开，弯蚊式止血钳分离并钳夹出血点，1 号丝线结扎或电凝止血。

（6）切开腹膜，显露腹腔：递有齿短镊、弯蚊式止血钳夹住腹膜，20 号刀划开一小口，电刀切开（图 10-7-5）。

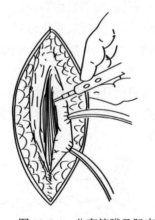
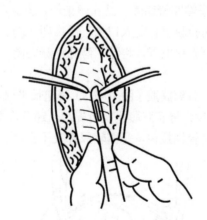

图 10-7-4　分离筋膜及肌肉　　　　　图 10-7-5　切开腹膜

（二）探查腹腔，排垫肠管

（1）探查腹腔：腹膜打开前，递生理盐水给术者洗手，更换纱布，了解病变部位、范围以及子宫大小、周围粘连等情况。收回开腹器械（甲状腺拉钩、有齿短镊），准备深部手术器械（腹部自动拉钩，长平镊，大、小 S 拉钩）。

（2）取腹腔冲洗液（图 10-7-6）：有腹水的卵巢癌，直接取腹水送检；没有腹水的卵巢癌，准备 400ml 左右冲洗用生理盐水冲洗腹腔，再用 1 把 Allis 钳夹住小量杯舀出，取冲洗液送细胞学检查（取冲洗液操作同子宫内膜癌）。

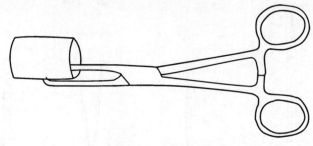

图 10-7-6　取冲洗液

（3）排垫肠管：递分离剪分离子宫、附件与大网膜、肠管的粘连，递长平镊及钡线盐水长纱条排垫肠管，递大 S 拉钩予第二助手，暴露盆腔手术野。

（三）全子宫+双附件切除术

1. 断圆韧带　递 2 把弯蚊式止血钳夹住子宫两侧（图 10-7-7），牵拉子宫，再递 1 把弯蚊式止血钳提起圆韧带远端，递百克钳电凝，递组织剪（弯）剪断圆韧带，2 号圆针 7 号丝线缝扎，递直蚊式止血钳夹住远端结扎线保留作牵引，对侧相同。再递分离剪，沿阔韧带前叶垂直向下剪开，向内打开子宫膀胱腹膜反折到对侧，递 2 号圆针 1 号丝线将膀胱腹膜悬吊于切口处，中间、左、右各 1 针。

2. 卵巢输卵管切除　结扎卵巢动、静脉，递分离剪从圆韧带切断处逆行打开骨盆漏斗韧带表面腹膜至骨盆入口处，游离卵巢动、静脉，递 2 把弯蚊式止血钳夹住远端高位结扎，递百克钳电凝，将动、静脉电凝夹闭，递组织剪（弯）剪开，3 号圆针 7 号丝线缝扎两次。

3. 推、分离膀胱（图 10-7-8）　递长平镊、分离剪剪开阔韧带前叶及膀胱腹膜反折，递 3 把 Allis 钳将膀胱腹膜反折提起，递分离剪分离，下推膀胱，将膀胱拉向耻骨联合，递小 S 拉钩轻轻拉住，暴露输尿管及子宫动、静脉。

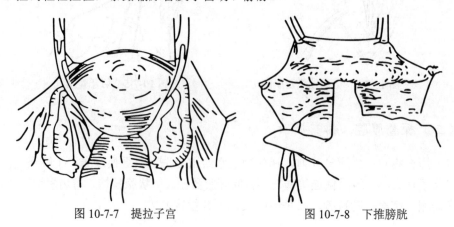

图 10-7-7　提拉子宫　　　　　　　图 10-7-8　下推膀胱

4. 处理子宫血管（图 10-7-9） 递弯蚊式止血钳 3 把，夹住子宫动、静脉及周围组织，递百克钳电凝，递组织剪（弯）剪开，3 号圆针 7 号丝线缝扎 2 次，对侧相同。

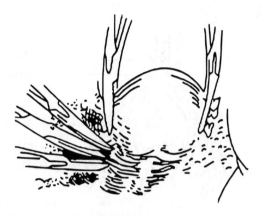

图 10-7-9　处理子宫血管

5. 处理子宫骶、主韧带（图 10-7-10） 递 1 把 Allis 钳夹住子宫直肠窝腹膜，将膀胱直肠分离开，递 2 把弯蚊式止血钳夹住，递百克钳电凝后，递组织剪（弯）剪开，3 号圆针 7 号丝线缝扎。递弯蚊式止血钳夹住主韧带，钳尖夹住阴道侧穹隆，递百克钳电凝后，递组织剪（弯）剪断后，3 号圆针 7 号丝线缝扎（图 10-7-11）。

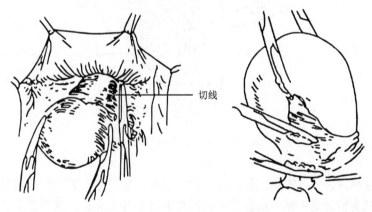

图 10-7-10　钳夹主韧带及子宫骶骨韧带　　　　图 10-7-11　缝扎主韧带

6. 切除子宫 递纱布 1 张围绕子宫颈周围，递刀或高频电刀切开阴道穹隆，递 1 把 Allis 钳夹住阴道前壁开口处，递 1 把 Allis 钳夹住子宫颈前唇，递组织剪（弯）剪断阴道，在剪的过程中递上 5 把 Allis 钳夹住阴道残端。切下子宫后递弯盘接住子宫，递碘伏阴道纱条，塞入阴道消毒（暂不取出，待手术结束后由阴道取出），再递 1 个碘伏纱球再次消毒阴道断端后递弯盘接过，更换纱布及一次性负压吸引头，后递上 0 号圆针可吸收线及长组织镊，连续缝合阴道断端。缝合完毕后递温无菌生理盐水冲洗盆、腹腔。

（四）盆腔淋巴结清扫（图 10-7-12）

（1）清除髂总淋巴结（图 10-7-13）：打开腹膜，用小圆针 1 号丝线挂起，充分暴露髂总动脉、输尿管及其分支，递扁桃镊夹住髂总动脉小分支，递输尿管拉钩轻轻地钩住输尿管，递百克剪边凝边剪开分支，沿动脉向下分离淋巴结，用弯蚊式止血钳带 1 号丝线栓扎髂总动脉小分支。

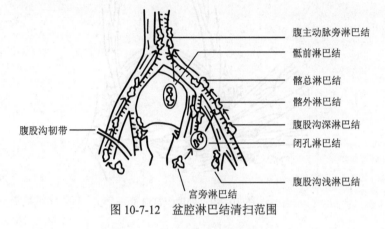

图 10-7-12　盆腔淋巴结清扫范围

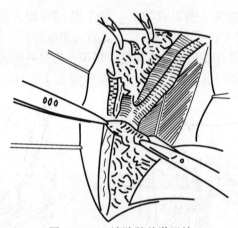

图 10-7-13　清除髂总淋巴结

（2）清除髂内、外淋巴结：暴露髂外动、静脉，股神经，腰大肌。将髂外静脉的脂肪淋巴结用分离剪游离干净，用扁桃镊将髂外静脉小分支夹住，递百克剪边凝边向下剪开，暴露出髂外动脉的起始点，沿着髂外动脉由上至下切除。髂内淋巴结，沿髂内血管由上到下将髂内血管的脂肪和淋巴结游离、切除。

（3）清除腹股沟深淋巴结（图 10-7-14）：递双头拉钩将腹股沟位置向上向外侧提拉，暴露腹股沟深的位置，递 1 把扁桃镊将股深淋巴结夹住，再递 1 把扁桃镊将其远端夹住，递百克剪剪断，递弯蚊式止血钳带 1 号丝线栓扎（减少或避免术后淋巴囊肿的形成）。

（4）递 1 把 Allis 钳、3 号圆针 7 号丝线牵挂起闭锁血管，递直蚊式止血钳夹住线尾牵拉。

（5）清除闭孔淋巴结（图 10-7-15）：将髂外动脉的内侧脂肪、淋巴结继续向下游离，进入闭孔窝，沿髂内动脉外侧小心分离，递血管拉钩轻轻将髂外动脉拉住，从外向内分离，见闭孔窝底，看见闭孔神经，将闭孔神经上的脂肪、淋巴结清除干净。

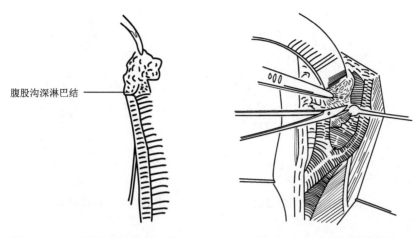

图 10-7-14 清除腹股沟深淋巴结　　图 10-7-15 分离闭孔淋巴结

（6）大网膜切除（图 10-7-16）：取下腹部自动拉钩，大、小 S 拉钩，取下垫肠用的长纱、方纱，递双头拉钩，提起腹腔，用手将大网膜牵出，沿横结肠下缘及胃大弯切除大网膜，递弯蚊式止血钳夹住，递百克钳电凝，递组织剪（弯）剪开，2 号圆针 7 号丝线缝扎或弯蚊式止血钳带 4 号线拴扎。

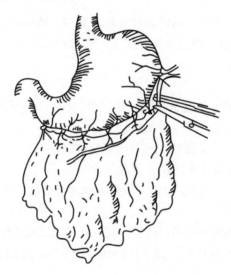

图 10-7-16 切除大网膜

（7）阑尾切除：暴露阑尾，递 Allis 钳 1 把提起阑尾端系膜，处理阑尾系膜，递弯蚊式止血钳 2 把夹住阑尾系膜根部血管，递组织剪（弯）剪断（图 10-7-17），2 号圆针 7 号丝线缝扎，递小圆针 1 号丝线荷包缝合，递弯蚊式止血钳夹住阑尾根部，递弯蚊式止血钳带 7 号丝线拴扎，递 20 号刀，将阑尾切下，处理阑尾残端，用高频电刀电凝残端，递碘伏纱球消毒，消毒 2 次，拉紧荷包线，打结，将阑尾残端包埋（图 10-7-18）。

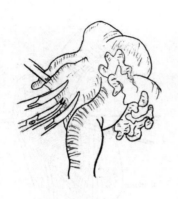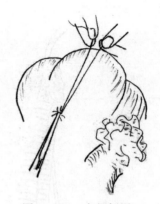

图 10-7-17　切除阑尾　　　　　图 10-7-18　包埋阑尾

（8）放置引流管：递碘伏纱球消毒引流切口处，递刀片切开，递弯蚊式止血钳由外向内入盆腔，递上备好的引流管，弯蚊式止血钳夹住拉出引流管，放置引流管 2 根，必要时递沙发针，放置打药管 1 根。再次递电凝止血或小圆针 1 号丝线缝扎出血处，小圆针 1 号丝线间断缝合盆腹膜。

（五）关腹

在关腹前清点器械、纱布、缝针和特殊物品数目。收回深部手术器械（腹部自动拉钩、长平镊、分离剪），递未碰触卵巢肿瘤的关腹器械（甲状腺拉钩、有齿短镊、线剪）和干净纱布。

1. 缝合切口

（1）缝合腹膜：递 Allis 钳提起腹膜，甲状腺拉钩牵开手术野，13×24 号圆针 4 号丝线缝合腹膜。缝合完毕，再次清点手术用物。

（2）缝合筋膜：递 13×24 圆针 7 号丝线缝合筋膜。

（3）冲洗切口：递生理盐水冲洗，更换干净物品。

（4）缝合皮下组织：递 Allis 钳钳夹碘伏纱球消毒皮肤，递 13×34 号圆针 1 号丝线缝合。

（5）缝合皮肤：递碘伏纱球消毒皮肤，递 4-0 号可吸收线缝合。

2. 覆盖切口　再次清点用物，递碘伏纱球消毒皮肤，医用敷贴覆盖切口。

（六）术毕

收回台上器械。准备 2 把弯蚊式止血钳，分别钳夹碘伏纱球各 1 个，先消毒会阴部，然后取出阴道内纱条，检查阴道内流血情况，再消毒阴道。

五、特殊关注点

（1）注意无菌操作及无瘤技术操作。

（2）切除子宫后，用碘伏消毒碰触过阴道残端的器械。

（3）妥善保管百克钳和高频电刀笔，以免发生灼伤。

（4）观察患者受压皮肤、切口敷料、引流管、尿色和尿量。

（5）提醒医生取出阴道纱条，并注意观察阴道流血情况。

（罗 丹 罗 群）

第八节 卵巢囊肿剥除术、卵巢修补术手术配合

经腹卵巢囊肿剥除术在临床上一般用于卵巢良性囊肿，其适应对象主要为卵巢畸胎瘤、卵巢浆液性囊腺瘤或黏液性囊腺瘤。将卵巢囊肿从卵巢中挖除，健康卵巢组织保留。

一、手 术 用 物

（一）常 规 布 类

常规布类包括开腹大包（大盆 2 个、弯盘 2 个、大药杯 1 个、小药杯 1 个、治疗巾 6 张、钡线大方纱 1 块、钡线长条纱 1 块、钡线纱布 15 块、钡线纱球 20 个、钡线阴道纱条 1 块）、手术衣和长口单。

（二）手 术 器 械

子宫器械：分离剪 1 把、组织剪 1 把、线剪 2 把、手术刀柄 2 把、短持针器 2 把、长持针器 2 把、耻骨上拉钩 1 把、腹部自动拉钩 1 把、双头拉钩 1 把、双爪钳 1 把、小 S 拉钩 1 把、大 S 拉钩 1 把、长平镊 2 把、有齿短镊 2 把、有齿长镊 1 把、直有齿血管钳 2 把、弯蚊式止血钳 8 把、Allis 钳 6 把、直蚊式止血钳 12 把、甲状腺拉钩 1 把、卵圆钳 1 把、巾钳 1 把。

（三）一 次 性 用 物

1. 常规用物 一次性吸引管 1 根、一次性吸引头 1 根、一次性高频电刀笔 1 个、电刀清洁片 1 张、腹腔探查套针 1 套、50cm×30cm 医用粘贴薄膜 1 张、25cm×10cm 医用敷贴 1 张、20 号刀片 2 个、手套按需准备。

2. 冲洗液 0.9%氯化钠注射液 1 瓶（500ml/瓶）。

3. 缝线

（1）非吸收缝线：按需准备 1 号、4 号和 7 号丝线。

（2）可吸收带针缝合线：4-0 号角针可吸收线和 4-0 号圆针可吸收线各 1 包。

二、手 术 体 位

患者取仰卧位。

（1）患者仰卧于铺有清洁治疗单的手术台中央。

（2）右上肢系好血压袖带后，用中单将上肢包裹、固定于身侧；左上肢建立静脉通道后平放于手板上，并保证安全、通畅。

（3）高频电刀负极板贴于患者体毛较少且肌肉丰厚处。

（4）患者排空膀胱，留置导尿管。

（5）头架固定于手术台床头，平患者颈部；手术器械托盘固定于手术台尾，平患者小腿位置。

三、消毒铺巾

（1）消毒液：碘伏。

（2）消毒范围：上至剑突下，下至两大腿上 1/3、外阴部，两侧至腋中线。

（3）铺医用粘贴膜于患者腹部，两张治疗巾对折，折边向外，第一张治疗巾铺盖于患者胸部平剑突处，第二张治疗巾铺盖于患者耻骨联合及外阴部。

（4）两张长口单遮盖患者头部、头架、器械托盘及患者下肢，并分别向左右两侧延伸。

（5）用两张治疗巾分别铺于患者腹部切口上方及下方，再平铺两张治疗巾于器械托盘上。

四、手 术 配 合

（一）开腹

（1）手术开始前，器械护士与巡回护士共同清点器械、纱布、缝针、缝线等用物。器械护士将高频电刀笔与一次性吸引管固定于手术台头侧。

（2）手术开始前用无菌生理盐水清洗掉手套上的滑石粉。

（3）递开腹器械[组织剪（弯）、皮肤拉钩、有齿短镊、20 号刀]及纱布 1 张（图10-8-1）。

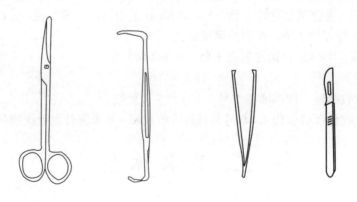

图 10-8-1　开腹器械

（4）切口：取下腹部正中切口，于耻骨联合上方沿中线向上，或采用耻骨联合上横切口。

（5）切开皮肤、皮下组织：递 20 号刀切开皮肤后放入弯盘。更换手术刀，纱布拭血，直蚊式止血钳钳夹 1 号丝线结扎或高频电刀止血，递甲状腺拉钩牵开手术野。

（6）纵向切开腹白线，分离筋膜及肌肉（图 10-8-2）：递高频电刀切开，弯蚊式止血钳分离并钳夹出血点，1 号丝线结扎或高频电刀止血。

（7）切开腹膜，显露腹腔（图 10-8-3）：递有齿短镊、弯蚊式止血钳夹住腹膜，20 号刀划开一小口，电刀切开。

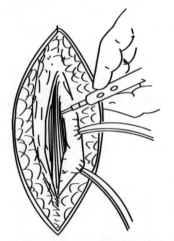
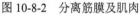
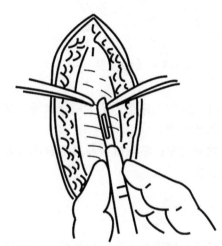

图 10-8-2　分离筋膜及肌肉　　　　图 10-8-3　切开腹膜

（二）探查腹腔，排垫肠管

（1）探查腹腔：在腹膜打开前，递生理盐水给术者洗手，更换纱布，了解病变部位、范围以及子宫大小、周围粘连等情况。收回开腹器械（甲状腺拉钩、有齿短镊），准备深部手术器械（腹部自动拉钩，长平镊，大、小 S 拉钩）。

（2）排垫肠管：递分离剪分离子宫、附件与大网膜、肠管的粘连，递长平镊及钡线盐水长纱条排垫肠管，递大 S 拉钩予第二助手，暴露盆腔手术野。

（三）卵巢囊肿剥除术

（1）暴露卵巢：递长平镊和分离剪予术者，游离卵巢及其周围组织，分离粘连带，递湿纱布 1 张围于卵巢周围。

（2）切开囊壁：递手术刀柄予术者，在卵巢囊肿表面轻轻划一切口，仅仅切开卵巢囊壁而非囊肿壁。

（3）游离囊壁（图 10-8-4）：递 Allis 钳轻轻钳夹卵巢包膜边缘，递分离剪、长平镊予术者分离囊壁，使肿瘤与卵巢完全剥离，取出囊肿。

（4）保管标本：将剥离出的囊肿放入弯盘中，做好标记，妥善保管。

（5）切下部分囊肿内容物及囊壁送快速冰冻，剩余组织做好标记，术后及时送检。

（6）卵巢缝合：递组织剪（弯）剪去多余的卵巢组织，用 4-0 号圆针可吸收线缝合卵巢壁，从而形成新的卵巢（图 10-8-5）。

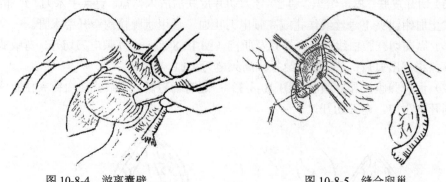

图 10-8-4　游离囊壁　　　　　　　　　　图 10-8-5　缝合卵巢

（7）冲洗盆腔：递温无菌生理盐水冲洗盆腔，更换之前的纱布。在患者腹部切口下方加盖一张治疗巾。

（8）检查止血：常规检查卵巢缝合部位有无出血。递纱布拭血，用 1 号丝线结扎止血或电刀止血。

（四）关腹

术者检查盆腹腔并止血，器械护士和巡回护士共同清点所有用物并记录。

（1）缝合腹膜：递 Allis 钳提起腹膜，皮肤拉钩牵开手术野，递有齿短镊、13×24 号圆针 4 号丝线连续缝合。缝合完毕，再次清点手术用物。

（2）冲洗伤口：递生理盐水冲洗伤口并吸尽，术者再次洗手。

（3）缝合筋膜：递 13×24 号圆针 7 号丝线间断缝合筋膜。

（4）缝合皮下组织：递碘伏纱球消毒，递 10×28 号圆针 1 号丝线缝合。

（5）缝合皮肤：递碘伏纱球消毒，可吸收线 4-0 角针可吸收线皮内缝合。

（6）再次清点纱布、缝针等，碘伏纱球消毒，干净纱布擦干，递无菌敷料覆盖伤口。

五、特殊关注点

（1）注意无菌操作。

（2）卵巢囊肿未取出前，应用长纱条或纱布将卵巢四周包围，以免囊液四溢污染周围正常组织，且及时加盖治疗巾。

（3）妥善保管高频电刀笔，以免发生灼伤。

（4）整个手术过程中应密切观察患者的生命体征。

（冯　茜　罗　群）

第九节　开腹取环术手术配合

开腹取环术适用于宫内节育器（IUD）异位的患者。凡宫内节育器部分或完全嵌入子宫肌层，或异位于腹腔、阔韧带者，称为宫内节育器异位。宫内节育器异位分为三类：①部分异位，IUD 部分嵌入子宫肌层；②完全异位，IUD 全部嵌入肌层；③子宫外异位，IUD 已经在子宫外，处在盆、腹腔中。宫内节育器异常常因为术时子宫穿孔，节育器过大、子宫收缩时逐渐嵌入肌层，子宫畸形，IUD 的放置不当、下移、变形、接头处断裂等引起。本手术配合适用于 IUD 大部分或全部嵌入子宫肌层者。

一、手 术 用 物

（一）常规布类

常规布类包括开腹大包（大盆 2 个、弯盘 2 个、大药杯 1 个、小药杯个、治疗巾 6张、钡线纱布 15 块、钡线纱球 20 个、钡线阴道纱条 1 块）、手术衣和长口单

（二）手术器械

子宫器械：分离剪 1 把、组织剪 1 把、线剪 2 把、手术刀柄 2 把、短持针器 2 把、长持针器 2 把、耻骨上拉钩 1 把、腹部自动拉钩 1 把、双头拉钩 1 把、双爪钳 1 把、小S 拉钩 1 把、大 S 拉钩 1 把、长平镊 2 把、有齿短镊 2 把、有齿长镊 1 把、直有齿血管钳 2 把、弯蚊式止血钳 8 把、Allis 钳 6 把、直蚊式止血钳 12 把、甲状腺拉钩 1 把、卵圆钳 1 把、巾钳 1 把。

（三）一次性用物

1. 常规用物　一次性使用吸引管 1 根、一次性使用吸引头 1 根、一次性高频电刀笔1 个、电刀清洁片 1 张、腹腔广泛套针 1 套、50cm×30cm 医用粘贴膜 1 张、25cm×10cm医用敷贴 1 张、T 形引流管 1 根、20 号刀片 2 个、手套按需准备。

2. 缝线
（1）非吸收缝线：按需准备 1 号、4 号和 7 号丝线。
（2）可吸收带针缝合线：1-0 号圆针可吸收线 1 包、4-0 号圆针可吸收线 1 包。

3. 特殊准备　5ml 注射器 1 副、垂体后叶素（6U/支）1 支或者缩宫素（10U/支）2 支。

二、手 术 体 位

患者取仰卧位。

（1）手术台上铺好清洁的治疗单，患者仰卧于手术台中线。

（2）右上肢平放于身体右侧，绑好测血压的袖带，在保证右上肢安全的情况下，用中单将右上肢包裹、固定于右身侧；左上肢平放于左侧手板上，处于功能位置，不过度外展，建立静脉通道，并保证安全、通畅。

（3）高频电刀负极板贴于患者体毛较少且肌肉丰厚处。

（4）头架固定于手术台床头，平患者颈部；手术器械托盘固定于手术台尾，平患者小腿位置。

三、消 毒 铺 巾

（1）消毒液：碘伏。

（2）消毒范围：上至剑突下，下至两大腿上 1/3、外阴部，两侧至腋中线。

（3）铺手术薄膜于患者腹部，两张治疗巾对折，折边向外，第一张治疗巾铺盖于患者的胸部，第二张治疗巾铺盖患者耻骨联合及外阴部。

（4）两张长口单遮盖患者头部、头架、器械托盘及患者下肢，并分别向左右两侧延伸。

（5）将两张治疗巾对折，分别铺于患者腹部切口上方及下方。

（6）长口单两张覆盖托盘，再平铺两张治疗巾于器械托盘上。

四、手 术 配 合

（一）开腹

（1）手术开始前，巡回护士与器械护士共同清点器械、纱布等用物。器械护士将电刀与一次性吸引管固定于手术台上方近第二助手侧。

（2）递开腹器械[组织剪（弯）、皮肤拉钩、有齿短镊、20号刀]及纱布1张。

（3）切口：取下腹正中切口，于耻骨联合上方沿中线向上，或采用耻骨联合上横切口。

（4）切开皮肤、皮下组织：递20号刀切开皮肤后放入弯盘，更换20号刀，干纱垫拭血，直蚊式止血钳钳夹1号丝线结扎或电凝止血，递皮肤拉钩牵开手术野。

（5）纵向切开腹白线，分离筋膜及肌肉：递电刀切开，弯蚊式止血钳分离并钳夹出血点，1号丝线结扎或电凝止血。

（6）切开腹膜，显露腹腔：递有齿短镊、弯蚊式止血钳夹住腹膜，20号刀划开一小口，电刀切开。

（二）探查腹腔，排垫肠管

1. 探查腹腔 在腹膜打开前，递生理盐水给术者洗手，更换纱布，了解病变部位、范围以及子宫大小、周围粘连等情况。收回开腹器械（甲状腺拉钩、有齿短镊），准备深部手术器械（腹部自动拉钩，长平镊，大、小 S 拉钩）。

2. 排垫肠管　递长平镊及钡线盐水长纱条排垫肠管，递带状拉钩予第二助手，暴露盆腔手术野。

（三）取环

（1）再次查看 B 超单，确定并查找节育器嵌顿位置，递干净纱布围绕子宫周围一周。

（2）递 5ml 注射器将 20U 缩宫素注射液注入子宫肌壁间以减少出血（图 10-9-1）。

（3）递 20 号刀划开子宫浆膜及表面正常肌层到宫腔，递 Allis 钳钳夹并提起子宫切口边缘（图 10-9-2），暴露异位 IUD。再递 Allis 钳夹出环，放入弯盘内。

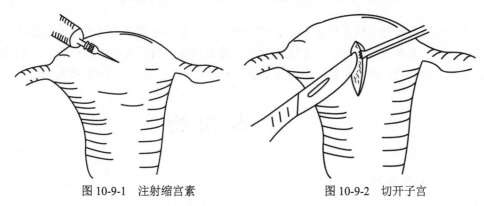

图 10-9-1　注射缩宫素　　　　　　　　　　图 10-9-2　切开子宫

（4）用 Allis 钳钳夹碘伏纱球消毒宫腔 3 次，递 4-0 号圆针可吸收线修补子宫内膜，关闭宫腔。将围绕子宫周围一周的纱布去掉。用碘伏擦拭用过的手术器械，并递碘伏水洗手，后用 1-0 号圆针可吸收线缝合子宫肌层。递生理盐水冲洗盆腔，准备关腹。

（四）关腹

关腹前清点器械、纱布、缝针和特殊物品数目。收回深部手术器械（腹部自动拉钩、长平镊、分离剪），递关腹器械（甲状腺拉钩、有齿短镊、线剪）和干净纱布。

1. 缝合切口

（1）缝合腹膜：递 Allis 钳提起腹膜，甲状腺拉钩牵开手术野，13×24 号圆针 4 号丝线缝合腹膜。缝合完毕，再次清点手术用物。

（2）缝合筋膜：递 13×24 号圆针 7 号丝线缝合筋膜。

（3）冲洗切口：递生理盐水冲洗切口，更换干净物品。

（4）缝合皮下组织：递 Allis 钳钳夹碘伏纱球消毒皮肤，递 13×34 号圆针 1 号丝线缝合。

（5）缝合皮肤：递碘伏纱球消毒皮肤，递 4-0 号角针可吸收线缝合。

2. 覆盖切口　再次清点用物，递碘伏纱球消毒皮肤，医用敷贴覆盖切口。

五、特殊关注点

（1）宫腔连接阴道视为污染区域，术中用于宫腔操作的器械应用碘伏擦拭，并更换一次性负压吸引头。取出的 IUD 视为污染物，放在弯盘内。

（2）仔细清点好纱球、纱布，防止填塞入宫腔及腹腔。

（陈 婧 李 红）

第十节　经腹子宫肌瘤挖除术手术配合

子宫肌瘤是女性生殖系统最常见的良性肿瘤，主要由子宫平滑肌组织增生而成。大体观为球形，表面光滑，外表有被压缩的肌纤维束和结缔组织构成的假包膜。一般按所在部位分为肌壁间肌瘤、浆膜下肌瘤和黏膜下肌瘤，其中又以肌壁间肌瘤最为常见。

一、手术用物

（一）常规布类

常规布类包括开腹大包（大盆 2 个、弯盘 2 个、大药杯 1 个、小药杯 1 个、治疗巾 6 张、钡线大方纱 1 块、钡线长条纱 1 块、钡线纱布 15 块、钡线纱球 20 个、钡线阴道纱条 1 块）、手术衣和长口单。

（二）手术器械

子宫器械：分离剪 1 把、组织剪 1 把、线剪 2 把、手术刀柄 2 把、短持针器 2 把、长持针器 2 把、耻骨上拉钩 1 把、腹部自动拉钩 1 把、双头拉钩 1 把、双爪钳 1 把、小 S 拉钩 1 把、大 S 拉钩 1 把、长平镊 2 把、有齿短镊 2 把、有齿长镊 1 把、直有齿血管钳 2 把、弯蚊式止血钳 8 把、Allis 钳 8 把、直蚊式止血钳 12 把、甲状腺拉钩 1 把、卵圆钳 1 把、巾钳 1 把。

（三）手术设备

手术设备为高频电刀。

（四）一次性用物

1. 常规用物　一次性吸引管 1 根、一次性吸引头 1 根、一次性高频电刀笔 1 个、电刀清洁片 1 张、腹腔探查套针 1 套、50cm×30cm 医用粘贴薄膜 1 张、25cm×10cm 医用敷贴 1 张、20 号刀片 2 个、手套按需准备。

2. 冲洗液　0.9%氯化钠注射液 1 瓶（500ml/瓶）。

3. 缝线

（1）非吸收线：按需准备 1 号、4 号和 7 号丝线。

（2）可吸收线：按需准备 4-0 号圆针可吸收线、4-0 号角针可吸收线和 0 号圆针可吸收线。

4. 特殊准备　5ml 注射器 1 副、橡皮止血带 1 根、垂体后叶素（6U/支）或缩宫素（10U/支）。

二、手术体位

患者取仰卧位。

（1）手术台上铺好清洁的治疗单，患者仰卧于手术台中线。

（2）右上肢平放于身体右侧，绑好测血压的袖带，在保证右上肢安全的情况下，用治疗单将右上肢包裹、固定于右身侧；左上肢平放于左侧手板上，处于功能位置，不过度外展，建立静脉通道，并保证安全、通畅。

（3）高频电刀负极板贴于患者体毛较少且肌肉丰厚处。

（4）头架固定于手术台床头，平患者颈部；手术器械托盘固定于手术台尾，平患者小腿位置。

三、消毒铺巾

（1）消毒液：碘伏。

（2）消毒范围：上至剑突下，下至两大腿上 1/3、外阴部，两侧至腋中线。

（3）铺手术薄膜于患者腹部，两张治疗巾对折，折边向外，第一张治疗巾铺盖于患者的胸部，第二张治疗巾铺盖患者耻骨联合及外阴部。

（4）两张长口单遮盖患者头部、头架、器械托盘及患者下肢，并分别向左右两侧延伸。

（5）将两张治疗巾对折，分别铺于患者腹部切口上方及下方。

（6）长口单两张覆盖托盘，再平铺两张治疗巾于器械托盘上。

四、手术配合

（一）开腹

（1）手术开始前，巡回护士与器械护士共同清点器械、纱布等用物。器械护士将电刀笔与一次性吸引管固定于手术台上方近第二助手侧。

（2）递开腹器械[组织剪（弯）、皮肤拉钩、有齿短镊、20 号刀]及纱布 1 张（图 10-10-1）。

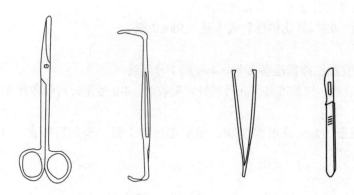

图 10-10-1　开腹器械

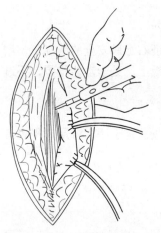

图 10-10-2　分离腹筋膜及肌肉

（3）切口：取下腹正中切口，于耻骨联合上方沿中线向上延长，根据手术需要延长手术切口，或采用耻骨联合上横切口（递 20 号刀切一个弧形切口，递弯组织剪剪开腹直肌前鞘，递 Allis 钳钳夹切口上方的腹直肌前鞘边缘，术者用手钝性分离腹直肌与筋膜，显露腹直肌腱中间下方腹膜，递 20 号刀切开腹膜）。

（4）切开皮肤、皮下组织：递 20 号刀切开皮肤后放入弯盘，更换 20 号刀，纱布拭血，直蚊式止血钳钳夹 1 号丝线结扎或电凝止血，递皮肤拉钩牵开手术野。

（5）纵向切开腹白线，分离筋膜及肌肉（图 10-10-2），递电刀切开，弯蚊式止血钳分离并钳夹出血点，1 号丝线结扎或电凝止血。

（6）切开腹膜，显露腹腔：递有齿短镊、弯蚊式止血钳夹住腹膜，20 号刀划开一小口，电刀或组织剪切开。

（二）探查腹腔，排垫肠管

在腹膜打开前，递生理盐水给术者洗手，更换纱布，了解病变部位和范围以及子宫大小、周围粘连等情况。收回开腹器械（甲状腺拉钩、有齿短镊），准备深部手术器械（腹部自动拉钩，长平镊，大、小 S 拉钩）。探查完腹腔后，根据需要递长平镊及湿长条纱布排垫肠管，暴露手术视野。

（三）挖除肌瘤

（1）拉出子宫：递双爪钳或巾钳夹住肌瘤部处理带蒂肌瘤，递 20 号刀直接切除带蒂肌瘤的蒂部，并缝合。

（2）无蒂的浆膜下子宫肌瘤，注射垂体后叶素或缩宫素于子宫肌壁间止血（图 10-10-3）：本身有高血压史者禁用垂体后叶素，注射垂体后叶素时会引起患者血压升高，需麻醉师在场。

（3）对于肌壁间或黏膜下的肌瘤，术者有时会用橡皮止血带短暂束扎子宫动、静脉，暂时阻断血供，减少出血。递橡皮止血带，穿过子宫峡部左右侧阔韧带无血管区，交叉于子宫体前方，递弯蚊式止血钳固定（图 10-10-4）。

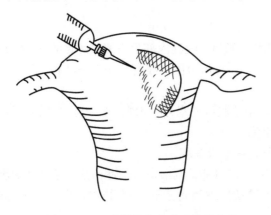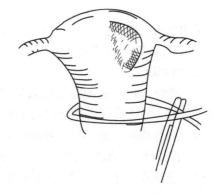

图 10-10-3　注射缩宫素或垂体后叶素　　　　图 10-10-4　引流管束扎子宫动、静脉

（4）剔除肌瘤

1）递电刀或 20 号刀于子宫肌瘤处，选择子宫表面血管较少的部位，视肌瘤大小切开子宫至肌瘤包膜，露出肌瘤（图 10-10-5）。

2）递两把 Allis 钳夹持子宫壁，钝性分离肌瘤包膜及肌瘤周围组织。

3）递双爪钳或巾钳夹住肌瘤沿一个方向拧转，递中弯钳夹残余的结缔组织蒂部，组织剪（弯）剪断，电凝止血。

4）子宫颈肌瘤挖除时，递分离剪、长平镊、Allis 钳，分离下推膀胱，避开膀胱、直肠及输尿管，再做肌瘤挖除。

（5）关闭缝合瘤腔：递长平镊，对于黏膜下肌瘤或部分肌壁间肌瘤穿破子宫黏膜层者，先递 Allis 钳钳夹碘伏纱球，消毒子宫黏膜层，再递 4-0 号圆针可吸收线，长平镊缝合子宫黏膜层，子宫黏膜层缝合完毕后，更换干净纱布，用碘伏纱球或淡碘伏液擦拭接触过子宫黏膜的器械，防止子宫内膜异位，再递 0 号圆针可吸收线缝合浆肌层；未穿破子宫黏膜层者，递长平镊、0 号圆针可吸收线间断或连续缝合、封闭瘤腔，间断缝合子宫浆肌层（图 10-10-6）。

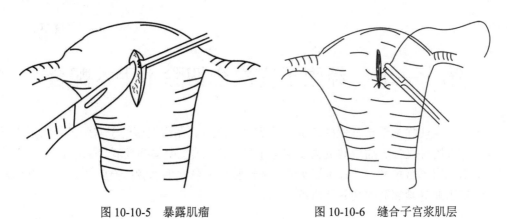

图 10-10-5　暴露肌瘤　　　　　　　图 10-10-6　缝合子宫浆肌层

（6）缝合完毕松开止血带，观察子宫肌壁有无出血，递 7×17 号圆针 1 号丝线缝扎止血。必要时安放引流管。

（四）关腹

关腹前清点器械、纱布、缝针和特殊物品数目。收回深部手术器械（腹部自动拉钩、长平镊、分离剪），递关腹器械（甲状腺拉钩、有齿短镊、线剪）和干净纱布。

1. 缝合切口

（1）缝合腹膜：递 Allis 钳提起腹膜，甲状腺拉钩牵开手术野，13×24 号圆针 4 号丝线缝合腹膜。缝合完毕，再次清点手术用物。

（2）缝合筋膜：递 13×24 号圆针 7 号丝线缝合筋膜。

（3）冲洗切口：递生理盐水冲洗，更换干净纱布。酌情铺盖干净治疗巾于切口周围。

（4）缝合皮下组织：递 Allis 钳钳夹碘伏纱球消毒皮肤，递 13×34 号圆针 1 号丝线缝合。

（5）缝合皮肤：递碘伏纱球消毒皮肤，递 4-0 号角针可吸收线缝合皮肤。

2. 覆盖切口 再次清点用物，递碘伏纱球消毒皮肤，医用敷贴覆盖切口。

五、特殊关注点

（1）采用止血带暂时阻断子宫血供者，器械护士注意提醒医生，每 10～15 分钟可放松止血带 1 分钟。

（2）术中使用垂体后叶素时，观察患者血压的变化。

（3）挖掉肌瘤，穿破子宫黏膜层者，用碘伏消毒擦拭碰触过子宫黏膜层的器械，防止子宫内膜异位症。

（4）对于巨大的子宫颈肌瘤或阔韧带肌瘤者，巡回护士注意观察患者的尿量、尿色。如有异常，提醒术者。

（5）对于多发性子宫肌瘤、巨大的子宫颈肌瘤者，术毕护士应加强观察子宫收缩情况和阴道流血情况，如有异常通知术者。

（郑　丹　贺晓燕）

第十一节　经腹子宫次全切除术手术配合

子宫次全切除术于子宫颈内口水平处切除子宫体，保留健康的子宫颈。其常适用于子宫体部及附件良性肿瘤或病变需要切除子宫，子宫颈无明显病变者，年龄 40 岁以下或者是要求保留子宫颈者；子宫体部及附件恶性肿瘤姑息性手术者；子宫内翻、子宫破裂、产后大量出血等紧急需要切除子宫者。

一、手 术 用 物

（一）常规布类

常规布类包括开腹大包（大盆 2 个、弯盘 2 个、大药杯 1 个、小药杯 1 个、治疗巾 6 张、钡线大方纱 1 块、钡线长条纱 1 块、钡线纱布 15 块、钡线纱球 20 个、钡线阴道纱条 1 块）、手术衣和长口单。

（二）手术器械

1. 子宫器械 分离剪 1 把、组织剪 1 把、线剪 2 把、手术刀柄 2 把、短持针器 2 把、长持针器 2 把、耻骨上拉钩 1 把、腹部自动拉钩 1 把、双头拉钩 1 把、双爪钳 1 把、小 S 拉钩 1 把、大 S 拉钩 1 把、长平镊 2 把、有齿短镊 2 把、有齿长镊 1 把、直有齿血管钳 2 把、弯蚊式止血钳 8 把、Allis 钳 6 把、直蚊式止血钳 12 把、甲状腺拉钩 1 把、卵圆钳 1 把、巾钳 1 把。

2. 特殊器械 百克钳。

（三）手术设备

手术设备包括高频电刀和盆底工作站。

（四）一次性用物

1. 常规用物 一次性吸引管 1 根、一次性吸引头 1 根、一次性高频电刀笔 1 个、电刀清洁片 1 张、腹腔探查套针 1 套、50cm×30cm 医用粘贴薄膜 1 张、25cm×10cm 医用敷贴 1 张、20 号刀片 2 个、手套按需准备。

2. 冲洗液 0.9%氯化钠注射液 1 瓶（500ml/瓶）。

3. 缝线

（1）非吸收缝线：按需准备 1 号、4 号和 7 号丝线。

（2）可吸收带针缝线：1-0 号角针可吸收线 1 包、4-0 号角针可吸收线 1 包。

二、手 术 体 位

患者取仰卧位。

（1）患者仰卧于铺有清洁治疗单的手术台中央。

（2）右上肢系好血压袖带后，用中单将上肢包裹、固定于身侧；左上肢建立静脉通道后平放于手板上，并保证安全、通畅。

（3）高频电刀负极板贴于患者体毛较少且肌肉丰厚处。

（4）患者排空膀胱，留置导尿管。

（5）头架固定于手术台床头，平患者颈部；手术器械托盘固定于手术台尾，平患者小腿位置。

三、消毒铺巾

（1）消毒液：碘伏。

（2）消毒范围：上至剑突下，下至两大腿上 1/3、外阴部，两侧至腋中线。

（3）铺医用粘贴膜于患者腹部，两张治疗巾对折，折边向外，第一张治疗巾铺盖于患者胸部平剑突处，第二张治疗巾铺盖于患者耻骨联合及外阴部。

（4）两张长口单遮盖患者头部、头架、器械托盘及患者下肢，并分别向左右两侧延伸。

（5）用两张治疗巾分别铺于患者腹部切口上方及下方，再平铺两张治疗巾于器械托盘上。

四、手术配合

（一）开腹

（1）手术开始前，器械护士与巡回护士共同清点器械、纱布、缝针、缝线等用物。器械护士将高频电刀笔与一次性吸引管固定于手术台右上侧，百克钳固定于手术台右下侧。

（2）手术开始前用无菌生理盐水清洗掉手套上的滑石粉。

（3）递开腹器械[组织剪（弯）、皮肤拉钩、有齿短镊、20 号刀]（图 10-11-1）及纱布 1 张。

（4）切口：取下腹部正中切口，于耻骨联合上方沿中线向上延长，或采用耻骨联合上横切口。

（5）切开皮肤、皮下组织：递 20 号刀切开皮肤后放入弯盘。更换手术刀，纱布拭血，直蚊式止血钳钳夹 1 号丝线结扎或高频电刀止血，递甲状腺拉钩牵开手术野。

（6）纵向切开腹白线，分离筋膜及肌肉（图 10-11-2）：递高频电刀切开，弯蚊式止血钳分离并钳夹出血点，1 号丝线结扎或高频电刀止血。

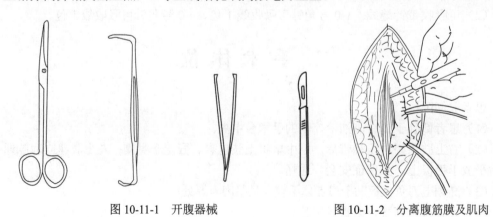

图 10-11-1　开腹器械　　　　　　　图 10-11-2　分离腹筋膜及肌肉

（7）用无菌生理盐水再次清洗双手，更换纱布。

（8）切开腹膜，暴露腹腔，弯蚊式止血钳钳夹腹膜，20 号刀片划开小口，高频电刀或组织剪切开。

（二）探查腹腔，排垫肠管

（1）探查腹腔：探查了解病变部位、范围以及子宫大小、周围粘连情况，将开腹器械（甲状腺拉钩、有齿短镊）收回，更换纱布，准备深部手术器械（长平镊，腹部自动拉钩，大、小 S 拉钩）。

（2）排垫肠管：递分离剪分离子宫、附件与大网膜肠管的粘连，递腹部自动拉钩牵开腹腔，递长平镊及盐水长纱条排垫肠管，递大 S 拉钩予第二助手，充分暴露盆腔。

（三）子宫次全切除术

（1）切断圆韧带：递 2 把弯蚊式止血钳钳夹子宫宫角两侧，提拉子宫（图 10-11-3），递弯蚊式止血钳于宫角 1cm 处钳夹圆韧带，递百克钳止血，递高频电刀切断圆韧带，13×24 号圆针 7 号丝线缝扎远端（图 10-11-4）。

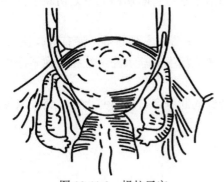
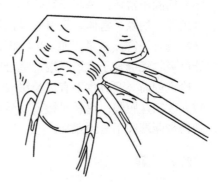

图 10-11-3 提拉子宫　　　　　图 10-11-4 处理圆韧带

（2）处理附件（图 10-11-5）：递弯蚊式止血钳在阔韧带无血管区打洞，递弯蚊式止血钳钳夹卵巢固有韧带及输卵管峡部，递 11×17 号圆针 7 号丝线贯穿缝扎或结扎残端。同法处理对侧。

（3）暴露子宫下段：递长平镊与分离剪剪开阔韧带前叶及膀胱反折腹膜达子宫峡部，分离膀胱约 2cm，使膀胱离开子宫颈附着处（图 10-11-6）。

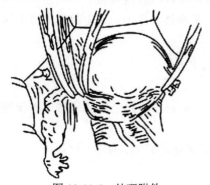
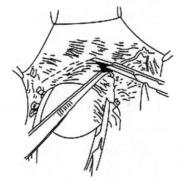

图 10-11-5 处理附件　　　　　图 10-11-6 打开阔韧带前叶

（4）处理子宫血管：递长平镊、组织剪（弯）沿子宫两侧剪开阔韧带后叶至子宫峡部，于子宫颈内口水平稍下方，递 2 把弯蚊式止血钳钳夹子宫侧壁，百克钳止血，切断子宫动、静脉及周围宫旁组织，用 11×17 号圆针 7 号丝线双重缝扎（图 10-11-7）。同法处理对侧。

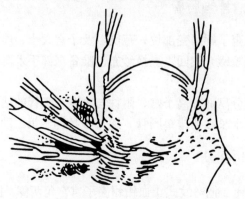

图 10-11-7　处理子宫血管

（5）切除子宫体：暴露子宫峡部，高频电刀沿子宫血管断端稍上方处切断子宫峡部和子宫颈管，切除子宫体。吸引管吸出烟雾。

（6）缝合子宫颈断端：递 Allis 钳钳夹碘伏纱球消毒子宫颈断端，递有齿长镊、1-0 号角针可吸收线缝合子宫颈断端，缝合完毕后，递无菌生理盐水冲洗盆腔，换干净纱布拭血，检查创面（及时收下有齿长镊）。

（7）关闭盆腹膜：递长平镊、1 号丝线小圆针间断缝合盆腹膜并止血，包埋双侧附件、圆韧带断端和子宫颈残端。

（四）关腹

术者检查盆、腹腔并止血，器械护士和巡回护士共同清点所有用物并记录。

（1）缝合腹膜：递 Allis 钳提起腹膜，皮肤拉钩牵开手术野，递有齿短镊、13×24 号圆针 4 号丝线连续缝合。缝合完毕，再次清点手术用物。

（2）冲洗伤口：递生理盐水冲洗伤口并吸尽，术者再次洗手。

（3）缝合筋膜：递 13×24 号圆针 7 号丝线间断缝合筋膜。

（4）缝合皮下组织：递碘伏纱球消毒，递 10×28 号圆针 1 号丝线缝合。

（5）缝合皮肤：递碘伏纱球消毒，4-0 号角针可吸收线皮内缝合。

（6）再次清点纱布、缝针等，碘伏纱球消毒，干净纱布擦干，递无菌敷料覆盖伤口。

五、特殊关注点

（1）严格遵守无菌技术原则，切除子宫体后，接触过子宫颈断端的器械用碘伏擦拭，并更换负压吸引头。

（2）用后的高频电刀笔及百克钳不能置于患者裸露皮肤处，防止灼伤。

（3）术毕消毒阴道，并检查流血、流液情况。

（廖　芯　贺晓燕）

第十二节　经腹全子宫切除术手术配合

腹式全子宫切除术适用于子宫肌瘤、子宫腺肌症、子宫内膜癌、重度子宫内膜异位症等，切除子宫，但保留附件。

一、手术用物

（一）常规布类

常规布类包括开腹大包（大盆2个、弯盘2个、大药杯1个、小药杯1个、治疗巾6张、钡线纱布15块、钡线纱球20个、钡线阴道纱条1块）、手术衣和长口单。

（二）手术器械

1. 子宫器械　分离剪1把、组织剪1把、线剪2把、手术刀柄2把、短持针器2把、长持针器2把、耻骨上拉钩1把、腹部自动拉钩1把、双头拉钩1把、双爪钳1把、小S拉钩1把、大S拉钩1把、长平镊2把、有齿短镊2把、有齿长镊1把、直有齿血管钳2把、弯蚊式止血钳8把、Allis钳6把、直蚊式止血钳12把、甲状腺拉钩1把、卵圆钳1把、巾钳1把。

2. 特殊器械　百克钳1把。

（三）手术设备

手术设备包括高频电刀和盆底工作站。

（四）一次性用物

1. 常规用物　一次性使用吸引管1根、一次性使用吸引头1根、一次性高频电刀笔1个、电刀清洁片1张、腹腔探查套针1套、50cm×30cm医用粘贴膜1张、25cm×10cm医用敷贴1张、血浆引流管1根、20号刀片2个、手套按需准备。

2. 冲洗液　0.9%氯化钠注射液1瓶（500ml/瓶）。

3. 缝线

1）非吸收线：按需准备1号、4号和7号丝线。

2）可吸收线：按需准备0号圆针可吸收线、4-0号角针可吸收线。

二、手术体位

患者取仰卧位。

（1）手术台上铺好清洁的治疗单，患者仰卧于手术台中线。

（2）右上肢平放于身体右侧，绑好测血压的袖带，在保证右上肢安全的情况下，用中单将右上肢包裹，固定于右身侧；左上肢平放于左侧手板上，注意左上肢外展角度<90°，并处于功能位，建立静脉通道，并保证安全、通畅。

（3）高频电刀负极板贴于患者体毛较少且肌肉丰厚处。

（4）头架固定于手术台床头，平患者颈部；手术器械托盘固定于手术台尾，平患者小腿位置。

三、消毒铺巾

（1）消毒液：碘伏。

（2）消毒范围：上至剑突下，下至两大腿上 1/3、外阴部，两侧至腋中线。

（3）铺医用粘贴膜于患者腹部，两张治疗巾对折，折边向外，先铺第一张治疗巾于患者的胸部，后铺第二张治疗巾于患者耻骨联合及外阴部。

（4）铺两张长口单遮盖患者头部、头架、器械托盘及患者下肢，并分别向左右两侧延伸。

（5）对折两张治疗巾，分别铺于长口单上，位于患者腹部切口上方及下方。

（6）再平铺两张治疗巾于器械托盘上。

四、手术配合

（一）开腹

（1）手术开始前，巡回护士与器械护士共同清点器械、纱布等用物。器械护士将电刀笔与一次性吸引管固定于手术台上方近第二助手侧；百克钳连线固定于手术台下方第三助手侧。

（2）递开腹器械[组织剪（弯）、皮肤拉钩、有齿短镊、20 号刀]（图 10-12-1）及纱布 1 张。

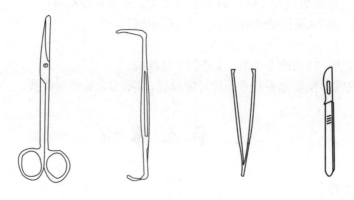

图 10-12-1　开腹器械

（3）切口：取下腹正中切口，于耻骨联合上方沿中线向上，或采用耻骨联合上横切口。

（4）切开皮肤、皮下组织：递 20 号刀切开皮肤后放入弯盘，更换 20 号刀，干纱垫拭血，直蚊式止血钳夹 1 号丝线结扎或电凝止血，递甲状腺拉钩牵开手术野。

（5）纵向切开腹白线，分离筋膜及肌肉（图10-12-2）：递电刀切开，弯蚊式止血钳分离并钳夹出血点，1 号丝线结扎或电凝止血。

（6）切开腹膜，显露腹腔：递有齿短镊、弯蚊式止血钳夹住腹膜，20 号刀划开一小口，电刀或组织剪（弯）切开。

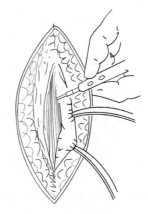

图 10-12-2　分离腹筋膜及肌肉

（二）探查腹腔，排垫肠管

1. 探查腹腔　更换纱布，递生理盐水给术者洗手，术者湿手探查了解病变部位和范围以及子宫大小、周围粘连等情况。将开腹器械（甲状腺拉钩、有齿短镊）收回，准备深部手术器械（长平镊，腹部自动拉钩，大、小 S 拉钩）。

2. 排垫肠管　递分离剪分离子宫、附件与大网膜、肠管的粘连，递长平镊及钡线盐水长纱条排垫肠管，递大 S 拉钩予第二助手，暴露盆腔手术野。

（三）腹式子宫全切术

1. 切断圆韧带　递弯蚊式止血钳 2 把，钳夹子宫两侧并提拉子宫（图 10-12-3）；递弯蚊式止血钳距宫角 1cm 处钳夹圆韧带，递百克钳止血，递电刀切断圆韧带，13×24 号圆针 7 号丝线缝扎或结扎远端。

2. 处理附件　递弯蚊式止血钳在阔韧带无血管区打洞，递弯蚊式止血钳贴近子宫钳夹卵巢固有韧带及输卵管峡部，递百克钳止血，递电刀切断，11×17 号圆针 7 号丝线贯穿缝扎或结扎远端（图 10-12-4）。

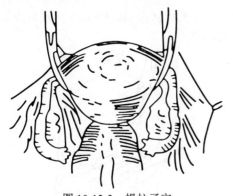

图 10-12-3　提拉子宫

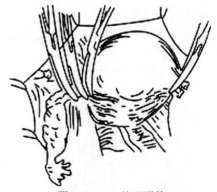

图 10-12-4　处理附件

3. 下推膀胱　递长平镊、组织剪（弯）沿子宫两侧打开阔韧带前叶及膀胱反折腹膜（图10-12-5），递 3 把 Allis 钳提起膀胱反折腹膜，下推膀胱，显露部分子宫颈（图 10-12-6）。

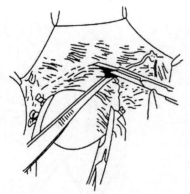

图 10-12-5 打开阔韧带前叶及膀胱反折腹膜

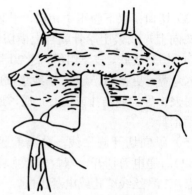

图 10-12-6 下推膀胱

4. 处理子宫血管 递长平镊、组织剪（弯）沿子宫两侧剪开阔韧带后叶至子宫峡部，显露子宫动、静脉。递弯蚊式止血钳于子宫峡部水平紧贴子宫侧壁钳夹子宫血管及周围宫旁组织，再递弯蚊式止血钳 1 把钳夹近子宫端，递百克钳凝固，电刀切断，11×17 号圆针 7 号丝线缝扎（图 10-12-7）。

5. 切断主韧带 递弯蚊式止血钳紧贴子宫颈钳夹主韧带，递百克钳，电刀切断，11×17 号圆针 7 号丝线缝扎（图 10-12-8）。

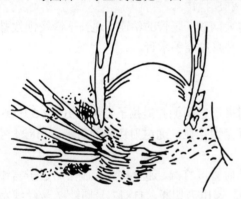

图 10-12-7 处理子宫血管

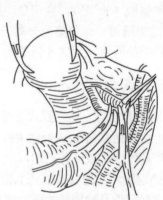

图 10-12-8 切断主韧带

6. 切断子宫骶骨韧带 递弯蚊式止血钳钳夹子宫骶骨韧带（图 10-12-9），递百克钳、电刀切断，11×17 号圆针 7 号丝线缝扎（图 10-12-10）。

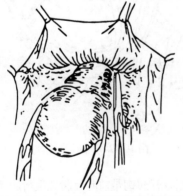

图 10-12-9 钳夹主韧带及子宫骶骨韧带

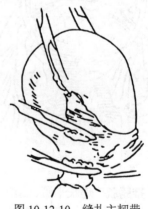

图 10-12-10 缝扎主韧带

7. 切除子宫 递纱布环绕子宫颈周围，提起子宫，递 20 号刀或电刀，取出环绕切缘的纱布，递 6 把 Allis 钳钳夹穹隆处（图 10-12-11），递弯钳夹持 2.5cm×30cm 碘伏阴道纱条 1 块塞入阴道内（图 10-12-12），递弯钳夹持碘伏纱球 2 块分别擦拭残端、吸引头及剪刀。将子宫及 20 号刀放于弯盘内递给手术台下医生送检。

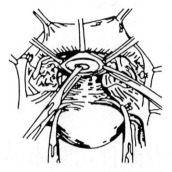 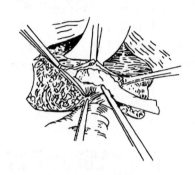

图 10-12-11 切除子宫 　　图 10-12-12 消毒阴道残端

8. 缝合阴道断端 递有齿长镊（阴道断端缝合完毕后随即收下），0 号圆针可吸收线缝合残端（图 10-12-13）。缝合完毕后，递温生理盐水冲洗盆腔，递干净纱布蘸血，检查创面。

9. 关闭盆腹膜 递长平镊、1 号丝线间断缝合盆腹膜并止血，包埋双侧附件、圆韧带断端和子宫颈残端。

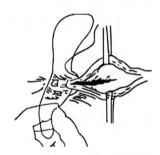

图 10-12-13 缝合阴道残端

（四）关腹

关腹前清点器械、纱布、缝针和特殊物品数目。收回深部手术器械（腹部自动拉钩、长平镊、分离剪），递关腹器械（甲状腺拉钩、有齿短镊、线剪）和干净纱布。

1. 缝合切口

（1）缝合腹膜：递 Allis 钳提起腹膜，甲状腺拉钩牵开手术野，13×24 号圆针 4 号丝线缝合腹膜。缝合完毕，再次清点手术用物。

（2）缝合筋膜：递 13×24 号圆针 7 号丝线缝合筋膜。

（3）冲洗切口：递生理盐水冲洗，更换干净物品。

（4）缝合皮下组织：递 Allis 钳钳夹碘伏纱球消毒皮肤，递 13×34 号圆针 1 号丝线缝合。

（5）缝合皮肤：递碘伏纱球消毒皮肤，递 4-0 号角针可吸收线缝合。

2. 覆盖切口 再次清点用物，递碘伏纱球消毒皮肤，医用敷贴覆盖切口。

（五）术毕

收回台上器械。准备 2 把弯蚊式止血钳，分别钳夹碘伏纱球各 1 个，先消毒会阴部，然后取出阴道内纱条，检查阴道内流血情况，再消毒阴道。

五、特殊关注点

（1）注意无菌操作。

（2）切除子宫后，用碘伏消毒碰触过阴道残端的器械。

（3）妥善保管百克钳和高频电刀笔，以免发生灼伤。

（4）观察患者受压皮肤、切口敷料、引流管以及尿色、尿量。

（5）提醒医生取出阴道纱条，并注意观察阴道流血情况。

（廖　芯　贺晓燕）

第十三节　经腹全子宫及双附件切除术手术配合

经腹全子宫及双附件切除术最常用于卵巢肿瘤且局限性扩散到子宫、输卵管和阔韧带，以及年龄较大无生育要求且手术需要切除子宫、双附件者等。

一、手术用物

（一）常规布类

常规布类包括开腹大包（大盆 2 个、弯盘 2 个、大药杯 1 个、小药杯 1 个、治疗巾 6 张、钡线纱布 15 块、钡线纱球 20 个、钡线阴道纱条 1 块）、手术衣和长口单。

（二）手术器械

1. 子宫器械　分离剪 1 把、组织剪 1 把、线剪 2 把、手术刀柄 2 把、短持针器 2 把、长持针器 2 把、耻骨上拉钩 1 把、腹部自动拉钩 1 把、双头拉钩 1 把、双爪钳 1 把、小 S 拉钩 1 把、大 S 拉钩 1 把、长平镊 2 把、有齿短镊 2 把、有齿长镊 1 把、直有齿血管钳 2 把、弯蚊式止血钳 8 把、Allis 钳 6 把、直蚊式止血钳 12 把、甲状腺拉钩 1 把、卵圆钳 1 把、巾钳 1 把。

2. 特殊器械　百克钳 1 把。

（三）一次性用物

1. 常规用物　一次性使用吸引管 1 根、一次性使用吸引头 1 根、一次性高频电刀笔 1 个、电刀清洁片 1 张、腹腔探查套针 1 套、50cm×30cm 医用粘贴膜 1 张、25cm×10cm 医用敷贴 1 张、血浆引流管 1 根、20 号刀片 2 个、手套按需准备。

2. 缝线

（1）非吸收线：按需准备 1 号、4 号和 7 号丝线。

（2）可吸收线：按需准备 0 号圆针可吸收线、4-0 号角针可吸收线。

（四）其他

其他包括电外科仪器和盆底工作站。

二、手术体位

患者取仰卧位。

（1）手术台上铺好清洁的治疗单，患者仰卧于手术台中线。

（2）右上肢平放于身体右侧，绑好测血压的袖带，在保证右上肢安全的情况下，用中单将右上肢包裹、固定于右身侧；左上肢平放于左侧手板上，注意左上肢外展角度<90°，并处于功能位，建立静脉通道，并保证安全、通畅。

（3）高频电刀负极板贴于患者体毛较少且肌肉丰厚处。

（4）头架固定于手术台床头，平患者颈部；手术器械托盘固定于手术台尾，平患者小腿位置。

三、消毒铺巾

（1）消毒液：碘伏。

（2）消毒范围：上至剑突下，下至两大腿上 1/3、外阴部，两侧至腋中线。

（3）铺医用粘贴膜于患者腹部，两张治疗巾对折，折边向外，先铺第一张治疗巾于患者的胸部，后铺第二张治疗巾于患者耻骨联合及外阴部。

（4）铺两张长口单遮盖患者头部、头架、器械托盘及患者下肢，并分别向左右两侧延伸。

（5）对折两张治疗巾，分别铺于长口单上，位于患者腹部切口上方及下方。

（6）再平铺两张治疗巾于器械托盘上。

四、手术配合

（一）开腹

（1）手术开始前，巡回护士与器械护士共同清点器械、纱布等用物。器械护士将电刀笔与一次性吸引管固定于手术台上方近第二助手侧；百克钳连线固定于手术台下方第三助手侧。

（2）递开腹器械[组织剪（弯）、皮肤拉钩、有齿短镊、20 号刀]（图 10-13-1）及纱布 1 张。

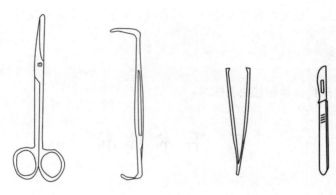

图 10-13-1 开腹器械

（3）切口：取下腹正中切口，于耻骨联合上方沿中线向上，或采用耻骨联合上横切口。

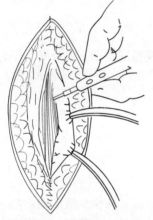

图 10-13-2 分离腹筋膜及肌肉

（4）切开皮肤、皮下组织：递 20 号刀切开皮肤后放入弯盘，更换 20 号刀，纱布拭血，直蚊式止血钳钳夹 1 号丝线结扎或电凝止血，递甲状腺拉钩牵开手术野。

（5）纵向切开腹白线，分离筋膜及肌肉（图 10-13-2）：递电刀切开，弯蚊式止血钳分离并钳夹出血点，1 号丝线结扎或电凝止血。

（6）切开腹膜，显露腹腔：递有齿短镊、弯蚊式止血钳夹住腹膜，20 号刀划开一小口，电刀或组织剪（弯）切开。

（二）探查腹腔，排垫肠管

1. 探查腹腔 更换纱布，递生理盐水给术者洗手，术者湿手探查了解病变部位和范围以及子宫大小、周围粘连等情况。将开腹器械（甲状腺拉钩、有齿短镊）收回，准备深部手术器械（长平镊，腹部自动拉钩，大、小 S 拉钩）。

2. 排垫肠管 递分离剪分离子宫、附件与大网膜、肠管的粘连，递长平镊及钡线盐水长纱条排垫肠管，递大 S 拉钩予第二助手，暴露盆腔手术野。

（三）切除子宫及附件

1. 切断圆韧带 递 2 把弯蚊式止血钳钳夹子宫两侧，提拉子宫（图 10-13-3），递弯蚊式止血钳于宫角 1cm 处钳夹圆韧带，递百克钳止血，递高频电刀切断圆韧带，13×24号圆针 7 号丝线缝扎远端。

2. 处理骨盆漏斗韧带 露一侧附件，弯蚊式止血钳钳夹输卵管峡部和卵巢固有韧带，伸展骨盆漏斗韧带，钳尖达阔韧带无血管区，钳夹骨盆漏斗韧带所有血管，百克钳电凝卵巢动、静脉后切断。递 11×17 号圆针 7 号丝线双重缝扎残端。同法处理另一侧附件（图 10-13-4）。

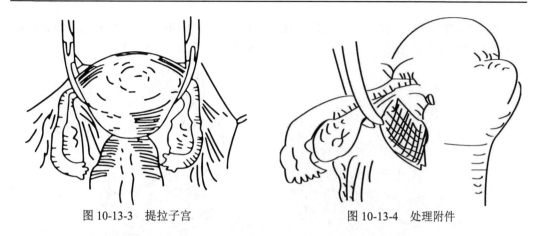

图 10-13-3　提拉子宫　　　　　　　　图 10-13-4　处理附件

3. 切除附件　将切下的左右两侧附件用 7 号丝线分别固定在提拉子宫的两侧弯蚊式止血钳上或直接切除（图 10-13-5）。

4. 剪开阔韧带腹膜　递长平镊与分离剪剪开阔韧带前叶腹膜达子宫颈内口处。

5. 分离膀胱　递长平镊与分离剪予术者，打开膀胱腹膜反折，分离膀胱，递 Allis 钳 3 把以牵拉附在膀胱上的反折腹膜，术者用手指下推膀胱，到达前穹隆（图 10-13-6）。

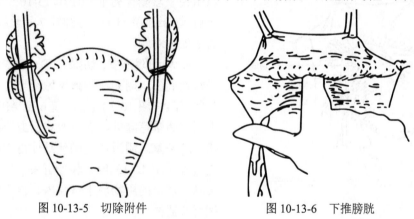

图 10-13-5　切除附件　　　　　　　　图 10-13-6　下推膀胱

6. 处理子宫血管　递长平镊、组织剪（弯）沿子宫两侧剪开阔韧带后叶至子宫峡部，暴露子宫动、静脉，递 3 把弯蚊式止血钳钳夹，百克钳止血，切断子宫动脉，用 11×17 号圆针 7 号丝线双重缝扎。同法处理对侧（图 10-13-7）。

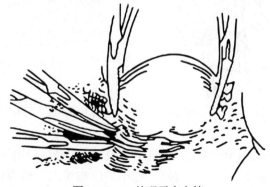

图 10-13-7　处理子宫血管

7. 切断主韧带   递弯蚊式止血钳紧贴子宫颈钳夹主韧带，百克钳止血，切断并用 11×17 号圆针 7 号丝线缝扎（图 10-13-8，图 10-13-9）。同法处理对侧。

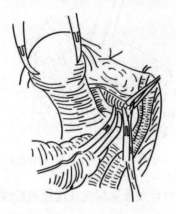 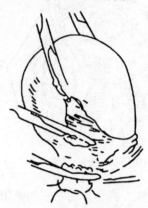

图 10-13-8   切断主韧带   图 10-13-9   缝扎主韧带

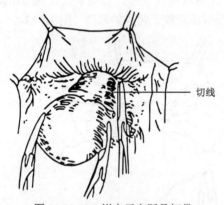

图 10-13-10   钳夹子宫骶骨韧带

切线

8. 切断子宫骶骨韧带   递弯蚊式止血钳钳夹子宫骶骨韧带（图 10-13-10），百克钳止血，切断并用 11×17 号圆针 7 号丝线缝扎。同法处理对侧。

9. 环切阴道壁，切除子宫   递纱布围绕子宫颈周围，用刀在阴道壁做环形切口，切开前穹隆（图 10-13-11），递 6 把 Allis 钳钳夹阴道断端穹隆处，递弯蚊式止血钳夹持碘伏长纱条塞入阴道，递碘伏纱球再次消毒阴道断端（图 10-13-12）和吸引头。将子宫及接触子宫颈的用物放于弯盘内。再用碘伏擦拭所有器械。

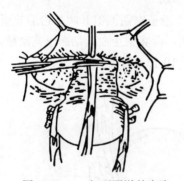 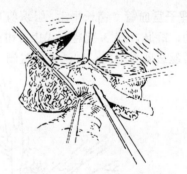

图 10-13-11   切开阴道前穹隆   图 10-13-12   消毒阴道残端

10. 缝合阴道残端（图 10-13-13）   递有齿长镊、0 号圆针可吸收线缝合阴道残端，缝合完毕后，递无菌生理盐水冲洗盆腔，递干净纱布拭血，检查创面（及时收下有齿长镊）。

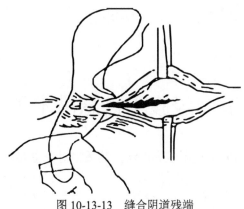

图 10-13-13　缝合阴道残端

11. 关闭盆腹膜　递长平镊、1 号丝线小圆针间断缝合盆腹膜并止血。

（四）关腹

关腹前清点器械、纱布、缝针和特殊物品数目。收回深部手术器械（腹部自动拉钩、长平镊、分离剪），递关腹器械（甲状腺拉钩、有齿短镊、线剪）和干净纱布。

1. 缝合切口

（1）缝合腹膜：递 Allis 钳提起腹膜，甲状腺拉钩牵开手术野，13×24 号圆针 4 号丝线缝合腹膜。缝合完毕，再次清点手术用物。

（2）缝合筋膜：递 13×24 号圆针 7 号丝线缝合筋膜。

（3）冲洗切口：递生理盐水冲洗，更换干净物品。

（4）缝合皮下组织：递 Allis 钳钳夹碘伏纱球消毒皮肤，递 13×34 号圆针 1 号丝线缝合皮下组织。

（5）缝合皮肤：递碘伏纱球消毒皮肤，递 4-0 号角针可吸收线缝合皮肤。

2. 覆盖切口　再次清点用物，递碘伏纱球消毒皮肤，医用敷贴覆盖切口。

（五）术毕

收回台上器械。准备 2 把弯蚊式止血钳，分别钳夹碘伏纱球各 1 个，先消毒会阴部，然后取出阴道内纱条，检查阴道内流血情况，再消毒阴道。

五、特殊关注点

（1）切除子宫后，用碘伏消毒碰触过阴道残端的器械。

（2）妥善保管百克钳和高频电刀笔，以免发生灼伤。

（3）合理使用约束带，保护患者，以防发生意外。

（4）观察患者受压皮肤、切口敷料、引流管，以及尿色、尿量。

（5）提醒医生取出阴道纱条，并注意观察阴道流血情况。

（陈　婧　贺晓燕）

第十四节　经腹子宫悬吊术手术配合

经腹子宫悬吊术在临床上运用较为广泛，其适用对象主要为后位子宫、有生育要求的年轻女性。

一、手 术 用 物

（一）常规布类

常规布类包括开腹大包（大盆 2 个、弯盘 2 个、大药杯 1 个、小药杯 1 个、治疗巾 6 张、钡线大方纱 1 块、钡线长条纱 1 块、钡线纱布 15 块、钡线纱球 20 个、钡线阴道纱条 1 块）、手术衣和长口单。

（二）手术器械

子宫器械：分离剪 1 把、组织剪 1 把、线剪 2 把、手术刀柄 2 把、短持针器 2 把、长持针器 2 把、耻骨上拉钩 1 把、腹部自动拉钩 1 把、双头拉钩 1 把、双爪钳 1 把、小 S 拉钩 1 把、大 S 拉钩 1 把、长平镊 2 把、有齿短镊 2 把、有齿长镊 1 把、直有齿血管钳 2 把、弯蚊式止血钳 8 把、Allis 钳 6 把、直蚊式止血钳 12 把、甲状腺拉钩 1 把、卵圆钳 1 把、巾钳 1 把。

（三）手术设备

手术设备为高频电刀。

（四）一次性用物

1. 常规用物　一次性使用吸引管 1 根、一次性使用吸引头 1 根、一次性高频电刀笔 1 个、电刀清洁片 1 张、腹腔探查套针 1 套、50cm×30cm 医用粘贴膜 1 张、25cm×10cm 医用敷贴 1 张、20 号刀片 2 个、手套按需准备。

2. 冲洗液　0.9%氯化钠注射液 1 瓶（500ml/瓶）。

3. 缝线　非吸收线：按需准备 1 号、4 号和 7 号丝线。

二、手 术 体 位

患者取仰卧位。

（1）手术台上铺好清洁的治疗单，患者仰卧于手术台中线。

（2）右上肢平放于身体右侧，绑好测血压的袖带，在保证右上肢安全的情况下，用治疗单将右上肢包裹、固定于右身侧；左上肢平放于左侧手板上，处于功能位置，不过度外展，建立静脉通道，并保证安全、通畅。

（3）高频电刀负极板贴于患者体毛较少且肌肉丰厚处。

（4）头架固定于手术台床头，平患者颈部；手术器械托盘固定于手术台尾，平患者小腿位置。

三、消毒铺巾

（1）消毒液：碘伏。

（2）消毒范围：上至剑突下，下至两大腿上 1/3、外阴部，两侧至腋中线。

（3）铺手术薄膜于患者腹部，两张治疗巾对折，折边向外，第一张治疗巾铺盖于患者的胸部，第二张治疗巾铺盖于患者耻骨联合及外阴部。

（4）两张长口单遮盖患者头部、头架、器械托盘及患者下肢，并分别向左右两侧延伸。

（5）将两张治疗巾对折，分别铺于患者腹部切口上方及下方。

（6）长口单两张覆盖托盘，再平铺两张治疗巾于器械托盘上。

四、手术配合

（一）开腹

（1）手术开始前，巡回护士与器械护士共同清点器械、纱布等用物。器械护士将电刀笔与一次性吸引管固定手术台上方近第二助手侧。

（2）递开腹器械[组织剪（弯）、皮肤拉钩、有齿短镊、20 号刀]（图 10-14-1）及纱布 1 张。

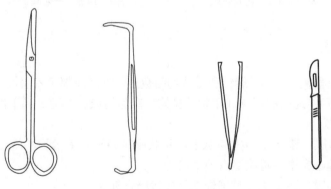

图 10-14-1　开腹器械

（3）切口：取下腹正中切口，于耻骨联合上方沿中线向上，或采用耻骨联合上横切口。

（4）切开皮肤、皮下组织：递20号刀切开皮肤后放入弯盘内，更换20号刀，纱布拭血，直蚊式止血钳钳夹1号丝线结扎或电凝止血，递皮肤拉钩牵开手术野。

（5）纵向切开腹白线，分离筋膜及肌肉：递电刀切开，弯蚊式止血钳分离并钳夹出血点，1号丝线结扎或电凝止血。

（6）切开腹膜，显露腹腔（图10-14-2）：递有齿短镊、弯蚊式止血钳夹住腹膜，20号刀划开一小口，电刀切开。

（二）探查腹腔，排垫肠管

（1）探查腹腔：在腹膜打开前，递生理盐水给术者洗手，更换纱布，了解病变部位、范围以及子宫大小、周围粘连等情况。收回开腹器械（甲状腺拉钩、有齿短镊），准备深部手术器械（腹部自动拉钩，长平镊，大、小S拉钩）。

（2）递弯蚊式止血钳，夹住圆韧带边缘。递13×24号圆针7号丝线将圆韧带紧缩缝合在一起，使之与腹壁牵拉，起固定悬吊子宫的作用（图10-14-3）。对侧用同样方法处理。

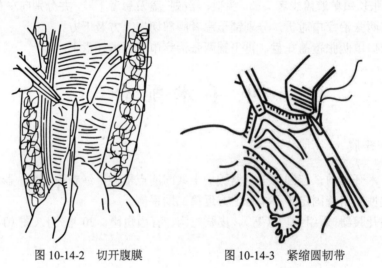

图10-14-2　切开腹膜　　　　　图10-14-3　紧缩圆韧带

（三）关腹

关腹前清点器械、纱布、缝针和特殊物品数目。收回深部手术器械（腹部自动拉钩、长平镊、分离剪），递关腹器械（甲状腺拉钩、有齿短镊、线剪）和干净纱布。

1. 缝合切口

（1）缝合腹膜：递Allis钳提起腹膜，甲状腺拉钩牵开手术野，13×24号圆针4号丝线缝合腹膜。缝合完毕，再次清点手术用物。

（2）缝合筋膜：递13×24号圆针7号丝线缝合筋膜。

（3）冲洗切口：递生理盐水冲洗，更换干净物品。

（4）缝合皮下组织：递Allis钳钳夹碘伏纱球消毒皮肤，递13×34号圆针1号丝线缝合皮下组织。

（5）缝合皮肤：递碘伏纱球消毒皮肤，递 4-0 号角针可吸收线缝合皮肤。

2. 覆盖切口　再次清点用物，递碘伏纱球消毒皮肤，医用敷贴覆盖切口。

五、特殊关注点

（1）注意无菌操作。

（2）妥善保管高频电刀笔，以免发生灼伤。

（3）整个手术过程中应密切观察患者的生命体征。

（郑　丹　贺晓燕）

第十五节　经腹骶棘韧带悬吊术手术配合

一、手 术 用 物

（一）常规布类

常规布类包括开腹大包（大盆 2 个、弯盘 2 个、大药杯 1 个、小药杯 1 个、治疗巾 6 张、钡线大方纱 1 块、钡线长条纱 1 块、钡线纱布 15 块、钡线纱球 20 个、钡线阴道纱条 1 块）、手术衣和长口单。

（二）手术器械

子宫器械：分离剪 1 把、组织剪 1 把、线剪 2 把、手术刀柄 2 把、短持针器 2 把、长持针器 2 把、耻骨上拉钩 1 把、腹部自动拉钩 1 把、双头拉钩 1 把、双爪钳 1 把、小 S 拉钩 1 把、大 S 拉钩 1 把、长平镊 2 把、有齿短镊 2 把、有齿长镊 1 把、直有齿血管钳 2 把、弯蚊式止血钳 8 把、Allis 钳 6 把、直蚊式止血钳 12 把、甲状腺拉钩 1 把、卵圆钳 1 把、巾钳 1 把。

（三）一次性用物

1. 常规用物　一次性使用吸引管 1 根、一次性使用吸引头 1 根、一次性高频电刀笔 1 个、电刀清洁片 1 张、腹腔探查套针 1 套、50cm×30cm 医用粘贴膜 1 张、25cm×10cm 医用敷贴 1 张、20 号刀片 2 个、手套按需准备。

2. 缝线

1）非吸收线：按需准备 1 号、4 号和 7 号丝线。

2）可吸收线：按需准备 4-0 号角针可吸收线。

二、手术体位

患者取仰卧位。

（1）手术台上铺好清洁的治疗单，患者仰卧于手术台中央。

（2）右上肢平放于身体右侧，绑好测血压的袖带，在保证右上肢安全的情况下，用中单将右上肢包裹、固定于右身侧；左上肢平放于左侧手板上，建立静脉通道，并保持安全、通畅。

（3）高频电刀负极板贴于患者体毛较少且肌肉丰厚处。

（4）头架固定于手术台床头，平患者颈部；手术器械托盘固定于手术台尾，平患者小腿位置。

三、消毒铺巾

（1）消毒液：碘伏。

（2）消毒范围：上至剑突下，下至两大腿上 1/3、外阴部，两侧至腋中线。

（3）铺手术薄膜于患者腹部，两张治疗巾对折，折边向外，第一张治疗巾铺盖于患者的胸部，第二张治疗巾铺盖于患者耻骨联合及外阴部。

（4）两张长口单遮盖患者头部、头架、器械托盘及患者下肢，并分别向左右两侧延伸。

（5）用两张治疗巾分别铺于患者腹部切口上方及下方。

（6）长口单两张覆盖托盘，再平铺两张治疗巾于器械托盘上。

四、手术配合

（一）开腹

（1）手术开始前，巡回护士与器械护士共同清点器械、纱布等用物。器械护士将高频电刀笔与一次性吸引管固定于手术台上方近第二助手侧。

（2）递开腹器械[组织剪（弯）、皮肤拉钩、有齿短镊、20 号刀]（图 10-15-1）及纱布 1 张。

（3）切口：取下腹正中切口。

（4）切开皮肤、皮下组织：递 20 号刀切开皮肤后放入弯盘，更换 20 号刀，干纱布拭血，直蚊式止血钳钳夹 1 号丝线结扎或电凝止血。

（5）切开筋膜，分离筋膜及肌肉（图 10-15-2）：递高频电刀切开筋膜，递弯蚊式止血钳提起筋膜切缘，递组织剪（弯）剪开筋膜。递 Allis 钳钳夹一侧筋膜边缘，递手术刀柄分离，如遇肌肉出血，递高频电刀止血或 1 号丝线缝扎。

（6）切开腹膜，显露腹腔：递盐水给术者洗手探查，更换纱布，递 Allis 钳，夹住腹膜，20 号刀划开一小口，递弯蚊式止血钳夹住腹膜小口两边，递组织剪（弯）剪开上端腹膜，高频电刀切开下端腹膜。

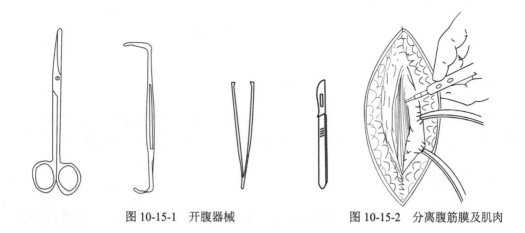

图 10-15-1　开腹器械　　　　　　　　图 10-15-2　分离腹筋膜及肌肉

（二）手术步骤

1. 探查腹腔，分离盆腔粘连　自上而下探查腹腔和盆腔情况，递腹部拉钩牵开盆腔。

2. 排垫肠管　递长平镊及钡线盐水长纱条排垫肠管，递带状拉钩予第二助手，暴露盆腔手术野。

3. 打开膀胱腹膜反折　递长平镊夹住膀胱上缘，递分离剪剪开腹膜。

4. 游离膀胱前间隙　递分离剪充分游离膀胱前间隙，显露耻骨联合，必要时递 1 号丝线结扎止血。

5. 钝性分离耻骨后筋膜　递湿纱布钝性分离耻骨后筋膜直至坐骨棘，必要时递高频电刀止血。

6. 暴露骶棘韧带　递弯蚊式止血钳，轻轻牵拉以进一步明确韧带。

7. 骶棘韧带悬吊　递 13×24 号圆针 4 号或 7 号丝线穿过子宫骶骨韧带子宫颈附着处，再穿过骶棘韧带，打结。如有出血，递高频电刀止血。同法处理对侧。

8. 关腹　术者检查盆、腹腔有无出血，器械护士和巡回护士共同清点纱布、器械、针线。术者逐层关腹。

五、特殊关注点

（1）注意无菌操作。

（2）妥善保管百克钳和高频电刀笔，以免发生灼伤。

（3）合理使用约束带，保护患者，以防发生意外。

（4）观察患者受压皮肤、切口敷料和引流管。

（陈　婧　胡世泉　李　红）

第十六节　次广泛子宫切除术手术配合

经腹次广泛子宫切除术在临床上运用较为广泛，其适应对象主要为子宫颈癌 I a 期、恶性滋养细胞肿瘤以及子宫内膜癌 I 期、经放化疗等保守治疗方法无效而需要手术者。

一、手　术　用　物

（一）常规布类

常规布类包括开腹大包（大盆 2 个、弯盘 2 个、大药杯 1 个、小药杯 1 个、治疗巾 6 张、钡线纱布 15 张、钡线纱球 20 个、钡线阴道纱条 1 块）、手术衣和长口单。

（二）手术器械

1. 子宫器械　分离剪 1 把、组织剪 1 把、线剪 2 把、手术刀柄 2 把、短持针器 2 把、长持针器 2 把、耻骨上拉钩 1 把、腹部自动拉钩 1 把、双头拉钩 1 把、双爪钳 1 把、小 S 拉钩 1 把、大 S 拉钩 1 把、长平镊 2 把、有齿短镊 2 把、有齿长镊 1 把、直有齿血管钳 2 把、弯蚊式止血钳 8 把、Allis 钳 6 把、直蚊式止血钳 12 把、甲状腺拉钩 1 把、卵圆钳 1 把、巾钳 1 把。

2. 小广泛子宫器械　扁桃镊 4 把、血管拉钩 1 把、直角钳 2 把（图 10-16-1）。

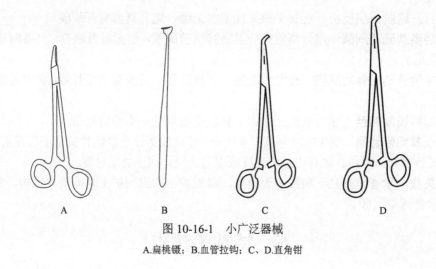

图 10-16-1　小广泛器械
A.扁桃镊；B.血管拉钩；C、D.直角钳

3. 特殊器械　百克钳。

（三）手术设备

手术设备包括电外科仪器和盆底工作站。

（四）一次性用物

1. 常规用物　一次性使用吸引管 1 根、一次性使用吸引头 1 根、一次性高频电刀笔 1 个、电刀清洁片 1 张、腹腔广泛套针 1 套、50cm×30cm 医用粘贴膜 1 张、25cm×10cm 医用敷贴 1 张、T 形引流管 1 根、20 号刀片 2 个、手套按需准备。

2. 冲洗液　0.9%氯化钠注射液 1 瓶（500ml/瓶）。

3. 缝线

1）非吸收线：按需准备 1 号、4 号和 7 号丝线。

2）可吸收线：按需准备 0 号圆针可吸收线。

二、手 术 体 位

患者取仰卧位。

（1）手术台上铺好清洁的治疗单，患者仰卧于手术台中央。

（2）右上肢平放于身体右侧，绑好测血压的袖带，在保证右上肢安全的情况下，用中单将右上肢包裹，固定于右身侧；左上肢平放于左侧手板上，注意左上肢外展角度<90°，并处于功能位，建立静脉通道，并保证安全，通畅。

（3）高频电刀负极板贴于患者体毛较少且肌肉丰厚处。

（4）头架固定于手术台床头，平患者颈部；手术器械托盘固定于手术台尾，平患者小腿位置。

三、消 毒 铺 巾

（1）消毒液：碘伏。

（2）消毒范围：上至剑突下，下至两大腿上 1/3、外阴部，两侧至腋中线。

（3）铺医用粘贴膜于患者腹部，两张治疗巾对折，折边向外，先铺第一张治疗巾于患者的胸部，后铺第二张治疗巾于患者耻骨联合及外阴部。

（4）铺两张长口单遮盖患者头部、头架、器械托盘及患者下肢，并分别向左右两侧延伸。

（5）对折两张治疗巾，分别铺于患者腹部切口上方及下方，再平铺两张治疗巾于托盘上。

四、手 术 配 合

（一）开腹

（1）手术开始前，器械护士与巡回护士共同清点器械、纱布、缝针、缝线等用物。器械护士将高频电刀与一次性吸引管固定于手术台头侧，百克钳固定于手术台下方。

（2）手术开始前用无菌生理盐水清洗掉手套上的滑石粉。

（3）递开腹器械[组织剪（弯）、皮肤拉钩、有齿短镊、20 号刀]（图 10-16-2）及纱布 1 张。

（4）切口：取下腹部正中左旁切口，于耻骨联合上方沿中线向上延长至脐。

（5）切开皮肤、皮下组织：递 20 号刀切开皮肤后放入弯盘。更换手术刀，干纱布拭血，直蚊式止血钳钳夹 1 号丝线结扎或高频电刀止血，递甲状腺拉钩牵开手术野。

（6）纵向切开腹白线，分离筋膜及肌肉（图 10-16-3）：递高频电刀切开，弯蚊式止血钳分离并钳夹出血点，1 号丝线结扎或高频电刀止血。

（7）用无菌生理盐水再次清洗双手，更换纱布。

（8）切开腹膜，暴露腹腔，弯蚊式止血钳钳夹腹膜，20 号刀划开小口，高频电刀切开。

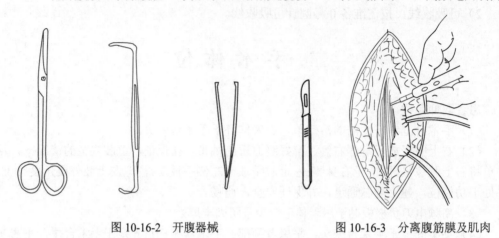

图 10-16-2　开腹器械　　　　　　　　图 10-16-3　分离腹筋膜及肌肉

（二）取盆腔冲洗液

如果是子宫内膜癌，准备 400ml 左右冲洗用生理盐水冲洗腹腔，再用 1 把 Allis 钳夹住小量杯舀出（图 10-16-4），取冲洗液送细胞学检查；如果是卵巢癌，直接取腹水送检，没有腹水的卵巢癌，取冲洗液操作同子宫内膜癌。

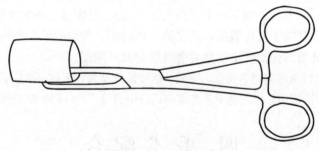

图 10-16-4　取冲洗液

（三）排垫肠管

递腹部拉钩拉开腹壁切口，生理盐水打湿长纱 1 张、方纱 1 张。先递长纱，再递方纱，排垫肠管，递带状拉钩钩住，暴露手术野。

（四）次广泛子宫切除术

1. 断圆韧带　递 2 把弯蚊式止血钳夹住子宫两侧，提拉子宫，再递 1 把弯蚊式止血钳提起圆韧带，递百克钳夹闭血管，递组织剪（弯）断圆韧带，13×24 号圆针 7 号线缝扎，递直蚊式止血钳夹住远端结扎线，保留作牵引。两侧步骤相同。再递分离剪，沿阔韧带前叶垂直向下剪开，向内打开子宫膀胱腹膜反折到对侧，递 7×17 号圆针 1 号线将膀胱腹膜悬吊于切口处，左右各 1 针。

2. 结扎卵巢动、静脉　递分离剪从圆韧带切断处逆行打开骨盆漏斗韧带表面腹膜至骨盆入口处，后游离卵巢动、静脉，递 2 把弯蚊式止血钳夹住，递百克钳夹闭血管，递组织剪（弯）断开，11×17 号圆针 7 号线缝扎 2 次。递弯蚊式止血钳带 7 号线将附件捆绑在同侧提拉子宫的弯蚊式止血钳上，称之为"蚂蚁上树"（图 10-16-5）。

3. 处理子宫骶骨韧带　递 1 把 Allis 钳夹住子宫直肠窝腹膜，手指钝性分离直肠旁间隙，暴露出子宫骶骨韧带后，递 2 把弯蚊式止血钳夹住，递百克钳夹闭血管，递组织剪（弯）断开，11×17 号圆针 7 号线缝扎（图 10-16-6）。

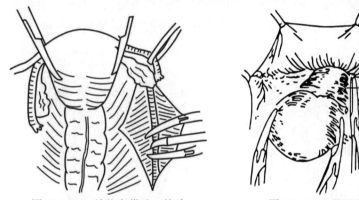

图 10-16-5　结扎卵巢动、静脉　　　　图 10-16-6　处理子宫骶骨韧带

4. 打开输尿管隧道，断子宫动脉，下推膀胱　递 3 把 Allis 钳夹住腹膜，递分离剪分离膀胱阴道隔，将膀胱拉向耻骨联合，递带状拉钩轻轻将膀胱压向耻骨联合，暴露输尿管隧道入口和子宫颈膀胱韧带，递扁桃钳夹住膀胱子宫颈韧带前叶，弯蚊式止血钳带 1 号线拴扎。递 2 把扁桃钳夹住分离出来的子宫动脉（图 10-16-7），递分离剪断开后，弯蚊式止血钳带 7 号线和 4 号线拴扎 2 次保留端，再用 7 号线拴扎游离侧动脉血管。

5. 断主韧带　递 2 把弯蚊式止血钳夹住主韧带，递百克钳夹闭血管，递组织剪（弯）断开，11×17 号圆针 7 号线缝扎，然后递 2 把弯蚊式止血钳夹住阴道直肠韧带，递百克钳夹闭血管，递组织剪（弯）断开，11×17 号圆针 7 号线缝扎（图 10-16-8）。

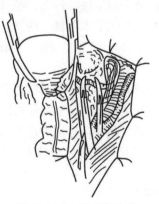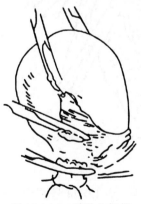

图 10-16-7　断子宫动脉　　　　　图 10-16-8　缝扎主韧带

6. 断阴道旁组织及阴道　递弯蚊式止血钳 2 把夹住阴道壁两侧的阴道旁组织，递百克钳夹闭血管，递组织剪（弯）断开后，11×17 号圆针 7 号线缝扎（图 10-16-9）。递手术刀打开阴道，递 1 把 Allis 钳夹住阴道开口，递组织剪（弯）闭合式剪断阴道，中间不断递上 5 把 Allis 钳和 1 把直有齿血管钳，夹住阴道残端。切下子宫后，用弯盘接住子宫，递用弯蚊式止血钳夹住的碘伏阴道纱条，塞入阴道内消毒不取出，再打开一个碘伏纱球，消毒阴道残端后用弯盘接过，再递上 1 个碘伏纱球，消毒吸过阴道残端的吸引器。

7. 缝合残端　递上 0 号圆针可吸收线和有齿长镊缝合阴道残端（图 10-16-10）。碘伏消毒用过的组织剪（弯）和 Allis 钳。用过的刀和直有齿血管钳放在弯盘内，和子宫一起递给台下的医生。准备引流管（T 形引流管或是普通引流管）。残端缝合好后，收回有齿长镊，并递上 1000ml 左右热生理盐水冲洗腹腔，冲洗完后更换纱布和治疗巾。

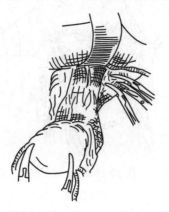

图 10-16-9　处理阴道旁组织

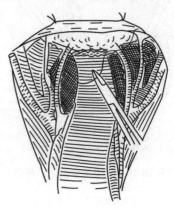

图 10-16-10　缝合残端

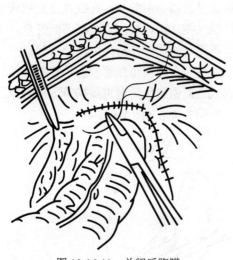

图 10-16-11　关闭后腹膜

8. 关闭后腹膜　递 7×17 号圆针 1 号线，止血、关闭后腹膜（图 10-16-11）。必要时安放引流管。

（五）关腹

关腹前清点器械、纱布、缝针和特殊物品数目。收回深部手术器械（腹部自动拉钩、长平镊、分离剪），递关腹器械（甲状腺拉钩、有齿短镊、线剪）和干净纱布。

1. 缝合腹膜　递 Allis 钳提起腹膜，甲状腺拉钩牵开手术野，13×24 号圆针 4 号丝线缝合腹膜。缝合完毕，再次清点手术用物。

2. 冲洗切口　递生理盐水冲洗，更换干净物品。

3. 缝合筋膜　递 13×24 号圆针 7 号丝线缝合筋膜。

4. 缝合皮下组织　递 Allis 钳钳夹碘伏纱球消毒皮肤，递 13×34 号圆针 1 号丝线缝合皮下组织。

5. 缝合皮肤 递碘伏纱球消毒皮肤，递 8×24 号三角针缝合皮肤。

6. 覆盖切口 再次清点用物，递碘伏纱球消毒皮肤，医用敷贴覆盖切口。

（六）术毕

收回台上器械。准备 2 把弯蚊式止血钳分别钳夹碘伏纱球各 1 个，先消毒会阴部，然后取出阴道内纱条，检查阴道内流血情况，再消毒阴道。

五、特殊关注点

（1）在手术过程中，患者上肢不能过度外展。

（2）妥善保管百克钳和高频电刀笔，以免发生灼伤。

（3）在整个手术过程中应密切观察患者的生命体征。

（4）合理使用约束带，保护患者，以防发生意外。

（5）观察患者受压皮肤、切口敷料和引流管。

（向 瑜 刘 颖）

第十七节 广泛子宫切除、盆腔淋巴结切除、卵巢移位术手术配合

子宫颈癌是常见的妇科肿瘤之一，发病率在我国女性生殖道恶性肿瘤中居第一位。子宫颈癌的手术范围：子宫颈癌的临床分期是以子宫颈原发癌灶对宫旁主、骶韧带和阴道的侵犯而确定的，因此子宫颈癌广泛手术是按切除宫旁主、骶韧带和阴道的宽度来分类的。

子宫颈癌广泛子宫切除术的手术范围包括：子宫、子宫颈、骶韧带、主韧带、部分阴道、盆腔淋巴结和选择性主动脉旁淋巴结取样等。盆腔淋巴结切除的手术范围：双侧髂总淋巴结、髂外淋巴结、髂内淋巴结、髂外血管下段、腹股沟韧带深部淋巴结，以及闭孔深、浅组的淋巴结。如果髂总淋巴结阳性或 I b_2 期及以上的病例，需进行腹主动脉旁淋巴结取样。

一、手 术 用 物

（一）常规布类

常规布类包括开腹大包（大盆 2 个、弯盘 2 个、大药杯 1 个、小药杯 1 个、治疗巾 6 张、钡线纱布 15 块、钡线纱球 20 个、钡线阴道纱条 1 块）、手术衣和长口单。

（二）手术器械

1. 子宫器械　分离剪 1 把、组织剪 1 把、线剪 2 把、手术刀柄 2 把、短持针器 2 把、长持针器 2 把、耻骨上拉钩 1 把、腹部自动拉钩 1 把、双头拉钩 1 把、双爪钳 1 把、小 S 拉钩 1 把、大 S 拉钩 1 把、长平镊 2 把、有齿短镊 2 把、有齿长镊 1 把、直有齿血管钳 2 把、弯蚊式止血钳 8 把、Allis 钳 6 把、直蚊式止血钳 12 把、甲状腺拉钩 1 把、卵圆钳 1 把、巾钳 1 把。

2. 广泛子宫器械　大弯蚊式止血钳 4 把、肾蒂钳 1 把、小直角钳 2 把、扁桃镊 6 把、血管拉钩 1 把、特长持针器 1 把。

3. 特殊器械　百克钳和百克剪。

（三）手术设备

手术设备包括电外科仪器、盆底工作站和负压吸引器。

（四）一次性用物

1. 常规用物　一次性使用吸引管 1 根、一次性使用吸引头 1 根、一次性高频电刀笔 1 个、电刀清洁片 1 张、腹腔广泛套针 1 套、50cm×30cm 医用粘贴膜 1 张、25cm×10cm 医用敷贴 1 张、T 形引流管 1 根、20 号刀片 2 个、手套按需准备。

2. 冲洗液　0.9%氯化钠注射液 1 瓶（500ml/瓶）。

3. 缝线

1）非吸收线：按需准备 1 号、4 号和 7 号丝线。

2）可吸收线：按需准备 0 号圆针可吸收线。

二、手术体位

患者取仰卧位。

（1）患者仰卧于铺有清洁治疗单的手术台中央。

（2）右上肢系好血压袖带后，用中单将上肢包裹，固定于右身侧；左上肢建立静脉通道后平放于手板上，并保证静脉通道的安全、通畅。

（3）高频电刀负极板贴于患者体毛较少且肌肉丰厚处，患者皮肤不能接触金属物。

（4）患者排空膀胱，留置导尿管。

（5）头架固定于手术台床头，平患者颈部；手术器械盘固定于手术台尾，平患者小腿位置。

三、消毒铺巾

（1）消毒液：碘伏。

（2）消毒范围：以切口为中心，上至两乳头平面，下至两大腿上 1/3，两侧至腋中线。

（3）铺手术薄膜于患者腹部，两张治疗巾对折，折边向外，第一张治疗巾铺盖于患者的胸部平剑突处，第二张治疗巾铺盖于患者耻骨联合及外阴部。

（4）两张长口单遮盖患者头部、头架、器械托盘及患者下肢，并分别向左右两侧延伸。

（5）将两张治疗巾对折，分别铺于患者腹部切口上方及下方，再平铺两张治疗巾于器械托盘上。

四、手 术 配 合

（一）开腹

（1）手术开始前，巡回护士与器械护士共同清点器械、纱布、缝针、缝线等用物。器械护士将高频电刀笔、一次性吸引管、百克钳及百克剪连线固定于腹部切口两侧。

（2）手术开始前用无菌生理盐水清洗掉手套上的滑石粉。

（3）递开腹器械[组织剪（弯）、皮肤拉钩、有齿短镊、20号刀]（图10-17-1）及纱布1张。

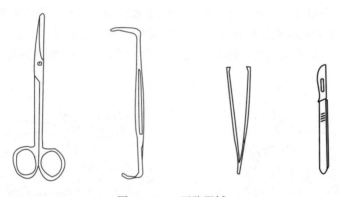

图10-17-1　开腹器械

（4）切口：取下腹正中切口，于耻骨联合上方沿中线向上延长，绕过脐部达脐上3～4cm处。

（5）切开皮肤，皮下组织：递20号刀切开皮肤后放入弯盘，更换20号刀，干纱布拭血，直蚊式止血钳钳夹1号丝线结扎或高频电刀止血。

（6）切开筋膜，分离筋膜及肌肉：递高频电刀切开筋膜，递弯蚊式止血钳提拉筋膜切缘，递组织剪（弯）剪开筋膜。递Allis钳钳夹一侧筋膜边缘，递手术刀柄分离，如遇肌肉出血，递高频电刀止血或1号丝线缝扎。

（7）用无菌生理盐水再次清洗双手，更换纱布。

（8）切开腹膜，显露腹腔：递有齿短镊、弯蚊式止血钳夹住腹膜，20号刀划开一小口，递弯蚊式止血

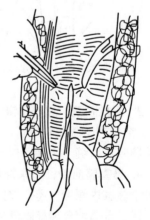

图10-17-2　切开腹膜

钳钳夹腹膜小口两边，递组织剪（弯）剪开上端腹膜，高频电刀切开下端腹膜（图10-17-2）。

（二）探查腹腔，排垫肠管

1. 探查腹腔，分离盆腔粘连　自上而下探查腹腔和盆腔情况，了解病变部位、范围以及子宫大小、周围粘连等情况。递腹部拉钩牵开盆腔并固定。递分离剪、长平镊分离子宫、附件与大网膜、肠管的粘连。

2. 排垫肠管　递长平镊及钡线盐水长纱条排垫肠管，递带状拉钩予第二助手，暴露盆腔手术野。

（三）子宫广泛切除及盆腔淋巴结清扫

1. 切断圆韧带　递弯蚊式止血钳2把钳夹子宫两侧，提拉子宫，递弯蚊式止血钳距宫角1cm处钳夹圆韧带，递百克钳止血，高频电刀切断，13×24号圆针7号线贯穿缝扎，直蚊式止血钳钳夹远端缝线作牵引（两侧步骤相同）。递组织剪（弯）剪开阔韧带前叶，达膀胱侧窝与子宫膀胱腹膜反折处，并下推膀胱。

2. 处理骨盆漏斗韧带，结扎卵巢动、静脉（图10-17-3）　若不保留卵巢，递Allis钳提起圆韧带近端及附件，使骨盆漏斗韧带伸展，递分离剪剪开上方腹膜，并分离阔韧带后叶，显露出卵巢动、静脉，递2把弯蚊式止血钳钳夹远端，递百克钳止血，组织剪（弯）剪断，递7号线双重结扎或递11×17号圆针7号线缝扎2次。递7号线将附件捆绑在同侧提拉子宫的弯蚊式止血钳上。若保留卵巢（图10-17-4），则在近端切断并递13×24号圆针7号线缝扎2次。

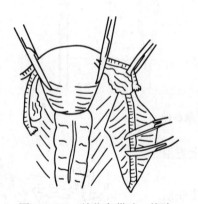
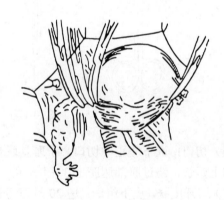

图10-17-3　结扎卵巢动、静脉　　　　图10-17-4　保留卵巢

3. 下推膀胱　递长平镊提起子宫膀胱腹膜反折，递分离剪游离膀胱子宫颈间隙，递Allis钳钳夹膀胱腹膜反折，下推膀胱，递分离剪剪开阔韧带后叶。递7×17号圆针1号线将腹膜反折缝于腹壁切口处。

4. 暴露髂血管、输尿管和生殖股神经　递分离剪剪开后腹膜，递7×17号圆针1号线缝于腹膜内侧缘，递直蚊式止血钳钳夹丝线尾端，牵拉悬吊于对侧（图10-17-5）。递扁桃镊、分离剪分离暴露髂总动脉和髂内、外动脉及其分支，在髂总动脉前方分离并充分暴露输尿管，剥离髂总动脉外侧组织及脂肪，充分暴露后外侧的生殖股神经（图10-17-6）。

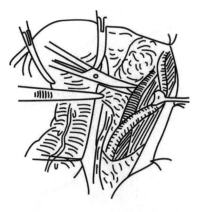

图 10-17-5 打开髂外血管鞘

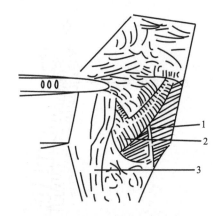

图 10-17-6 暴露生殖股神经

1.输尿管；2.髂总动脉；3.生殖股神经

5. 清除髂总淋巴结 递大 S 拉钩向上、向内拉开髂总动脉前方腹膜，血管拉钩拉开输尿管，递分离剪、扁桃镊于髂外动脉起始段前方开始向上剥离打开动脉鞘膜及周围疏松组织达腹主动脉分叉处，于髂总动脉外侧可见髂总淋巴结，剥离髂总淋巴结并近端结扎。

6. 清除髂外淋巴结 递分离剪、扁桃镊于髂外动脉起始段前方开始向下剥离打开动脉鞘膜及周围疏松组织至旋髂深静脉和腹股沟韧带上方，剥离髂外淋巴结，保留远端钳夹，提起（图 10-17-7）。

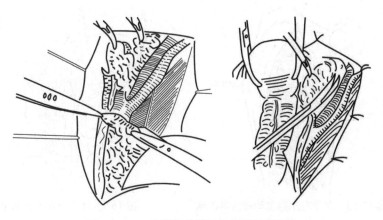

图 10-17-7 分离髂总淋巴结和髂外淋巴结

7. 清除腹股沟深淋巴结 递开腹拉钩向外、向上提拉下腹前外侧壁及腹膜，充分暴露腹股沟深层疏松组织，术者沿提起的淋巴管向下剥离周围组织至远端淋巴管，递扁桃镊钳夹并切除，远端 1 号线带线结扎（图 10-17-8）。

8. 清除髂内及闭孔淋巴结 递分离剪、扁桃镊沿下腹前壁外侧寻找闭锁的脐动脉及髂内动脉主干，并递 Allis 钳钳夹向内侧拉开，充分暴露髂内、外血管之间的组织，并从深面组织找出闭孔神经，递分离剪剥离脂肪组织，在其间隙中向上将近端组织即髂内淋巴结剥离并切除，1 号线结扎残端；向下将远端组织即闭孔淋巴结剥离至闭孔窝并切除，1 号线结扎残端（图 10-17-9）。

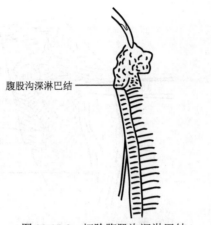
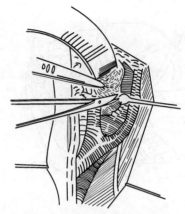

图 10-17-8 切除腹股沟深淋巴结　　　图 10-17-9 分离闭孔淋巴结

9. 清除股管淋巴结　递开腹拉钩向前外侧拉开腹前壁，递分离剪、扁桃镊经闭孔淋巴结残端，向下剥离并切除股管淋巴结，残端 1 号线带线结扎。

10. 清除腹主动脉旁淋巴结　递钡线盐水长纱条排垫肠管，带状拉钩向上拉开，充分暴露腹主动脉前方，递分离剪、扁桃镊，自腹主动脉分叉处向上剪开腹膜，剥离腹主动脉淋巴结，残端 1 号线带线结扎（图 10-17-10）。

11. 处理子宫动脉　递分离剪从髂内动脉分出游离子宫动脉，2 把扁桃镊钳夹并切断，递 7 号与 4 号线带线双重结扎远端，递 7 号线带线结扎近端（图 10-17-11）。

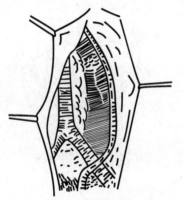
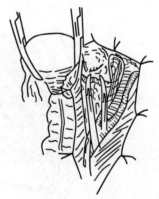

图 10-17-10 切除左侧腹主动脉旁淋巴结　　　图 10-17-11 切断子宫动脉

12. 打开输尿管隧道　递分离剪、百克剪和扁桃镊予术者，分离输尿管与隧道前后壁的结缔组织，使输尿管隧道段完全游离。术中浅薄的结缔组织递百克剪处理，小静脉处递扁桃镊及分离剪，1 号线带线结扎或 7×17 号圆针 1 号线缝扎（图 10-17-12）。

13. 处理子宫骶骨韧带　递弯蚊式止血钳或大弯蚊式止血钳钳夹骶骨韧带，百克钳止血，组织剪（弯）剪断，需要缝扎的用 11×17 号圆针 7 号线。

14. 处理主韧带　递弯蚊式止血钳或大弯蚊式止血钳钳夹主韧带，百克钳止血，组织剪（弯）剪断，递 11×17 号圆针 7 号线缝扎。

15. 处理阴道旁组织　递弯蚊式止血钳或大弯蚊式止血钳钳夹阴道旁组织，百克钳止血，组织剪（弯）剪断，递 11×17 号圆针 7 号丝线缝扎（图 10-17-13）。

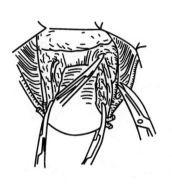
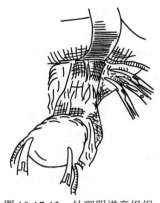

图 10-17-12　打开输尿管隧道　　图 10-17-13　处理阴道旁组织

16. 切除子宫与阴道残断　递肾蒂钳钳夹阴道,手术刀切除子宫与阴道,递 6 把 Allis 钳钳夹阴道断端穹隆处,用标本盘接住子宫,递碘伏长纱条消毒并塞入阴道,碘伏纱球消毒阴道断端及一次性吸引头,及时收回碘伏纱球,提拉阴道壁的 Allis 钳均用碘伏纱球消毒处理。

17. 缝合阴道残端　递有齿长镊、0 号圆针可吸收线连续缝合阴道残端(图 10-17-14),中央留孔置 T 形引流管 1 根。

18. 卵巢移位　如果保留卵巢,切断卵巢固有韧带,切除输卵管近端,保留附件,将卵巢向上游离至骨盆漏斗韧带根部,将 2 颗钛夹固定于左、右卵巢上并夹紧,用小圆针 1 号丝线缝扎固定,将卵巢移位在腹腔腹膜外,呈水平位,位置不能过高,要保持卵巢良好的血供。同法处理另一侧。

19. 冲洗盆腔　递温热生理盐水冲洗盆腔,并及时收回有齿长镊。

20. 止血并安置引流管　术者检查盆腔有无出血,根据需要递百克钳或 7×17 号圆针 1 号线止血。保留卵巢者根据需要递 7×17 号圆针 1 号线,将卵巢固定于盆侧壁、髂窝或中腹两侧。递弯蚊式止血钳钳夹 T 形引流管自阴道残端经阴道引出体外。如需安放盆、腹腔引流,递 2 根带孔引流管放在双侧闭孔窝内,必要时腹腔再放 1 根。递 7×17 号圆针 1 号丝线关盆腹膜(图 10-17-15),递 8×24 号角针 1 号线固定引流管。

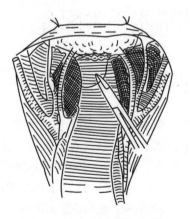
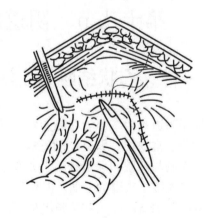

图 10-17-14　缝合阴道残端　　图 10-17-15　关闭盆腹膜

（四）关腹

关腹前清点器械、纱布、缝针和特殊物品数目。收回深部手术器械（腹部自动拉钩、长平镊、分离剪），递关腹器械（甲状腺拉钩、有齿短镊、线剪）和干净纱布。

1. 缝合腹膜　递 Allis 钳提起腹膜，甲状腺拉钩牵开手术野，13×24 号针 4 号丝线缝合腹膜。缝合完毕，再次清点手术用物。

2. 冲洗切口　递生理盐水冲洗，更换干净物品。

3. 缝合筋膜　递 13×24 号圆针 7 号丝线缝合筋膜。

4. 缝合皮下组织　递 Allis 钳钳夹碘伏纱球消毒皮肤，递 13×34 号圆针 1 号丝线缝合皮下组织。

5. 缝合皮肤　递碘伏纱球消毒皮肤，递 8×24 号三角针缝合皮肤。

6. 覆盖切口　再次清点用物，递碘伏纱球消毒皮肤，医用敷贴覆盖切口。

（五）术毕

收回台上器械。准备 2 把弯蚊式止血钳，分别钳夹碘伏纱球各 1 个，先消毒会阴部，然后取出阴道内纱条，检查阴道内流血情况，再消毒阴道。

五、特殊关注点

（1）患者皮肤不能接触金属物。

（2）术中患者手臂不能过度外展，术者不能压迫其肢体，防止神经损伤。

（3）术中注意保暖，防止低体温的发生。

（4）及时清理高频电刀笔、百克钳及百克剪上的血迹及炭痂，以免影响其性能的发挥。

（5）合理使用约束带保护患者，以防发生意外。

（6）严格遵守无瘤技术原则。

（向　瑜　刘　颖）

第十八节　阴道成形术手术配合

一、乙状结肠人工阴道成形术手术配合

先天性无阴道是由于患者在胚胎发育时期，副中肾管（苗勒管）发育不全使全部阴道与大部分子宫缺如，卵巢一般正常。极少数患者有正常发育的子宫。先天性无阴道的患者，直肠与膀胱、尿道紧贴。如有子宫且有月经者，还应进行剖腹探查，有可能将子宫颈口连接于穴道的上端，恢复正常人工阴道、子宫，连接困难时应切除子宫。

阴道成形术术式较多，乙状结肠代人工阴道成功率最高，且极似正常阴道功能，阴道黏膜皱襞良好，柔软湿润，通常有少许黏性分泌物；宽度和长度充裕，尤其适用于以前人工阴道成形手术形成前庭直肠瘘、膀胱（尿道）阴道瘘或手术造穴损伤直肠、尿道或膀胱者。

（一）手术用物

1. 常规布类 开腹大包（大盆 2 个、弯盘 2 个、大药杯 1 个、小药杯 1 个、治疗巾 6 张、钡线大方纱 1 块、钡线长条纱 1 块、钡线纱布 15 块、钡线纱球 20 个、钡线阴道纱条 1 块）、手术衣和长口单。

2. 手术器械

（1）子宫器械：分离剪 1 把、组织剪 1 把、线剪 2 把、手术刀柄 2 把、短持针器 2 把、长持针器 2 把、耻骨上拉钩 1 把、腹部自动拉钩 1 把、双头拉钩 1 把、双爪钳 1 把、小 S 拉钩 1 把、大 S 拉钩 1 把、长平镊 2 把、有齿短镊 2 把、有齿长镊 1 把、直有齿血管钳 2 把、弯蚊式止血钳 8 把、Allis 钳 6 把、直蚊式止血钳 12 把、甲状腺拉钩 1 把、卵圆钳 1 把、巾钳 1 把。

（2）肠钳包：肠钳 2 把；血浆引流管 4 根，分别套于肠钳上；长直有齿血管钳 2 把（图 10-18-1）。

（3）盆底修补器械：敷料钳 1 把、子宫颈钳 1 把、尿道探条 1 根、子宫腔探条 1 根、巾钳 4 把、Allis 钳 8 把、有齿卵圆钳 1 把、弯蚊式止血钳 4 把、直蚊式止血钳 8 把、4～10.5 号扩宫棒、阴道拉钩 1 套、线剪 1 把、组织剪（弯）1 把、分离剪 1 把、有齿短镊 1 把、无齿短镊 1 把、持针器 3 把、3 号手术刀柄 1 把、4 号手术刀柄 1 把、小刮匙 1 把。

3. 手术设备 高频电刀和负压吸引器。

4. 一次性用物

（1）常规用物：一次性使用吸引管 2 根、一次性使用吸引头 2 根、一次性高频电刀笔 2 个、电刀清洁片 2 张、腹腔广泛套针 1 套、阴式套针 1 套、50cm×30cm 医用粘贴膜 1 张、25cm×10cm 医用敷贴 1 张、橡皮引流条 1 根、20 号刀片 2 个、11 号刀片 1 个、手套按需准备。

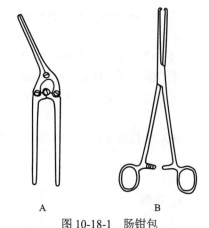

图 10-18-1 肠钳包

A.肠钳；B.长直有齿血管钳

（2）冲洗液：按需准备 0.9%氯化钠注射液 1 瓶（500ml/瓶）。

（3）缝线

1）非吸收线：按需准备 1 号、4 号和 7 号丝线。

2）可吸收线：按需准备 2-0 号圆针可吸收线、4-0 号圆针可吸收线。

（二）手术体位

手术分腹部手术和外阴手术两组进行。

（1）手术台上铺好清洁的治疗单，患者上半身仰卧于手术台中央，臀部位于手术台下侧边缘悬空约 10cm 处。

（2）右上肢绑好测血压的袖带，平放于右侧手板上，在保证右上肢功能位的情况下，用治疗单将右上肢包裹；左上肢平放于左侧手板上，处于功能位置，不过度外展，建立静脉通道，并保证通畅。

（3）头架固定于手术台床头，平患者颈部；患者两腿分别套上棉腿套并放于脚架上，腘窝处用棉垫衬垫好，以保护患者的神经不受压。根据患者的身高调整脚架的高度，两脚高度以患者屈髋、屈膝自然为度。脚架高度最好不超过 30cm，固定好双腿。

（4）高频电刀负极板贴于患者体毛较少且肌肉丰厚处。

（三）消毒铺巾

1. 消毒液 碘伏。

2. 消毒范围 上至剑突下，两侧至腋中线，下至两大腿上 1/3，包括耻骨联合、肛门周围及臀部。

3. 铺巾

（1）在臀下垫 1 张对折中单。

（2）铺手术薄膜于患者腹部。

（3）双腿分别套上无菌腿套，分别用两张治疗巾横向反折 1/3，斜铺于患者左、右腹股沟处。

（4）将 3 张治疗巾横行对折 1/3，第一张治疗巾铺近侧；第二张治疗巾铺上侧；第三张治疗巾铺对侧。最后在会阴部铺上 1 张对折的治疗巾，在治疗巾对折处用布巾钳固定。

（5）铺长口单，2 张长口单遮盖患者头部、头架及患者下肢，并分别向左、右两侧延伸。

（6）套托盘套，再铺 2 张治疗巾于器械托盘上，并将器械托盘置于两腿中间。

（四）手术配合

1. 开腹

（1）手术开始前，巡回护士与器械护士共同清点开腹组和会阴组的器械、纱布等用物。器械护士将两套电刀笔与一次性吸引管分别固定于手术台上方近第二助手侧和会阴组托盘上方。

（2）递开腹器械[组织剪（弯）、皮肤拉钩、有齿短镊、20 号刀]（图 10-18-2）及纱布 1 张。

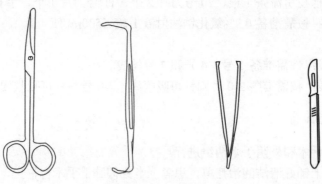

图 10-18-2　开腹器械

（3）切口：取下腹正中切口，于耻骨联合上方沿中线向上约 15cm。

（4）切开皮肤、皮下组织：递 20 号刀切开皮肤后放入弯盘内，更换 20 号刀，干纱垫拭血，直蚊式止血钳钳夹 1 号丝线结扎或电凝止血，递皮肤拉钩牵开手术野。

（5）纵向切开腹白线，分离筋膜及肌肉：递电刀切开，弯蚊式止血钳分离并钳夹出血点，1 号丝线结扎或电凝止血。

（6）切开腹膜，显露腹腔：递有齿短镊、弯蚊式止血钳夹住腹膜，20 号刀划开一小口，电刀切开（图 10-18-3）。

2. 探查盆腔，排垫小肠　递长平镊探查盆腔，检查双侧输卵管、卵巢及子宫（痕迹子宫）情况；提出乙状结肠，递长平镊、盐水长纱条排垫小肠（图 10-18-4）。

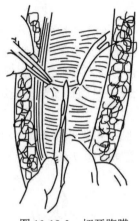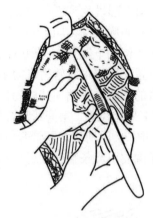

图 10-18-3　切开腹膜　　　　　图 10-18-4　排垫小肠

3. 乙状结肠人工阴道成形术

（1）游离乙状结肠（图 10-18-5）：递 2 把弯蚊式止血钳钳夹需切除乙状结肠部位的动脉，递分离剪剪断血管，递 4 号丝线结扎血管断端。此时，递分离剪沿 AB 及 CD 虚线所示剪开肠系膜前、后叶腹膜到乙状结肠动脉和左结肠动脉的起始部。递 4 号丝线带线结扎切缘两侧小血管。递肠钳夹于 AB、CD 处，于两钳中间切断肠管。递碘伏纱球消毒肠管断端。

（2）湿纱布包裹肠管断端（图 10-18-6）：递湿盐水纱布包裹肠管断端。干净纱条围绕切口周围，保护不受污染。用无菌标本袋或手套套在肠管断端处，防止污染。

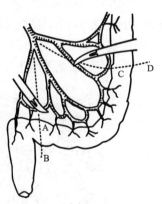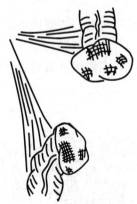

图 10-18-5　游离乙状结肠　　　　图 10-18-6　包裹肠管断端

（3）肠吻合：吻合保留肠管的近、远端。移去近、远端肠钳，将肠钳收置于标本盘中，放在器械车的角落。递 5×12 号圆针 1 号丝线固定标记两侧肠管的游离缘与系膜。递 5×12 号圆针 1 号丝线间断全层缝合肠管后壁及前壁，递 5×12 号圆针 1 号丝线间断内翻缝合前、后壁肠管浆肌层（图 10-18-7）。

（4）阴道造穴（图 10-18-8）：递 11 号尖刀于阴道前庭凹陷处做"U"形切口，切开黏膜。递分离剪游离"U"形切口上方组织。为主刀医生多准备一双手套，伸指入肛门内做指引，必要时递金属导尿管插入膀胱内做指引。递分离剪分离尿道膀胱与直肠间隙。当间隙打出 3～4cm 后，主刀医生向左、右及纵深分离膀胱与直肠间隙至盆腔腹膜处。造穴完成后，递 11 号尖刀于穴口 5 点钟、7 点钟处行会阴侧斜切开，切断部分肛提肌，使会阴切口呈"M"形以达到松弛的目的。

（5）切开盆底腹膜（图 10-18-9）：递分离剪剪开子宫直肠窝腹膜，长约 6cm 以上。

（6）游离乙状结肠下置穴道：递分离剪游离乙状结肠系膜下置穴道。递 2-0 号圆针可吸收缝线将下置阴道口端肠管暂时简单连续缝合。递直蚊式止血钳保留缝线作牵引。缝合留置腹腔内的乙状结肠端使其成为盲端，递 5×12 号圆针 1 号丝线第一层全层缝合，递 5×12 号圆针 1 号丝线第二层间断缝合浆肌层。

（7）形成阴道：会阴切口与肠管开口用 2-0 号圆针可吸收肠线或 5×12 号圆针 1 号丝线对应缝合。递橡皮引流条置于穴道与肠管外侧壁间。递 7×17 号角针 1 号丝线固定橡皮引流条。

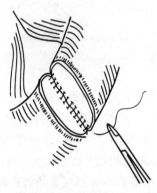

图 10-18-7　肠吻合

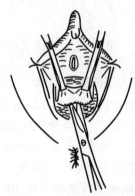

图 10-18-8　阴道造穴

（8）乙状结肠与盆底腹膜切口固定（图 10-18-10）：递 5×12 号圆针 1 号丝线间断固定盆底腹膜切口与乙状结肠。递 7×17 号圆针 1 号丝线缝合肠系膜前、后叶腹膜；递 7×17 号圆针 1 号丝线固定游离下置的乙状结肠系膜于后腹部，防止此系膜下盆腔左右相通。

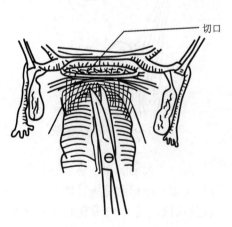

图 10-18-9　切开盆底腹膜

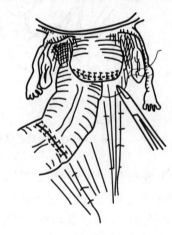

图 10-18-10　固定乙状结肠与盆底腹膜

（9）检查吻合肠管血运良好，递 7×17 号圆针 1 号丝线关闭腹壁各层。必要者关腹前盆腔用甲硝唑溶液冲洗。

（10）外阴组，递碘伏纱球将乙状结肠管腔形成的新阴道擦拭干净，并填塞无菌油纱卷，松紧适宜。最后留置保留尿管。

4. 关腹 关腹前开腹组和外阴组同时清点器械、纱布、缝针和特殊物品数目。收回深部手术器械（腹部自动拉钩、长平镊、分离剪），递关腹器械（甲状腺拉钩、有齿短镊、线剪）和干净纱布。

（1）缝合切口

1）缝合腹膜：递 Allis 钳提起腹膜，甲状腺拉钩牵开手术野，13×24 号针 4 号丝线缝合腹膜。缝合完毕，再次清点手术用物。

2）缝合筋膜：递 13×24 号圆针 7 号丝线缝合筋膜。

3）冲洗切口：递生理盐水冲洗，更换干净物品。

4）缝合皮下组织：递 Allis 钳钳夹碘伏纱球消毒皮肤，递 13×34 号圆针 1 号丝线缝合皮下组织。

5）缝合皮肤：递碘伏纱球消毒皮肤，递 4-0 号角针可吸收线缝合皮肤。

（2）覆盖切口：再次清点用物，递碘伏纱球消毒皮肤，医用敷贴覆盖切口。

（五）特殊关注点

（1）患者多为年轻女性，应注意隐私的保护。

（2）注意患者腿部应保持功能位置，不能外力压迫。

（3）负极板粘贴位置适宜，粘贴处皮肤完好无破损。

（4）注意无菌原则。

（5）开腹器械和盆底器械不能混用。

（6）如遇肠道内容物外泄，需备碘伏水和甲硝唑溶液冲洗盆、腹腔。

（7）术毕观察患者受压皮肤、切口敷料、引流管、尿色和尿量。

二、盆腔腹膜移植阴道成形术手术配合

该手术方式适用于先天性无阴道，并且首次行人工阴道成形术者，无以往造穴所形成的膀胱尿道或直肠前庭瘘者。

（一）手术用物

1. 常规布类 开腹大包（大盆 2 个、弯盘 2 个、大药杯 1 个、小药杯 1 个、治疗巾 6 张、钡线大方纱 1 块、钡线长条纱 1 块、钡线纱布 15 块、钡线纱球 20 个、钡线阴道纱条 1 块）、手术衣和长口单。

2. 手术器械

（1）子宫器械：分离剪 1 把、组织剪 1 把、线剪 2 把、手术刀柄 2 把、短持针器 2 把、长持针器 2 把、耻骨上拉钩 1 把、腹部自动拉钩 1 把、双头拉钩 1 把、双爪钳 1 把、小 S 拉钩 1 把、大 S 拉钩 1 把、长平镊 2 把、有齿短镊 2 把、有齿长镊 1 把、直有齿血管钳 2 把、弯蚊式止血钳 8 把、Allis 钳 6 把、直蚊式止血钳 12 把、甲状腺拉钩 1 把、卵圆钳 1 把、巾钳 1 把。

（2）肠钳包：肠钳 2 把；血浆引流管 4 根，分别套于肠钳上；长直有齿血管钳 2 把。

（3）盆底修补器械：敷料钳 1 把、子宫颈钳 1 把、尿道探条 1 根、子宫腔探条 1 根、巾钳 4 把、Allis 钳 8 把、有齿卵圆钳 1 把、弯蚊式止血钳 4 把、直蚊式止血钳 8 把、4～10.5 号扩宫棒、阴道拉钩 1 套、线剪 1 把、组织剪（弯）1 把、分离剪 1 把、有齿短镊 1 把、无齿短镊 1 把、持针器 3 把、3 号手术刀柄 1 把、4 号手术刀柄 1 把、小刮匙 1 把。

3. 手术设备 高频电刀和负压吸引器。

4. 一次性用物

（1）常规用物：一次性使用吸引管 2 根、一次性使用吸引头 2 根、一次性高频电刀笔 2 个、电刀清洁片 2 张、腹腔广泛套针 1 套、阴式套针 1 套、50cm×30cm 医用粘贴膜 1 张、25cm×10cm 医用敷贴 1 张、橡皮引流条 1 根、20 号刀片 2 个、11 号刀片 1 个手套按需准备。

（2）冲洗液：按需准备 0.9%氯化钠注射液 1 瓶（500ml/瓶）。

（3）缝线

1）非吸收线：按需准备 1 号、4 号和 7 号丝线。

2）可吸收线：按需准备 2-0 号圆针可吸收线、4-0 号圆针可吸收线和 1-0 号圆针可吸收线。

（4）特殊用物：阴茎套 1 个。

（二）手术体位

手术分腹部组与外阴组两组进行。

（1）手术台上铺好清洁的治疗单，患者上半身仰卧于手术台中线，臀部位于手术台下侧边缘悬空约 10cm 处。

（2）右上肢绑好测血压的袖带，平放于右侧手板上，在保证右上肢功能位的情况下，用治疗单将右上肢包裹；左上肢平放于左侧手板上，处于功能位置，不过度外展，建立静脉通道，并保证通畅。

（3）头架固定于手术台床头，平患者颈部；患者两腿分别套上棉腿套并放于脚架上，腘窝处用棉垫衬垫好，以保护患者的神经不受压，根据患者的身高调整腿架的高度，两脚高度以患者屈髋、屈膝自然为度。脚架高度最好不超过 30cm，固定好双腿。

（4）高频电刀负极板贴于患者体毛较少且肌肉丰厚处，一般贴于右大腿下 1/3 处外侧。

（三）消毒铺巾

1. 消毒液 碘伏。

2. 消毒范围 上至剑突下，两侧至腋中线，下至两大腿上 1/3，包括耻骨联合、肛门周围及臀部。

3. 铺巾

（1）在臀下垫 1 张对折中单。

（2）铺手术薄膜于患者腹部。

（3）双腿分别套上无菌腿套，并用 2 张治疗巾横向反折 1/3，分别斜铺于患者左、右腹股沟处。

（4）将 3 张治疗巾横行对折 1/3，第一张治疗巾铺近侧；第二张治疗巾铺上侧；第三张治疗巾铺对侧。最后在会阴部铺上一张对折的治疗巾，在治疗巾对折处用巾钳固定。

（5）铺长口单，两张长口单遮盖患者头部、头架及患者下肢，并分别向左右两侧延伸。

（6）套托盘套，再铺 2 张治疗巾于托盘上，并将托盘置于两腿中间。

（四）手术配合

1. 开腹

（1）手术开始前，巡回护士与器械护士共同清点开腹组和会阴组的器械、纱布等用物。器械护士将 2 套电刀笔与一次性吸引管分别固定于手术台上方近第二助手侧和会阴组托盘上方。

（2）递开腹器械[组织剪（弯）、皮肤拉钩、有齿短镊、20 号刀]及纱布 1 张。

（3）切口：取下腹正中切口，于耻骨联合上方沿中线向上约 15cm。

（4）切开皮肤、皮下组织：递 20 号刀切开皮肤后放入弯盘，更换 20 号刀，干纱垫拭血，直蚊式止血钳钳夹 1 号丝线结扎或电凝止血，递皮肤拉钩牵开手术野。

（5）纵向切开腹白线，分离筋膜及肌肉：递电刀切开，弯蚊式止血钳分离并钳夹出血点，1 号丝线结扎或电凝止血。

（6）切开腹膜，显露腹腔：递有齿短镊、弯蚊式止血钳夹住腹膜，20 号刀划开一小口，电刀切开（图 10-18-11）。

2. 探查盆腔，排垫小肠 递长平镊探查盆腔，检查双侧输卵管、卵巢及子宫（痕迹子宫）情况；递长平镊、盐水长纱条排垫小肠（图 10-18-12）。

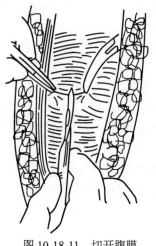 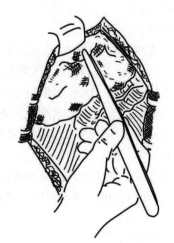

图 10-18-11 切开腹膜　　　　图 10-18-12 排垫小肠

3. 盆腔腹膜移植阴道成形术

（1）分离腹膜：递手术刀于两侧痕迹子宫间稍后方横行切开，递分离剪分离切口 4～6cm。用手指沿切口向前、后、左、右方向钝性分离膀胱后、直肠前及两侧盆壁的腹膜下疏松结缔组织，使游离的腹膜呈筒状腔穴。递 7×17 号圆针 4 号线分别缝于腹膜缘切口前、后、左、右，小直角钳钳夹线头作牵引。游离范围的大小以能将腹膜切口牵拉至阴道口为度。

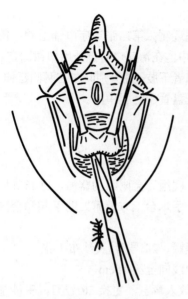

图 10-18-13　阴道造穴

（2）阴道造穴（图 10-18-13）：递手术尖刀于阴道前庭凹陷处，相当于处女膜环部做"U"形切口，切开黏膜。递分离剪向"U"形切口上方游离组织。左手再戴一只手套，伸指入肛门内做指引，必要时递金属导尿管插入膀胱内做指引。在相当于前庭凹陷正中部位，递分离剪水平方向分离尿道膀胱与直肠间隙。当间隙打出 3～4cm 后，退出左手示指或中指，向左、右及纵深分离膀胱与直肠间隙至盆腔腹膜处。造穴完成后，递手术刀柄于穴口 5 点钟、7 点钟处行会阴侧斜切开，递组织剪（弯）或手术刀切断部分肛提肌，会阴切口呈"M"形从而使阴道口松弛。

（3）腹膜移植穴腔：将 4 根腹膜牵引线沿穴道相应部位牵引至阴道口。递 2-0 号可吸收线缝合腹膜切口与外阴切口。递橡皮引流条置于腹膜外与穴腔间。最后留置保留尿管。

（4）关闭盆底腹膜，形成阴道顶：递包有阴茎套的纱布卷（长 10cm，直径为 2.5～3cm），从腹腔穴口置于新阴道内。递 1-0 号圆针可吸收线于纱布卷顶端，将直肠前方、膀胱后方及两侧盆壁腹膜用连续或两侧半荷包缝合。递纱布卷包盖第一层。递 1-0 号圆针可吸收线再加固缝合第二层，以防肠疝。

4. 关腹　关腹前开腹组和外阴组同时清点器械、纱布、缝针和特殊物品数目。收回深部手术器械（腹部自动拉钩、长平镊、分离剪），递关腹器械（甲状腺拉钩、有齿短镊、线剪）和干净纱布。

（1）缝合切口

1）缝合腹膜：递 Allis 钳提起腹膜，甲状腺拉钩牵开手术野，13×24 号圆针 4 号丝线缝合腹膜。缝合完毕，再次清点手术用物。

2）缝合筋膜：递 13×24 号圆针 7 号丝线缝合筋膜。

3）冲洗切口：递生理盐水冲洗，更换干净物品。

4）缝合皮下组织：递 Allis 钳钳夹碘伏纱球消毒皮肤，递 13×34 号圆针 1 号丝线缝合皮下组织。

5）缝合皮肤：递碘伏纱球消毒皮肤，递 4-0 号角针可吸收线缝合皮肤。

（2）覆盖切口：再次清点用物，递碘伏纱球消毒皮肤，医用敷贴覆盖切口。

（五）特殊关注点

（1）患者多为年轻女性，应注意隐私的保护。

（2）注意患者腿部保持功能位置，不能外力压迫。

（3）负极板粘贴位置适宜，粘贴处皮肤应完好无破损。

（4）注意无菌原则。

（5）开腹器械和盆底器械不能混用。

（6）术毕观察患者受压皮肤、切口敷料、引流管、尿色和尿量。

（廖 芯 贺晓燕）

第十九节 阴道癌全阴道切除术手术配合

阴道癌分为原发性阴道癌和继发性阴道癌两种，常见的为继发性阴道癌，可由邻近器官直接蔓延或经血管及淋巴转移而来。原发性阴道癌是最少见的妇科恶性肿瘤，占女性生殖器官恶性肿瘤的 1%左右。在组织病理学上，85%～95%的原发性阴道癌为鳞癌，其次为腺癌，阴道黑色素瘤及肉瘤等更为少见。鳞癌和黑色素瘤多见于老年妇女，内胚窦瘤和葡萄状肉瘤好发于婴幼儿，腺癌好发于青春期。

阴道癌由于解剖上的原因，阴道膀胱间隔及阴道直肠间隔仅为 5mm 左右，使手术治疗及放疗均有一定困难。本病发病率低，治疗强调个体化，根据患者的年龄、病变的分期和阴道受累的部位来确定治疗方案。原则上阴道上段癌参照子宫颈癌的治疗，阴道下段癌可参照外阴癌的治疗。

（1）对于病灶位于阴道上段的Ⅰ期阴道癌患者，可行根治性全子宫和阴道上段切除术。

（2）对于病灶位于阴道下段的Ⅰ期阴道癌患者，可行阴道大部分切除术，并行阴道中、下段成形术。

（3）对于癌灶位于阴道中段或多中心发生者，可考虑行根治性全子宫、全阴道切除及盆腔淋巴结清扫术。

本章节叙述的是阴道癌全阴道切除术的手术配合。

一、手 术 用 物

（一）常规布类

（1）开腹大包（大盆 2 个、弯盘 2 个、大药杯 1 个、小药杯 1 个、治疗巾 6 张、钡线纱布 15 块、钡线纱球 20 个、钡线阴道纱条 1 块）、手术衣和长口单 。

（2）阴道包（大盆 2 个、弯盘 1 个、大药杯 2 个、治疗巾 6 张、腿套 3 副、钡线小纱布 10 块、钡线纱球 20 个、大棉签 5 根、小棉签 5 根）。

（二）手术器械

1. 子宫器械 分离剪 1 把、组织剪 1 把、线剪 2 把、手术刀柄 2 把、短持针器 2 把、长持针器 2 把、耻骨上拉钩 1 把、腹部自动拉钩 1 把、双头拉钩 1 把、双爪钳 1 把、小 S 拉钩 1 把、大 S 拉钩 1 把、长平镊 2 把、有齿短镊 2 把、有齿长镊 1 把、直有齿血管钳 2 把、弯蚊式止血钳 8 把、Allis 钳 6 把、直蚊式止血钳 12 把、甲状腺拉钩 1 把、卵圆钳 1 把、巾钳 1 把。

2. 广泛子宫器械 大弯蚊式止血钳 4 把、肾蒂钳 1 把、小直角钳 2 把、扁桃镊 6 把、血管拉钩 1 把、特长持针器 1 把。

3. 盆底修补器械 敷料钳 1 把、子宫颈钳 1 把、尿道探条 1 根、子宫腔探条 1 根、巾钳 4 把、Allis 钳 8 把、有齿卵圆钳 1 把、弯蚊式止血钳 4 把、直蚊式止血钳 8 把、4～10.5 号扩宫棒、阴道拉钩 1 套、线剪 1 把、组织剪（弯）1 把、分离剪 1 把、有齿短镊 1 把、无齿短镊 1 把、持针器 3 把、3 号手术刀柄 1 把、4 号手术刀柄 1 把、小刮匙 1 把。

4. 特殊器械 百克钳、百克剪、棉腿套、会阴部器械小托盘、腿架、高频电刀、电外科工作站、矮板凳。

（三）一次性用物

1. 常规用物 一次性使用吸引管 1 根、一次性使用吸引头 1 根、一次性高频电刀笔 1 个、电刀清洁片 1 张、腹腔广泛套针 1 套、50cm×30cm 医用粘贴膜 1 张、25cm×10cm 医用敷贴 1 张、引流管 2～3 根、20 号刀片 2 个、阴式套针 1 套、11 号刀片 1 个、尿管 1 根、尿袋 1 个、5ml 注射器 1 副、20ml 注射器 1 副、油纱 1 张、手套按需准备。

2. 冲洗液 0.9%氯化钠注射液 1 瓶（500ml/瓶）。

3. 缝线

（1）非吸收线：按需准备 1 号、4 号和 7 号丝线。

（2）可吸收线：按需准备 1-0 号圆针可吸收线和 2-0 号圆针可吸收线。

二、手术体位

患者先取仰卧位，后取膀胱截石位。

1. 仰卧位

（1）手术台上铺好清洁的治疗单，患者仰卧于手术台中央。

（2）右上肢平放于身体右侧，绑好测血压的袖带，在保证右上肢安全的情况下，用治疗单将右上肢包裹、固定于右身侧；左上肢平放于左侧手板上，处于功能位置，不过度外展，建立静脉通道，并保证安全、通畅。

（3）高频电刀负极板贴于患者体毛较少且肌肉丰厚处，一般贴于右大腿下 1/3 处外侧。

（4）头架固定于手术台床头，平患者颈部；手术器械托盘固定于手术台尾，平患者小腿位置。

2. 膀胱截石位

（1）患者仰卧，穿上腿套，双腿置于腿托架上，双小腿各用一约束带固定，将臀部移到床边，能最大限度地暴露会阴。

（2）建立静脉通道的上肢放于手板上，并保证安全、通畅；另一侧上肢系好血压袖带，平放于另一手板上。

（3）电凝负极板贴于患者体毛较少且肌肉丰厚处。

三、消毒铺巾

1. 仰卧位消毒

（1）消毒液：碘伏。

（2）消毒范围：上至剑突下，下至两大腿上 1/3、外阴部，两侧至腋中线。

（3）铺手术薄膜于患者腹部，2 张治疗巾对折，折边向外，第一张治疗巾铺盖于患者的胸部，第二张治疗巾铺盖于患者耻骨联合及外阴部。

（4）2 张长口单遮盖患者头部、头架、器械托盘及患者下肢，并分别向左右两侧延伸。

（5）将 2 张治疗巾对折，分别铺于患者腹部切口上方及下方。

（6）长口单 2 张覆盖托盘，再平铺 2 张治疗巾于托盘上。

2. 膀胱截石位消毒

（1）消毒液：碘伏。

（2）消毒范围：上至脐平线，双侧至腋中线，下至大腿上 1/3，包括耻骨联合、肛门及臀部，最后消毒阴道。

（3）铺巾

1）消毒完毕，在臀下垫 1 张对折中单。

2）双腿分别套上无菌腿套，用 2 张治疗巾纵向反折 1/3，分别斜铺于患者左、右腹股沟处。

3）铺 1 张大单于耻骨联合上，双侧分别平铺 1 张对折 1/3 的治疗巾。

4）会阴处铺一张反折 2/3 的治疗巾，并用巾钳固定。

5）将 1 只无菌腿套套于会阴部器械托盘上，对折 2 张治疗巾平铺于托盘上。

四、手术配合

（一）开腹

（1）手术开始前，巡回护士与器械护士共同清点器械、纱布等用物。器械护士将电刀笔与一次性吸引管固定于手术台上方近第二助手侧；百克钳连线固定于手术台下方第三助手侧。

（2）递开腹器械[组织剪（弯）、皮肤拉钩、有齿短镊、20 号刀]（图 10-19-1）及纱布 1 张。

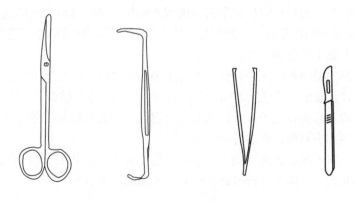

图 10-19-1 开腹器械

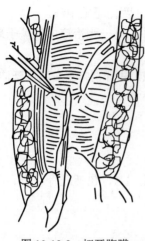

图 10-19-2 切开腹膜

（3）切口：取下腹正中切口，于耻骨联合上方沿中线向上，绕脐上 3～4cm。

（4）切开皮肤、皮下组织：递 20 号刀切开皮肤后放入弯盘内，更换 20 号刀，纱布拭血，直蚊式止血钳钳夹 1 号丝线结扎或电凝止血，递皮肤拉钩牵开手术野。

（5）纵向切开腹白线，分离筋膜及肌肉：递电刀切开，弯蚊式止血钳分离并钳夹出血点，1 号丝线结扎或电凝止血。

（6）切开腹膜，显露腹腔：递有齿短镊、弯蚊式止血钳夹住腹膜，20 号刀划开一小口，电刀切开（图 10-19-2）。

（二）探查腹腔，排垫肠管

（1）探查腹腔：在腹膜打开前，递生理盐水给术者洗手，更换纱布，了解病变部位、范围以及子宫大小、周围粘连等情况。收回开腹器械（甲状腺拉钩、有齿短镊），准备深部手术器械（腹部自动拉钩，长平镊，大、小 S 拉钩）。

（2）排垫肠管：递分离剪分离子宫、附件与大网膜、肠管的粘连，递长平镊及钡线盐水长纱条排垫肠管，递大 S 拉钩予第二助手，暴露盆腔手术野。

（三）手术步骤

（1）切断圆韧带：递 2 把弯蚊式止血钳，夹持子宫两侧角部并上提子宫。递弯蚊式止血钳距宫角 1cm 处提起圆韧带，弯蚊式止血钳于近盆壁处钳夹；递百克钳止血，电刀切断（图 10-19-3），13×24 号圆针 7 号丝线贯穿缝扎；递线剪剪断近端缝线，小直钳钳夹远端缝线作牵引。递组织剪（弯）剪开阔韧带前叶。推开膀胱侧窝和直肠侧窝。

（2）处理骨盆漏斗韧带：递 Allis 钳提起圆韧带近端及附件，使骨盆漏斗韧带伸展，递分离剪剪开上方腹膜，并分离阔韧带后叶，显露出卵巢动静脉，递 2 把弯止血管钳钳夹远端，递百克钳止血，分离剪剪断，递 11×17 号圆针 7 号丝线双重结扎。如保留卵巢，则在近端切断并缝扎。

（3）下推膀胱：递长平镊提起子宫膀胱腹膜反折，递分离剪游离膀胱子宫颈间隙，递 Allis 钳钳夹膀胱腹膜反折，下推膀胱，递分离剪剪开阔韧带后叶。递 7×17 号圆针 1 号线将腹膜反折缝于腹壁切口处。

（4）盆腔淋巴结清扫：递分离剪剪开后腹膜，递 7×17 号圆针 1 号线缝于腹膜内侧缘，递小直蚊式止血钳夹于丝线尾端，牵拉悬吊于对侧。递扁桃镊、分离剪、血管拉钩、百克钳、百克剪及双头拉钩予术者清扫盆腔淋巴结，如需结扎用 1 号丝线。所取淋巴结依次放入有标签的小盒内。同法处理对侧。

（5）游离子宫动脉并切断（图 10-19-4）：递 2 把扁桃镊钳夹子宫动脉，递 7 号与 4 号丝线双重结扎远端，递 7 号丝线结扎近端，然后切断子宫动脉。

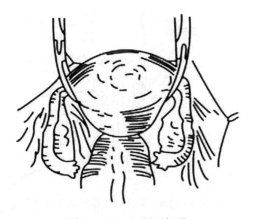

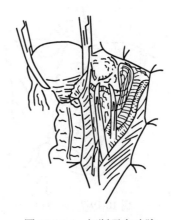

图 10-19-3 切断圆韧带　　　　　　　图 10-19-4 切断子宫动脉

（6）打开输尿管隧道：递分离剪、百克剪和扁桃镊予术者，分离输尿管与隧道前后壁的结缔组织，使输尿管隧道段完全游离（图 10-19-5）。术中浅薄的结缔组织递百克剪处理，小静脉处递扁桃镊及分离剪，1 号丝线结扎或 7×17 号圆针 1 号丝线缝扎。

（7）处理子宫骶骨韧带：递中弯蚊式止血钳或大弯蚊式止血钳钳夹，百克钳止血，组织剪（弯）剪断，需要缝扎的用 11×17 号圆针 7 号丝线。

（8）处理主韧带：递中弯蚊式止血钳或大弯蚊式止血钳钳夹，百克钳止血，组织剪（弯）剪断，递 11×17 号圆针 7 号丝线缝扎。

（9）处理阴道旁组织：递中弯蚊式止血钳或大弯蚊式止血钳钳夹，百克钳止血，组织剪（弯）剪断，递 11×17 号圆针 7 号丝线缝扎（图 10-19-6）。

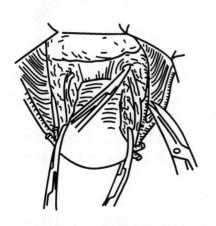

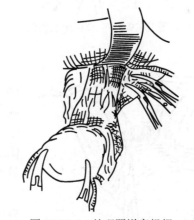

图 10-19-5 游离输尿管隧道　　　　　图 10-19-6 处理阴道旁组织

（四）会阴部手术步骤（使用盆底修补器械）

（1）阴道切口：递 11 号尖刀切开处女膜基底部外侧缘（图 10-19-7）。

（2）分离尿道阴道隔、膀胱阴道隔（图 10-19-8）：递 Allis 钳、电刀沿尿道方向分离阴道前壁。递金属导尿管探测尿道。

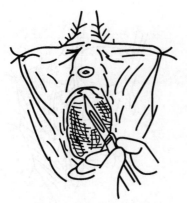

图 10-19-7　阴道口切缘

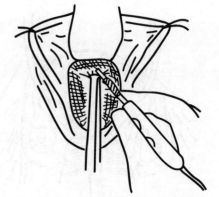

图 10-19-8　分离尿道阴道隔和膀胱阴道隔

（3）分离阴道直肠隔：递 Allis 钳，电刀分离阴道后壁与直肠（图 10-19-9）。

（4）闭合阴道口：递 13×24 号圆针 4 号线连续缝合阴道口（图 10-19-10）。

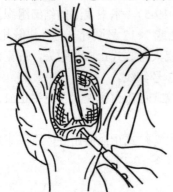

图 10-19-9　分离阴道直肠隔

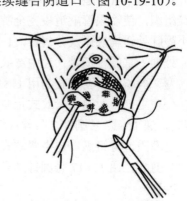

图 10-19-10　闭合阴道口

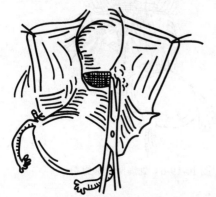

图 10-19-11　翻出子宫

（5）贯通膀胱、尿道阴道隔和阴道直肠隔：递 Allis 钳，分离剪分离尿道阴道隔和阴道直肠隔，必要时，电刀止血。

（6）处理阴道旁组织：递弯蚊式止血钳钳夹阴道旁组织，电刀切割，13×24 号圆针 7 号丝线缝扎。

（7）翻出子宫：术者将整个子宫由膀胱阴道隔翻出（图 10-19-11）。递弯蚊式止血钳钳夹剩余阴道旁组织，递电刀切割，11×17 号圆针 7 号丝线缝扎。递弯盘接标本组织。

（8）递温热生理盐水冲洗盆腹腔。

（9）盆腔充分止血：根据需要递电刀笔或止血钳及 1 号丝线结扎或 7×17 号圆针 1 号丝线缝扎止血。

（10）关闭盆腹膜：递 7×17 号圆针 1 号丝线关闭盆腹膜。

（11）阴道引流和堵塞：递 2-0 号圆针可吸收线缝合阴道残腔，递油纱卷填塞直肠、膀胱及阴道残腔创面，递引流管，自阴道口引出。递碘伏纱布填塞阴道口。

（五）关腹

关腹前清点器械、纱布、缝针和特殊物品数目。收回深部手术器械（腹部自动拉钩、长平镊、分离剪），递关腹器械（甲状腺拉钩、有齿短镊、线剪）和干净纱布。

（1）缝合腹膜：递 Allis 钳提起腹膜，甲状腺拉钩牵开手术野，13×24 号针 4 号丝线缝合腹膜。缝合完毕，再次清点手术用物。

（2）冲洗切口：递生理盐水冲洗，更换干净物品。

（3）缝合筋膜：递 13×24 号圆针 7 号丝线缝合筋膜。

（4）缝合皮下组织：递 Allis 钳夹碘伏纱球消毒皮肤，递 13×34 号圆针 1 号丝线缝合。

（5）缝合皮肤：递碘伏纱球消毒皮肤，递 4-0 号角针可吸收缝线缝合。

（6）覆盖切口：再次清点用物，递碘伏纱球消毒皮肤，医用敷贴覆盖切口。

五、特殊关注点

（1）患者皮肤不能接触金属。

（2）手术过程中，患者双上肢及双下肢不能过度外展。截石位时注意腘窝处用棉垫衬垫好，防止神经损伤。

（3）注意无菌操作，腹部手术和会阴部手术为两组医生和器械护士，手术物品严格区分。

（4）油纱卷的大小要适宜，放置过大会撑断会阴口周围的缝线。

（5）保护患者肢体，切忌台上医生压迫患者肢体。

（向 瑜 刘 颖）

第十一章 外阴部手术配合

第一节 处女膜闭锁切开术手术配合

处女膜切开适用于先天性无孔处女膜、处女膜厚同房困难者。无孔处女膜或称为处女膜闭锁，主要是由胚胎期先天发育异常或有孔处女膜感染、粘连、阻塞所致。

一、手术用物

（一）常规布类

常规布类包括阴道包（大盆 2 个、弯盘 1 个、大药杯 2 个、治疗巾 6 张、腿套 3 双、钡线小纱布 10 块、钡线纱球 20 个、大棉签 5 根、小棉签 5 根）和手术衣。

（二）手术器械

盆底修补器械：敷料钳 1 把、子宫颈钳 1 把、尿道探条 1 根、子宫腔探条 1 根、巾钳 4 把、Allis 钳 8 把、有齿卵圆钳 1 把、弯蚊式止血钳 4 把、直蚊式止血钳 8 把、4～10.5 号扩宫棒各 1 个、阴道拉钩 2 把、线剪 1 把、组织剪（弯）1 把、分离剪 1 把、有齿短镊 1 把、无齿短镊 1 把、持针器 3 把、3 号手术刀柄 1 把、4 号手术刀柄 1 把、小刮匙 1 把。

（三）手术设备

手术设备为高频电刀。

（四）一次性用物

1. 常规用物 一次性吸引管 1 根、一次性吸引头 1 根、一次性高频电刀笔 1 个、电刀清洁片 1 张、阴式套针 1 套、引流管 1 根、11 号刀片 1 个、10ml 注射器 1 副、尿管 1 根、尿袋 1 个、手套按需准备。

2. 冲洗液 0.9%氯化钠注射液 1 瓶（500ml/瓶）。

3. 缝线

（1）非吸收线：按需准备 1 号丝线。

（2）可吸收线：按需准备 4-0 号圆针可吸收线。

（五）特殊用物

特殊用物包括会阴部器械小托盘、腿架、矮板凳和棉腿套。

二、手术体位

患者取膀胱截石位。

（1）手术台上铺好清洁的治疗单，患者仰卧于手术台中央。褪去病员裤，套上棉腿套，调整好体位。

（2）右上肢平放于右侧手板上，处于功能位置，不过度外展，绑好监测血压的袖带并固定；左上肢平放于左侧手板上，处于功能位置，不过度外展，建立静脉通道，并保证安全、通畅。

（3）患者平卧于手术床中央，嘱患者臀部移至手术床边缘，双小腿置于腿托架上，腿架高度为患者大腿长度的 2/3，足尖、膝关节、对侧肩在一条直线上，两腿夹角最大不超过 90°，暴露会阴，根据患者的舒适度调整。

（4）高频电刀负极板贴于患者体毛较少且肌肉丰厚处。

（5）头架固定于手术台床头，平患者颈部。阴式手术器械托盘放于近会阴处。

三、消毒铺巾

（一）消毒液

消毒液为碘伏。

（二）消毒范围

用卵圆钳夹持碘伏纱球消毒皮肤，上至脐平线，双侧至腋中线，下至大腿上 1/3，包括耻骨联合、肛门及臀部，最后消毒阴道。

（三）铺巾

（1）臀下垫无菌大单。

（2）双腿分别套上无菌腿套，分别用一张治疗巾纵向反折 1/3，斜铺于患者左、右大腿根部，反折处在大腿根处。

（3）铺一张无菌大单于腹部耻骨联合上，双侧分别平铺一张治疗巾，用巾钳固定。

（4）会阴处将一张治疗巾反折 2/3，用巾钳固定，遮住肛门，暴露会阴部。

（5）将一只无菌腿套套于会阴部器械托盘上，对折两张治疗巾，平铺于托盘上。

四、手术配合

1. 清点器械、用物 器械护士与巡回护士共同清点器械、纱布、纱球、缝针。器械护士将电刀笔、电刀清洁片固定于手术台上。

2. 导尿 递消毒纱球、弯盘和尿管。

3. 切开处女膜 左手分开小阴唇，递手术刀柄和 11 号刀片，于闭锁部位处女膜膨隆处做"X"形切口，切开至处女膜环根部，充分切开（图 11-1-1）。递弯盘接流出的潴留月经血，吸尽潴留的月经血后，更换会阴处治疗巾。

4. 修剪处女膜 递组织剪（弯）、短平镊，剪去处女膜根部多余组织（图 11-1-2）。

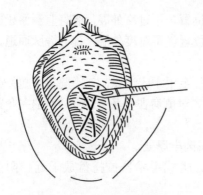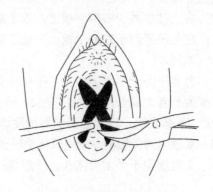

图 11-1-1　切开处女膜　　　　　　图 11-1-2　剪去多余组织

5. 缝合切口边缘 递 4-0 号圆针可吸收线沿阴道口间断缝合止血（图 11-1-3）。

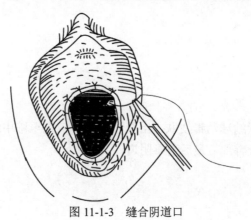

图 11-1-3　缝合阴道口

6. 清点用物并消毒 清点器械、用物，消毒，留置保留尿管。

五、特殊关注点

手术过程中，患者双上肢及双下肢不能过度外展。膀胱截石位时注意腘窝处用棉垫衬垫好，防止神经损伤。

（郑　丹　陈　燕）

第二节　前庭大腺囊肿手术手术配合

前庭大腺囊肿是外阴部最常见的囊肿，可继发感染形成脓肿。前庭大腺囊肿手术分为前庭大腺造口术和囊肿切除术。造口术适用于较大囊肿、部位深或感染者。

一、手术用物

（一）常规布类

常规布类包括阴道包（大盆 2 个、弯盘 1 个、大药杯 2 个、治疗巾 6 张、大包帕 2 张、腿套 3 双、钡线小纱布 10 块、钡线纱球 20 个、大棉签 5 根、小棉签 5 根）和手术衣。

（二）手术器械

盆底修补器械：敷料钳 1 把、子宫颈钳 1 把、尿道探条 1 根、子宫腔探条 1 根、巾钳 4 把、Allis 钳 8 把、有齿卵圆钳 1 把、弯蚊式止血钳 4 把、直蚊式止血钳 8 把、4~10.5 号扩宫棒、阴道拉钩 1 套、线剪 1 把、组织剪（弯）1 把、分离剪 1 把、有齿短镊 1 把、无齿短镊 1 把、持针器 3 把、3 号手术刀柄 1 把、4 号手术刀柄 1 把、小刮匙 1 把。

（三）手术设备

手术设备为高频电刀。

（四）一次性用物

1. 常规用物　一次性使用吸引管 1 根、一次性使用吸引头 1 根、一次性高频电刀笔 1 个、电刀清洁片 1 张、阴式套针 1 套、11 号刀片 1 个、尿管 1 个、尿袋 1 个、10ml 注射器 1 副、20ml 注射器 1 副、一次性无菌手术衣、手套按需准备。

2. 冲洗液　0.9%氯化钠注射液 1 瓶（500ml/瓶）。

3. 缝线

（1）非吸收线：按需准备 1 号丝线。

（2）可吸收线：4-0 号圆针可吸收线 1 包。

（五）特殊用物

特殊用物包括会阴部器械小托盘、腿架、矮板凳和棉腿套。

二、手术体位

患者取膀胱截石位。

（1）手术台上铺好清洁的治疗单，患者仰卧于手术台中央。褪去病员裤，套上棉腿套，调整好体位。

（2）右上肢平放于右侧手板上，处于功能位置，不过度外展，绑好监测血压的袖带并固定；左上肢平放于左侧手板上，处于功能位置，不过度外展，建立静脉通道，并保证安全、通畅。

（3）患者平卧于手术床中央，嘱患者臀部移至手术床边缘，双小腿置于腿托架上，腿架高度为患者大腿长度的 2/3，足尖、膝关节、对侧肩在一条直线上，两腿夹角最大不超过 90°，暴露会阴，根据患者的舒适度调整。

（4）高频电刀负极板贴于患者体毛较少且肌肉丰厚处。

（5）头架固定于手术台床头，平患者颈部。阴式手术器械托盘放于近会阴处。

三、消毒铺巾

（一）消毒液

消毒液为碘伏。

（二）消毒范围

用卵圆钳夹持碘伏纱球消毒皮肤，上至脐平线，下至大腿上 1/3，双侧至腋中线，包括耻骨联合、肛门及臀部，最后消毒阴道。

（三）铺巾

（1）臀下垫无菌大单。

（2）双腿分别套上无菌腿套，分别用一张治疗巾纵向反折 1/3，斜铺于患者左、右大腿根部，反折处在大腿根处。

（3）铺一张无菌大单于腹部耻骨联合上，双侧分别平铺一张治疗巾，用巾钳固定。

（4）会阴处将一张治疗巾反折 2/3，用巾钳固定，遮住肛门，暴露会阴部。

（5）将一只无菌腿套套于会阴部器械托盘上，对折两张治疗巾，平铺于托盘上。

四、手术配合

（一）前庭大腺囊肿造口术

1. 清点器械、用物　器械护士与巡回护士共同清点器械、纱布、纱球和缝针。器械护士将电刀笔、电刀清洁片及一次性吸引管固定于手术台上方。

2. 导尿　递消毒纱球、弯盘和尿管。

3. 切开囊肿　将小阴唇外翻，递手术刀柄和 11 号手术刀，在囊肿表面最波动部分做纵行切口，使囊液流出，递弯盘接囊液（图 11-2-1）。

4. 冲洗 递 20ml 无针头注射器、弯盘，用生理盐水彻底冲洗囊腔（图 11-2-2）。

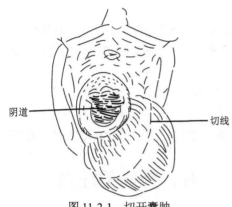

阴道

切线

图 11-2-1 切开囊肿

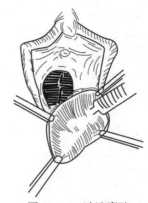

图 11-2-2 冲洗囊腔

5. 缝合 递4-0号圆针可吸收线间断缝合囊壁
与周围皮肤，保持开放，形成口袋（图 11-2-3）。

6. 清点器械，放置引流条 清点器械、用物，
放置引流条，24～48 小时后取出，置保留尿管。

（二）前庭大腺囊肿切除术

1. 清点器械、用物 器械护士与巡回护士共
同清点器械、纱布、纱球和缝针。器械护士将电刀
笔、电刀清洁片及一次性吸引管固定于手术台上方。

2. 导尿 递消毒纱球、弯盘和尿管。

3. 切开囊肿 将小阴唇外翻，递11号手术刀，
在囊肿薄弱处做纵行切口，切开黏膜与囊肿壁（图 11-2-4）。

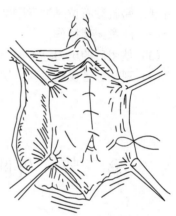

图 11-2-3 缝合囊壁

4. 剥离囊肿 递 Allis 钳提拉黏膜切口边缘，钝性分离或递分离剪锐性分离囊肿壁
与周围组织，将囊肿完整剥除（图 11-2-5）。递电刀止血。

5. 冲洗空腔 递 20ml 无针头注射器、弯盘，用生理盐水稀释的碘伏溶液彻底冲洗。

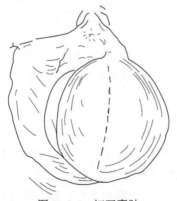

图 11-2-4 切开囊肿

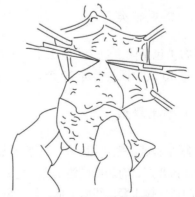

图 11-2-5 剥离囊肿

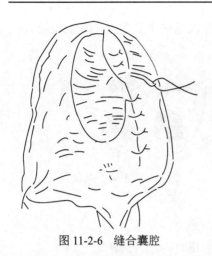

图 11-2-6 缝合囊腔

6. 缝合 递 4-0 号圆针可吸收线间断缝合囊腔（图 11-2-6）。

7. 修剪 递组织剪（弯）修剪多余黏膜和皮肤。

8. 缝合 递 4-0 号圆针可吸收线缝合黏膜及皮肤切口。

9. 清点用物并消毒 清点器械、用物，消毒，用无菌纱布遮盖切口并固定，置保留尿管。

10. 遮盖切口 用无菌纱布遮盖伤口并固定。

五、特殊关注点

（1）手术过程中，患者双上肢及双下肢不能过度外展。膀胱截石位时注意腘窝处用棉垫衬垫好，防止神经损伤。

（2）注意无菌操作。

（3）使用后的电刀笔不能放置于患者的裸露皮肤处。

（4）观察患者受压皮肤、切口敷料、引流管、尿色和尿量。

（陈　婧　陈　燕）

第三节　外阴血肿清创缝合术手术配合

外阴血肿清创缝合术适用于外阴创伤形成的组织裂伤、结缔组织血肿、活动性出血及血肿形成感染者。

一、手术用物

（一）常规布类

常规布类包括阴道包（大盆 2 个、弯盘 1 个、大药杯 2 个、治疗巾 6 张、腿套 3 双、钡线小纱布 10 块、钡线纱球 20 个、大棉签 5 根、小棉签 5 根）和手术衣。

（二）手术器械

盆底修补器械：敷料钳 1 把、子宫颈钳 1 把、尿道探条 1 根、子宫腔探条 1 根、巾钳 4 把、Allis 钳 8 把、有齿卵圆钳 1 把、弯蚊式止血钳 4 把、直蚊式止血钳 8 把、4~10.5 号扩宫棒、阴道拉钩 1 套、线剪 1 把、组织剪（弯）1 把、分离剪 1 把、有齿短镊 1 把、无齿短镊 1 把、持针器 3 把、3 号手术刀柄 1 把、4 号手术刀柄 1 把、小刮匙 1 把。

（三）手术设备

手术设备为高频电刀。

（四）一次性用物

1. 常规用物　一次性吸引管 1 根、一次性吸引头 1 根、一次性高频电刀笔 1 个、电刀清洁片 1 张、阴式套针 1 套、引流管 1 根、11 号刀片 1 个、20ml 注射器 1 副、尿管 1 根、尿袋 1 个、手套按需准备。

2. 冲洗液　0.9%氯化钠注射液 1 瓶（500ml/瓶）。

3. 缝线

（1）非吸收线：按需准备 1 号丝线。

（2）可吸收线：按需准备 2-0 号圆针可吸收线。

（五）特殊用物

特殊用物包括会阴部器械小托盘、腿架、矮板凳和棉腿套。

二、手 术 体 位

患者取膀胱截石位。

（1）手术台上铺好清洁的治疗单，患者仰卧于手术台中央。褪去病员裤，套上棉腿套，调整好体位。

（2）右上肢平放于右侧手板上，处于功能位置，不过度外展，绑好监测血压的袖带并固定；左上肢平放于左侧手板上，处于功能位置，不过度外展，建立静脉通道，并保证安全、通畅。

（3）患者平卧于手术台中央，嘱患者臀部移至手术床边缘，双小腿置于腿托架上，腿架高度为患者大腿长度的 2/3，足尖、膝关节、对侧肩在一条直线上，两腿夹角最大不超过 90°，暴露会阴，根据患者的舒适度调整。

（4）高频电刀负极板贴于患者体毛较少且肌肉丰厚处。

（5）头架固定于手术台床头，平患者颈部。阴式手术器械托盘放于近会阴处。

三、消 毒 铺 巾

（一）消毒液

消毒液为碘伏。

（二）消毒范围

用卵圆钳夹持碘伏纱球消毒皮肤，上至脐平线，下至大腿上 1/3，双侧至腋中线，包括耻骨联合、肛门及臀部，最后消毒阴道。

（三）铺巾

（1）臀下垫无菌大单。

（2）双腿分别套上无菌腿套，分别用一张治疗巾纵向反折 1/3，斜铺于患者左、右大腿根部，反折处在大腿根处。

（3）铺一张无菌大单于腹部耻骨联合上，双侧分别平铺一张治疗巾，用巾钳固定。

（4）会阴处将一张治疗巾反折 2/3，用巾钳固定，遮住肛门，暴露会阴部。

（5）将一只无菌腿套套于会阴部器械托盘上，对折两张治疗巾，平铺于托盘上。

四、手术配合

（1）清点器械、用物：器械护士与巡回护士共同清点器械、纱布、纱球和缝针。器械护士将电刀笔、电刀清洁片固定于手术台上。

（2）导尿：递消毒纱球、弯盘和尿管。

（3）切开血肿腔：递手术刀柄和 11 号刀片，于血肿区域皮肤或血肿壁最明显处纵行切开（图 11-3-1）。

（4）取出血凝块：递纱布、碗盘，用纱布或手指将血肿内的血凝块全部取出，递电刀笔止血或 1 号丝线缝扎止血（图 11-3-2）。

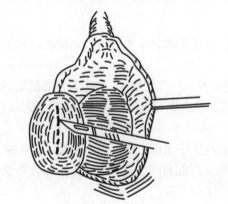
图 11-3-1 切开血肿腔

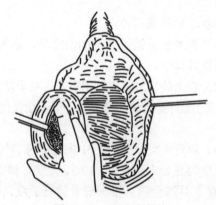
图 11-3-2 取出血凝块

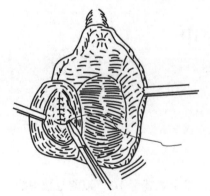
图 11-3-3 缝合血肿腔

（5）缝合血肿腔：递 20ml 注射器、温生理盐水充分冲洗血肿腔，递 2-0 号圆针可吸收线沿阴道口间断缝合止血，若血肿腔较大可置橡皮引流条（图 11-3-3）。

（6）清点器械、用物，消毒，阴道内填塞油纱卷，留置保留尿管。

五、特殊关注点

（1）手术过程中，患者双上肢及双下肢不能过度外展。膀胱截石位时注意腘窝处用棉垫衬垫好，防止神经损伤。

（2）健康教育：注意外阴清洁。

（吴若梅　陈　燕）

第四节　单纯外阴病灶切除术手术配合

单纯外阴病灶切除术适用于外阴部局限性的良性肿瘤，如纤维瘤、脂肪瘤、乳头状瘤等。

一、手 术 用 物

（一）常规布类

常规布类包括阴道包（大盆 2 个、弯盘 1 个、大药杯 2 个、治疗巾 6 张、腿套 3 双、钡线小纱布 10 块、钡线纱球 20 个、大棉签 5 根、小棉签 5 根）和手术衣。

（二）手术器械

盆底修补器械：敷料钳 1 把、子宫颈钳 1 把、尿道探条 1 根、子宫腔探条 1 根、巾钳 4 把、Allis 钳 8 把、有齿卵圆钳 1 把、弯蚊式止血钳 4 把、直蚊式止血钳 8 把、4～10.5 号扩宫棒、阴道拉钩 1 套、线剪 1 把、组织剪（弯）1 把、分离剪 1 把、有齿短镊 1 把、无齿短镊 1 把、持针器 3 把、3 号手术刀柄 1 把、4 号手术刀柄 1 把、小刮匙 1 把。

氩气刀：见图 11-4-1。

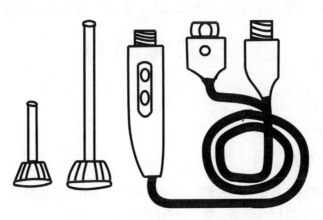

图 11-4-1　短刀头、长刀头及氩气连线

（三）手术设备

手术设备包括高频电刀和盆底工作站。

（四）一次性用物

1. 常规用物 一次性使用吸引管 1 根、一次性使用吸引头 1 根、一次性高频电刀笔 1 个、电刀清洁片 1 张、阴式套针 1 套、11 号刀片 1 个、一次性无菌手术衣、手套按需准备。

2. 冲洗液 0.9%氯化钠注射液 1 瓶（500ml/瓶）。

3. 缝线

（1）非吸收线：按需准备 1 号和 7 号丝线。

（2）可吸收线：4-0 号圆针可吸收线 1 包。

（五）特殊用物

特殊用物包括盆底工作站、会阴部器械小托盘、腿架、矮板凳和棉腿套。

二、手术体位

患者取膀胱截石位。

（1）手术台上铺好清洁的治疗单，患者仰卧于手术台中央。褪去病员裤，套上棉腿套，调整好体位。

（2）右上肢平放于右侧手板上，处于功能位置，不过度外展，绑好监测血压的袖带并固定；左上肢平放于左侧手板上，处于功能位置，不过度外展，建立静脉通道，并保证安全、通畅。

（3）患者平卧于手术台中央，臀部超出手术床边缘 5cm，双小腿置于腿托架上，腿架高度为患者大腿长度的 2/3，足尖、膝关节、对侧肩在一条直线上，两腿夹角最大不超过 90°，根据患者的舒适度调整。

（4）将高频电刀负极板贴于患者体毛较少且肌肉丰厚处。

（5）头架固定于手术台床头，平患者颈部。阴式手术器械托盘放于近会阴处。

三、消毒铺巾

（一）消毒液

消毒液为碘伏。

（二）消毒范围

用卵圆钳夹持碘伏纱球消毒皮肤，上至脐平线，下至大腿内侧上 1/3，双侧至腋中线，包括耻骨联合、肛门及臀部，最后消毒阴道。

（三）铺巾

（1）臀下垫无菌大单。

（2）双腿分别套上无菌腿套，分别用一张治疗巾纵向反折 1/3，斜铺于患者左、右大腿根部，反折处在大腿根处。

（3）铺一张无菌大单于腹部耻骨联合上，双侧分别平铺一张治疗巾，用巾钳固定。

（4）会阴处将一张治疗巾反折 2/3，用巾钳固定，遮住肛门，暴露会阴部。

（5）将一只无菌腿套套于会阴部器械托盘上，对折两张治疗巾，平铺于托盘上。

四、手术配合

1. 清点器械、用物 器械护士与巡回护士共同清点器械、纱布、纱球和缝针。器械护士将电刀笔、电刀清洁片固定于手术台上。

2. 导尿 递消毒纱球、弯盘和尿管。

3. 对于带蒂的外阴部良性肿瘤 递 Allis 钳钳夹外阴部良性肿瘤的根蒂部皮肤，递 11 号刀片切开皮肤，递分离剪游离出肿瘤的根蒂部，递弯蚊式止血钳夹住根蒂并切断，切除肿瘤，递 1-0 号圆针可吸收线缝扎肿瘤根蒂，4-0 号角针可吸收线间断缝合皮肤（图 11-4-2，图 11-4-3）。

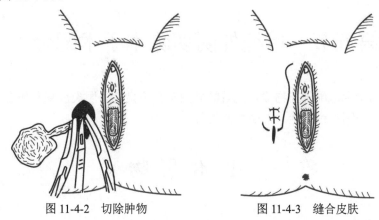

图 11-4-2　切除肿物　　　　　图 11-4-3　缝合皮肤

4. 对于无蒂的外阴良性肿瘤或外阴疣、痔 递 Allis 钳钳夹肿瘤边缘（图 11-4-4），递手术刀柄和 11 号刀片，纱布包裹肿瘤，沿肿瘤边缘切开皮肤，分离肿瘤至完整剥离（图 11-4-5）。囊腔大者，递 2-0 号圆针可吸收线间断缝合腔底，再用 4-0 号圆针可吸收线缝合皮肤。

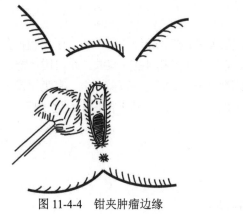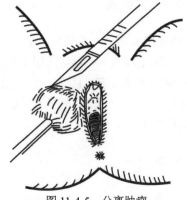

图 11-4-4　钳夹肿瘤边缘　　　　　图 11-4-5　分离肿瘤

5. 置尿管 缝合完毕，再次消毒外阴并安置尿管。清点所有器械、用物。用无菌纱布遮盖切口并固定。

6. 放平患者双腿 将患者双腿轻轻放平。

五、特殊关注点

（1）注意无菌操作。

（2）合理使用约束带，保护患者，以防发生意外。

（3）观察患者受压皮肤、切口敷料、引流管、尿色和尿量。

（4）健康教育：保持外阴清洁、预防感染。每次大小便后，用碘伏棉球消毒。

（廖 芯　周俊英）

第五节　单纯外阴切除术手术配合

单纯外阴切除术适用于药物治疗无效的外阴营养不良、外阴炎反复发作者、外阴上皮内瘤样病变、外阴尖锐湿疣、外阴鲍文病等。

一、手术用物

（一）常规布类

常规布类包括阴道包（大盆 2 个、弯盘 1 个、大药杯 2 个、治疗巾 6 张、腿套 3 双、钡线小纱布 10 块、钡线纱球 20 个、大棉签 5 根、小棉签 5 根）和手术衣。

（二）手术器械

（1）盆底修补器械：敷料钳 1 把、子宫颈钳 1 把、尿道探条 1 根、子宫腔探条 1 根、巾钳 4 把、Allis 钳 8 把、有齿卵圆钳 1 把、弯蚊式止血钳 4 把、直蚊式止血钳 8 把、4～10.5 号扩宫棒、阴道拉钩 1 套、线剪 1 把、组织剪（弯）1 把、分离剪 1 把、有齿短镊 1 把、无齿短镊 1 把、持针器 3 把、3 号手术刀柄 1 把、4 号手术刀柄 1 把、小刮匙 1 把。

（2）氩气刀。

（三）手术设备

手术设备包括高频电刀和盆底工作站。

（四）一次性用物

1. 常规用物　一次性使用吸引管 1 根、一次性使用吸引头 1 根、一次性高频电刀笔 1 个、电刀清洁片 1 张、阴式套针 1 套、11 号刀片 1 个、一次性无菌手术衣、手套按需准备。

2. 冲洗液　0.9%氯化钠注射液 1 瓶（500ml/瓶）。

3. 缝线

（1）非吸收线：按需准备 1 号和 7 号丝线。

（2）可吸收线：4-0 号圆针可吸收线 1 包。

（五）特殊用物

特殊用物包括会阴部器械小托盘、腿架、矮板凳和棉腿套。

二、手术体位

患者取膀胱截石位。

（1）手术台上铺好清洁的治疗单，患者仰卧于手术台中央。褪去病员裤，套上棉腿套，调整好体位。

（2）右上肢平放于右侧手板上，处于功能位置，不过度外展，绑好监测血压的袖带并固定；左上肢平放于左侧手板上，处于功能位置，不过度外展，建立静脉通道，并保证安全、通畅。

（3）患者平卧于手术台中央，臀部超出手术床边缘 5cm，双小腿置于腿托架上，腿架高度为患者大腿长度的 2/3，足尖、膝关节、对侧肩在一条直线上，两腿夹角最大不超过 90°，根据患者的舒适度调整。

（4）高频电刀负极板贴于患者体毛较少且肌肉丰厚处。

（5）头架固定于手术台床头，平患者颈部。阴式手术器械托盘放于近会阴处。

三、消毒铺巾

（一）消毒液

消毒液为碘伏。

（二）消毒范围

用卵圆钳夹持碘伏纱球消毒皮肤，上至脐平线，下至大腿内侧上 1/3，双侧至腋中线，包括耻骨联合、肛门及臀部，最后消毒阴道。

（三）铺巾

（1）臀下垫无菌大单。

（2）双腿分别套上无菌腿套，分别用一张治疗巾纵向反折 1/3，斜铺于患者左、右大腿根部，反折处在大腿根处。

（3）铺一张无菌大单于腹部耻骨联合上，双侧分别平铺一张治疗巾，用巾钳固定。

（4）会阴处将一张治疗巾反折 2/3，用巾钳固定，遮住肛门，暴露会阴部。

（5）将一只无菌腿套套于会阴部器械托盘上，对折两张治疗巾，平铺于器械托盘上。

四、手术配合

（1）清点器械、用物：器械护士与巡回护士共同清点器械、纱布、纱球和缝针。器械护士将电刀笔、氩气刀及电刀清洁片固定于手术台上。

（2）导尿：递碘伏纱球、弯盘和尿管。

（3）切除病灶：递 11 号刀片在外阴病灶超出病变范围处做一椭圆形切口，包括阴唇系带、两侧的阴唇及阴蒂。递 11 号刀在尿道口上缘、前庭部及阴道口的外侧缘、下缘做第二切口。手术开始前可用刀尖标出切口线，病变在一侧可以做单侧切除。切除的范围：一般外围的界限根据病灶范围而定，内侧的界限通常是皮肤与阴道黏膜的交界处及尿道口稍上方（图 11-5-1）。

（4）切开皮肤和皮下脂肪：递 Allis 钳钳夹、牵引切缘，沿外切口切开皮肤全层，自阴阜向下，切除耻骨前皮肤、皮下脂肪（图 11-5-2），深度不必达筋膜层，切至耻骨弓时，其下为尿道口上方，应注意避免损伤尿道，必要时可用导尿管插入尿道指示位置所在，递氩气刀或分离剪，边分离边止血，递细丝线结扎止血。

（5）分离至尿道口时，递尿道探条放于尿道内做标记。在切除过程中，暴露出阴蒂动、静脉及阴蒂脚，递弯蚊式止血钳钳夹，递手术刀柄和 11 号刀片切断，结扎止血。于大阴唇外侧斜向内侧切割皮下脂肪组织。

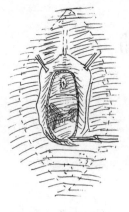

图 11-5-1 切除病灶

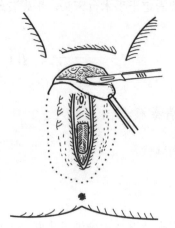

图 11-5-2 切开皮肤和皮下脂肪

（6）切除外阴：沿内侧切口切去已分离好的外阴组织；用氩气刀仔细止血；递弯盘放在切口下方，负压吸引头准备，递20ml注射器抽生理盐水反复冲洗创面（图11-5-3）。

（7）缝合会阴部：递13×34号圆针1号丝线间断缝合皮下脂肪层。递4-0号可吸收线缝合尿道口周围皮肤。递2-0号可吸收线将外阴切口做对称间断缝合。将尿道口及阴道口黏膜分别与周围皮肤对缝（图11-5-4）。

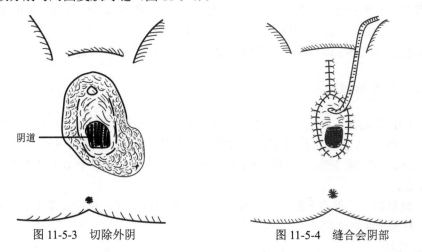

图 11-5-3　切除外阴　　　　　　　图 11-5-4　缝合会阴部

（8）置尿管：缝合完毕，再次消毒外阴、尿道口，安置尿管。根据止血情况决定是否安置橡皮引流管。

（9）清点所有器械、用物。用无菌纱布遮盖切口并固定。

（10）将患者的双腿轻轻放平。

五、特殊关注点

（1）手术过程中，患者双上肢及双下肢不能过度外展。膀胱截石位时注意腘窝处用棉垫衬垫好，防止神经损伤。

（2）注意无菌操作。

（3）使用的电刀笔与氩气刀用后不能放于患者裸露皮肤的位置。

（4）观察患者受压皮肤、切口敷料、引流管、尿色和尿量。

第六节　广泛外阴切除术手术配合

外阴癌发病率不高，多见于老年人，近年来发病有年轻化的趋势。约90%的原发性外阴癌为鳞状细胞癌，其他包括恶性黑色素瘤、腺癌、基底细胞癌、疣状癌、肉瘤及其他罕见的外阴恶性肿瘤等。广泛外阴切除术适用于外阴恶性肿瘤局限于外阴部，尚未累及筋膜的临床Ⅱ期患者；外阴癌肿局限于外阴，怀疑癌肿扩散至尿道口、阴道和会阴部的临床Ⅲ期患者。

一、手 术 用 物

（一）常规用物

常规用物包括阴道包（大盆 2 个、弯盘 1 个、大药杯 2 个、治疗巾 6 张、腿套 3 双、钡线小纱布 10 块、钡线纱球 20 个、大棉签 5 根、小棉签 5 根）、外阴癌布类包（腿套 2 双、治疗巾 6 张、大治疗巾 2 张）、剖口单和手术衣。

（二）手术器械

1. 女阴广泛器械 线剪 2 把、组织剪（弯）1 把、弯蚊式止血钳 8 把、直蚊式止血钳 12 把、Allis 钳 8 把、巾钳 4 把、甲状腺拉钩 2 把、分离剪 1 把、中平镊 2 把、子宫腔探条 1 根、持针器 3 把、有齿短镊 2 把、无齿短镊 1 把、4 号手术刀柄 2 把、3 号手术刀柄 1 把。

2. 广泛器械 扁桃镊 6 把、直角钳 2 把、血管拉钩 1 把、长持针器 1 把、肾蒂钳 1 把、大弯蚊式止血钳 4 把。

3. 氩气刀

（三）手术设备

手术设备包括高频电刀和盆底工作站。

（四）一次性用物

1. 常规用物 一次性使用吸引管 1 根、一次性使用吸引头 1 根、一次性高频电刀笔 1 个、电刀清洁片 1 张、腹腔广泛套针 1 套、50cm×30cm 医用粘贴膜 2 张、25cm×10cm 医用敷贴 2 张、20 号刀片 2 个、11 号刀片 1 个、无菌棉垫 5～6 张、无菌绷带数个、手套按需准备。

2. 冲洗液 0.9%氯化钠注射液 1 瓶（500ml/瓶）。

3. 缝线

1）非吸收线：按需准备 1 号、4 号和 7 号丝线。

2）可吸收线：按需准备 2-0 号圆针可吸收线和 4-0 号角针可吸收线。

（五）特殊用物

特殊用物包括会阴部器械小托盘、腿架、矮板凳和棉腿套。

二、手 术 体 位

（1）先取仰卧位：两腿平伸，外展 45°，臀部齐床缘或稍微超出床缘（图 11-6-1），并用约束带固定；有利于行两侧腹股沟淋巴结清除术。

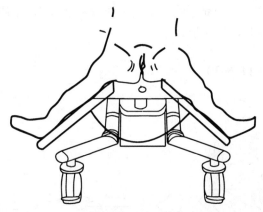

图 11-6-1　仰卧位

（2）再取膀胱截石位：患者仰卧，穿上腿套，双腿放于腿架上，双小腿各用一约束带固定，双小腿置于腿托架上，腿架高度为患者大腿长度的 2/3，足尖、膝关节、对侧肩在一条直线上，两腿夹角最大不超过 90°，能最大限度地暴露会阴。腘窝处用棉垫衬垫好，以保护患者的腓总神经不受压。

（3）建立静脉通道的上肢放于手板上，并保证静脉通道的安全、通畅；另一侧上肢系好测血压的袖带后，平放于另一手板上。

（4）电凝器负极板贴于患者体毛较少且肌肉丰厚处。

三、消 毒 铺 巾

（一）消毒液

消毒液为碘伏。

（二）消毒范围

（1）腹股沟消毒范围：腹股沟切口周围 15cm。上平脐，下至大腿内侧上 1/3 处，两侧至腋中线（图 11-6-2）。

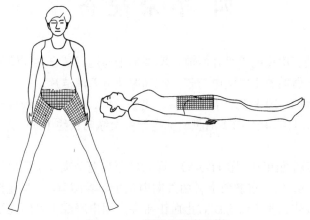

图 11-6-2　腹股沟消毒范围

（2）会阴消毒范围：上至脐平线，下至大腿内侧上 1/3，双侧至腋中线，包括耻骨联合、肛门及臀部，最后消毒阴道。

（三）铺巾（图 11-6-3）

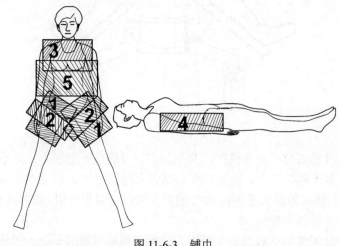

图 11-6-3　铺巾

（1）消毒完毕，在臀下垫一张无菌单，留置尿管。

（2）将两张手术薄膜沿腹股切口方向分别斜铺于患者的双侧腹股沟处。左、右大腿分别套上无菌腿套。将两张治疗巾纵向对折 1/3，分别铺于左、右腹股沟处。

（3）将一张治疗巾对折，铺于患者的剑突处；再将一张治疗巾纵行对折 1/3，铺于近侧腋中线。同法处理对侧。

（4）将一张治疗巾对折，铺于脐部。再将一张治疗巾对折，铺于会阴部，并用巾钳固定，铺上剖口单，两张剖口单遮盖患者头部、头架及患者下肢，并分别向左右两侧延伸。

（5）将一只无菌腿套套于会阴部器械托盘上，对折两张治疗巾，平铺于器械托盘上。

四、手术配合

（1）清点器械、用物：手术开始前，器械护士与巡回护士共同清点器械、纱布、纱球、缝针等用物。器械护士固定电刀笔、氩气刀及电刀清洁片。

（2）递切皮器械：20 号刀、有齿短镊、皮肤拉钩、组织剪、钡线干纱布，从髂前上棘内侧 3cm 处（图 11-6-4），向下沿股动脉走行做一纵向长约 13cm 的垂直切口，切开皮肤和皮下组织。

（3）分离皮下脂肪组织（图 11-6-5）：递刀或分离剪分离皮下脂肪组织，上缘达腹股沟韧带上方 2～3cm，向下自髂前上棘由外向内止于耻骨结节，下端至股三角尖端。在分离过程中，用直蚊式止血钳或弯蚊式止血钳钳夹，用电凝或 1 号丝线结扎止血。

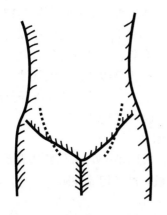

图 11-6-4　腹股沟淋巴清扫切口

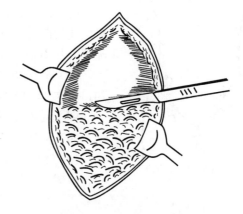

图 11-6-5　分离皮下脂肪组织

（4）由腹外斜肌腱膜上 2～3cm 处开始，向下剥离至腹股沟韧带。暴露腹外斜肌腱膜后，递弯蚊式止血钳、分离剪沿其下方继续分离至腹股沟韧带及阔筋膜，继续分离出股三角及大隐静脉。

（5）递分离剪向上分离内侧脂肪组织及大隐静脉下脂肪组织，至大隐静脉与股静脉连接处。边分离边用 1 号丝线结扎止血或氩气刀止血，整块取下皮下脂肪及浅淋巴结（图 11-6-6）。用准备好的标本袋装好标本，并分清左右。

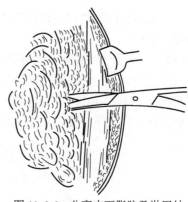

图 11-6-6　分离皮下脂肪及淋巴结

（6）清除腹股沟区深层淋巴结：递分离剪分离出缝匠肌上阔筋膜内缘的淋巴组织，递长平镊提起、分离暴露出股动脉，用 7 号丝线结扎阴部外动脉（图 11-6-7）。递弯蚊式止血钳钳夹大隐静脉并切断，7 号丝线双重结扎（图 11-6-8）。递弯蚊式止血钳钳夹圆韧带并切断，7 号丝线结扎。

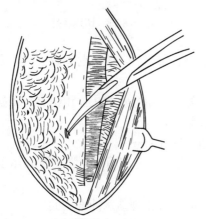

图 11-6-7　结扎阴部外动脉

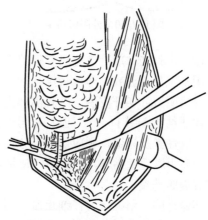

图 11-6-8　分离、结扎大隐静脉

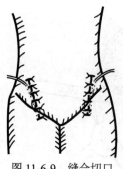

图 11-6-9　缝合切口

（7）递 500ml 温生理盐水冲洗创面，用 7×17 号圆针 1号丝线间断缝合筋膜层和皮下组织，关闭腔隙切口，置引流管，并用 18×24 号三角针做皮肤外固定。

（8）缝合切口、覆盖无菌纱布：递碘伏纱球消毒皮肤切口，递 11×17 号圆针、18×24 号三角针 1 号丝线间断缝合（图 11-6-9），递无菌纱布覆盖切口。

（9）同法处理对侧。

（10）缝合好的切口用无菌纱布和治疗巾覆盖。清点纱布、纱球、缝针和器械。准备切除外阴。

五、切 除 外 阴

（1）将腹股沟的切口及引流管用纱布覆盖好。取下尿管，患者改膀胱截石位，递碘伏消毒，铺巾。

（2）用 11 号刀在距癌灶外正常皮肤 2cm 处做椭圆形切线（图 11-6-10），外侧始于阴蒂上方正中部位，向两侧呈椭圆形伸展，后止于后联合。递氩气刀切除皮肤、皮下组织到筋膜层（图 11-6-11）。用直蚊式止血钳止血，1 号丝线结扎或氩气刀止血，用 Allis 钳牵引皮肤，自皮下分离，止血，结扎。

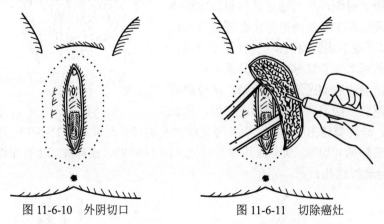

图 11-6-10　外阴切口　　　　　　图 11-6-11　切除癌灶

（3）做好内外切口后，递分离剪切除大阴唇、小阴唇、阴道前庭及会阴、尿道生殖隔筋膜。用氩气刀止血或 1 号丝线结扎。

（4）分离阴蒂：切开皮肤，结扎阴部内动静脉，用弯蚊式止血钳钳夹，用氩气刀止血或 1 号丝线结扎。用 11×17 号圆针 1 号丝线缝扎。

（5）如病灶累及尿道，则应切除部分尿道（约 0.5cm）。

（6）分离阴道后壁黏膜，两侧切口延长到后联合，分离阴道黏膜（图 11-6-12），暴露直肠和肛提肌筋膜。

（7）切除外阴：用氩气刀仔细止血。用 500ml 温生理盐水冲洗创面。

（8）用 13×24 号圆针细丝线在两侧做皮下缝合。消毒切口周围，用 4-0 号圆针可吸收线缝合阴道黏膜及尿道口边缘，用 2-0 号圆针可吸收线或 4-0 号三角针可吸收线缝合皮肤（图 11-6-13）。缝合完毕留置保留尿管，并在阴道内放置一个油纱卷。

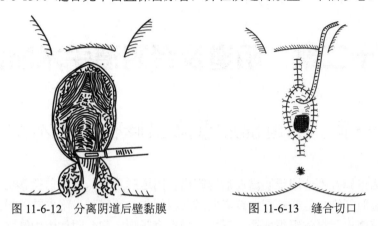

图 11-6-12　分离阴道后壁黏膜　　　　　图 11-6-13　缝合切口

（9）清点器械、纱布、纱球和缝针，消毒各切口，固定引流管纱布。将敷贴及棉垫置于切口上，用绷带加压包扎切口。绷带的起始端和末端都要用宽胶布固定。包扎好后撤去脚架，将患者的腿放平（在包扎时，先包扎腹股沟区的切口，然后再包扎会阴区）。

六、特殊关注点

（1）手术过程中，患者双上肢及双下肢不能过度外展。

（2）膀胱截石位时注意腘窝处用棉垫衬垫好，防止腓总神经损伤。

（3）外阴癌的铺巾顺序，注意无菌操作。

（4）使用的电刀笔与氩气刀用后不能置于患者裸露皮肤的位置，防止灼伤。

（5）油纱卷的大小要适宜，放置过大会撑断会阴口周围的缝线。

（6）在包扎的过程中，注意不要将腹股沟两侧的引流管及尿管压迫，以免引流不畅；在包扎的过程中一定注意加压，以免绷带松脱，起不到止血的作用，且要注意松紧适宜。

（7）在用绷带包扎后，患者的腿成屈膝外展状，因此在用约束带固定患者时注意不要将患者的腿压平。

（吴若梅　陈　燕）

第十二章　阴道及经阴道手术配合

第一节　阴道前后壁膨出修补术手术配合

阴道前后壁修补术适用于阴道前后壁膨出、阴道脱垂等。阴道前壁膨出是由于支持膀胱的阴道壁肌纤维松弛或断裂，或者阴道旁组织与盆筋膜腱弓附着缺陷导致阴道旁松弛。阴道后壁膨出因自体组织薄弱、乏力，导致直肠膨出和会阴体组织缺陷。

一、手术用物

（一）常规用物

常规用物包括阴道包（大盆 2 个、弯盘 1 个、大药杯 2 个、治疗巾 6 张、腿套 3 双、钡线小纱布 10 块、钡线纱球 20 个、大棉签 5 根、小棉签 5 根）和手术衣。

（二）手术器械

盆底修补器械：敷料钳 1 把、子宫颈钳 1 把、尿道探条 1 根、子宫腔探条 1 根、巾钳 4 把、Allis 钳 8 把、有齿卵圆钳 1 把、弯蚊式止血钳 4 把、直蚊式止血钳 8 把、4～10.5 号扩宫棒、阴道拉钩 1 套、线剪 1 把、组织剪（弯）1 把、分离剪 1 把、有齿短镊 1 把、无齿短镊 1 把、持针器 3 把、3 号手术刀柄 1 把、4 号手术刀柄 1 把、小刮匙 1 把。

（三）手术设备

手术设备为高频电刀。

（四）一次性用物

1. 常规用物　一次性吸引管 1 根、一次性吸引头 1 根、20ml 注射器 1 副、钡线纱布 10 张、11 号刀片 1 个、阴式套针 1 套、医用油纱 1 张、手套按需准备。

2. 冲洗液　按需准备 0.9%氯化钠注射液 1 瓶（500ml/瓶）。

3. 缝线　按需准备 1 号和 7 号丝线以及 0 号、2-0 号、4-0 号圆针可吸收线。

（五）特殊用物

特殊用物包括会阴部器械小托盘、腿架、矮板凳和棉腿套。

二、手　术　体　位

患者取膀胱截石位。

（1）手术台上铺好清洁的治疗单，患者仰卧于手术台中央。褪去病员裤，套上棉腿套，调整好体位。

（2）右上肢平放于右侧手板上，处于功能位置，不过度外展，绑好监测血压的袖带并固定；左上肢平放于左侧手板上，处于功能位置，不过度外展，建立静脉通道，并保证安全、通畅。

（3）患者平卧于手术台中央，双小腿置于腿托架上，腿架高度为患者大腿长度的2/3，足尖、膝关节、对侧肩在一条直线上，两腿夹角最大不超过 90°，根据患者的舒适度调整。

（4）高频电刀负极板贴于患者体毛较少且肌肉丰厚处。

（5）头架固定于手术台床头，平患者颈部。阴式手术器械托盘放于近会阴处。

三、消　毒　铺　巾

（一）消毒液

消毒液为碘伏。

（二）消毒范围

用卵圆钳夹持碘伏纱球消毒皮肤，上至脐平线，下至大腿上 1/3，双侧至腋中线，包括耻骨联合、肛门周围及臀部，最后消毒阴道。

（三）铺巾

（1）臀下垫无菌大单。

（2）双腿分别套上无菌腿套，分别用一张治疗巾纵向反折 1/3，斜铺于患者左、右大腿根部，反折处在大腿根处。

（3）铺一张无菌大单于腹部耻骨联合上，双侧分别平铺一张治疗巾，用巾钳固定。

（4）将一张治疗巾反折 2/3，铺于会阴处用巾钳固定，遮住肛门，暴露会阴部。

（5）将一只无菌腿套套于会阴部器械托盘上，对折两张治疗巾，平铺于托盘上。

四、手　术　配　合

（一）清点器械、用物

器械护士与巡回护士共同清点器械、纱布、纱球、缝针等。

（二）排空膀胱尿液，暴露手术视野

递碘伏棉签消毒尿道口，导尿管导尿，弯盘盛尿，吸引器准备吸引。递有齿短镊、7×17 号三角针 1 号丝线将小阴唇缝于外阴皮肤上，暴露手术野（图 12-1-1）。

（三）再次消毒外阴、阴道及子宫颈

递阴道拉钩拉开阴道后壁，暴露子宫颈，消毒阴道及子宫颈。根据医生习惯，可用无菌生理盐水加适量肾上腺素（1∶200 000 肾上腺素稀释液）（高血压者禁用）或无菌生理盐水注在阴道黏膜下、膀胱两侧等处，有助于分离组织间隙（图 12-1-2）。

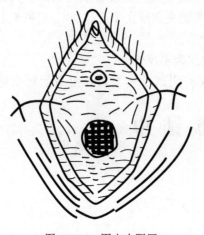

图 12-1-1　固定小阴唇

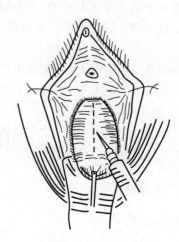

图 12-1-2　打水垫

（四）确定切口位置

（1）递尿道探条插入膀胱内（图 12-1-3），辨认膀胱后壁在子宫颈前唇的附着点，递 11 号刀片在此点下 0.5cm 处横弧形切开子宫颈黏膜（图 12-1-4）。递分离剪，自切口伸入阴道壁与膀胱壁之间，自膀胱分离阴道壁，向尿道口方向、直达尿道外口下约 1cm 处，然后纵行剪开阴道前壁，切口呈倒置的"T"字形。

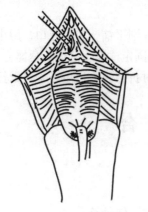

图 12-1-3　辨认膀胱附着点

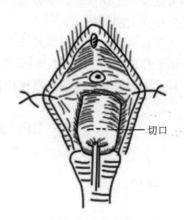

切口

图 12-1-4　阴道前壁切口

（2）游离膀胱子宫颈间隙（图 12-1-5）：递 Allis 钳夹住已剪开的阴道前壁，向两侧牵引，暴露切口下的膀胱。递湿纱布，钝性分离，推开耻骨膀胱子宫颈筋膜，递 Allis 钳牵引子宫颈向下，可见膀胱附着于子宫颈上，游离膀胱子宫颈间隙。

（3）游离膀胱：用阴道拉钩向上拉开膀胱，暴露两侧膀胱子宫颈韧带，贴近子宫颈将其剪断分离，游离膀胱。递 7×17 号圆针 1 号丝线在阴道横沟和膀胱横沟间膀胱壁上做荷包缝合，收紧膀胱；将尿道两侧的筋膜缝于中线上，矫正膀胱和尿道膨出（图 12-1-6）。

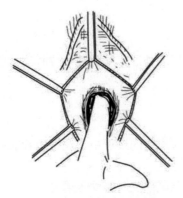

图 12-1-5　游离膀胱子宫颈间隙

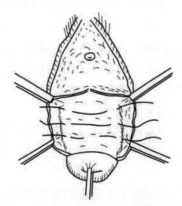

图 12-1-6　修补膀胱及尿道两侧的筋膜

（4）递无齿短镊、组织剪（弯）剪除多余的阴道前壁。检查无明显渗血及活动性出血后，递 2-0 号圆针可吸收线缝合阴道前壁（图 12-1-7）。

（5）同法在阴道后壁注射无菌生理盐水加适量肾上腺素（1：200 000 肾上腺素稀释液）（高血压者禁用）或无菌生理盐水。

（6）分离阴道后壁与直肠（图 12-1-8）：递 11 号刀片切开会阴皮肤与阴道后壁黏膜交界线，钝性分离阴道后壁与直肠；用纱布包裹手指，将阴道后壁向上、向外分离，暴露直肠及肛提肌。递 1-0 号圆针可吸收线或 13×24 号圆针 7 号丝线缝合肛提肌内缘，缝完后阴道腔以可容两指余为宜。递组

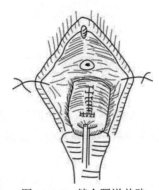

图 12-1-7　缝合阴道前壁

织剪（弯）剪除多余的阴道黏膜，以 2-0 号圆针可吸收线间断缝合阴道后壁（图 12-1-9）。

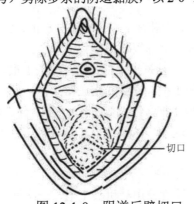

切口

图 12-1-8　阴道后壁切口

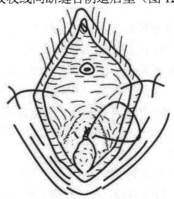

图 12-1-9　缝合后壁切口

（五）清点器械、用物，消毒会阴部，填塞阴道，留置导尿管

根据阴道的大小，制作无菌油纱卷，将纱布包裹进无菌油纱内，递无菌油纱卷填塞阴道，压迫止血，留置保留尿管。最后用敷料覆盖会阴部。

五、特殊关注点

（1）患者皮肤不能接触金属。

（2）手术过程中，患者双上肢及双下肢不能过度外展。膀胱截石位时注意腘窝处用棉垫衬垫好，防止腘窝神经损伤。

（3）注意无菌操作。

（4）填塞阴道的油纱卷大小要适宜。

（5）注意观察患者的生命体征，特别是在注射水垫的过程中，观察患者的心率和血压变化。

（6）提醒医生不能压迫患者双腿，术毕检查骶尾部皮肤的受压情况。

（7）在整个手术过程中注意给患者保暖。

（徐小凤　陈　燕）

第二节　阴道横纵隔切除术手术配合

阴道横纵隔是由胚胎时期副中肾导管下端发育异常所引起的。阴道横纵隔切除术适用于横纵隔影响性交、妊娠或分娩的患者。

一、阴道纵隔切除术手术配合

（一）手术用物

1. 常规布类　阴道包（大盆 2 个、弯盘 1 个、大药杯 2 个、治疗巾 6 张、腿套 3 双、钡线小纱布 10 块、钡线纱球 20 个、大棉签 5 根、小棉签 5 根）和手术衣。

2. 手术器械　盆底修补器械：敷料钳 1 把、子宫颈钳 1 把、尿道探条 1 根、子宫腔探条 1 根、巾钳 4 把、Allis 钳 8 把、有齿卵圆钳 1 把、弯蚊式止血钳 4 把、直蚊式止血钳 8 把、4～10.5 号扩宫棒、阴道拉钩 1 套、线剪 1 把、组织剪（弯）1 把、分离剪 1 把、有齿短镊 1 把、无齿短镊 1 把、持针器 3 把、3 号手术刀柄 1 把、4 号手术刀柄 1 把、小刮匙 1 把。

3. 一次性用物

（1）常规用物：一次性使用吸引管 1 根、一次性使用吸引头 1 根、一次性高频电刀笔 1 个、电刀清洁片 1 张、阴式套针 1 套、引流管 1 根、双腔导尿管 1 根、11 号刀片 1

个、油纱 1 张、手套按需准备。

（2）缝线

1）非吸收线：按需准备 1 号丝线。

2）可吸收线：按需准备 2-0 号圆针可吸收线。

4. 特殊用物 会阴部器械小托盘、腿架、矮板凳和棉腿套。

（二）手术体位

患者取膀胱截石位。

（1）手术台上铺好清洁的治疗单，患者仰卧于手术台中央。褪去病员裤，套上棉腿套，调整好体位。

（2）右上肢平放于右侧手板上，处于功能位置，不过度外展，绑好监测血压的袖带并固定；左上肢平放于左侧手板上，处于功能位置，不过度外展，建立静脉通道，并保证安全、通畅。

（3）患者平卧于手术床中央，嘱患者臀部移至手术床边缘，双小腿置于腿托架上，腿架高度为患者大腿长度的 2/3，足尖、膝关节、对侧肩在一条直线上，两腿夹角最大不超过 90°，根据患者的舒适度调整。

（4）高频电刀负极板贴于患者体毛较少且肌肉丰厚处。

（5）头架固定于手术台床头，平患者颈部。阴式手术器械托盘放于近会阴处。

（三）消毒铺巾

1. 消毒液 碘伏。

2. 消毒范围 用卵圆钳夹持碘伏纱球消毒皮肤，上至脐平线，下至大腿上 1/3，双侧至腋中线，包括耻骨联合、肛门及臀部，最后消毒阴道。

3. 铺巾

（1）臀下垫无菌大单。

（2）双腿分别套上无菌腿套，分别用一张治疗巾纵向反折 1/3，斜铺于患者左、右大腿根部，反折处在大腿根处。

（3）铺一张无菌大单于腹部耻骨联合上，双侧分别平铺一张治疗巾，用巾钳固定。

（4）将一张治疗巾反折 2/3，铺于会阴处，用巾钳固定，遮住肛门，暴露会阴部。

（5）将一只无菌腿套套于会阴部器械托盘上，对折两张治疗巾，平铺于托盘上。

（四）手术配合

1. 清点器械、用物 器械护士与巡回护士共同清点器械、纱布、纱球、缝针等。

2. 导尿 递消毒棉签消毒尿道口，递弯盘、尿管。

3. 探查 递阴道拉钩暴露视野，用示指探查纵隔与阴道壁的关系。

4. 切除 递两把直蚊式止血钳平行钳夹纵隔，钳夹距离阴道前后壁约 0.5cm 处。递电刀或剪刀将阴道纵隔切除（图 12-2-1）。

5. 缝合 递持针器和 2-0 号圆针可吸收线缝合残端（图 12-2-2）。

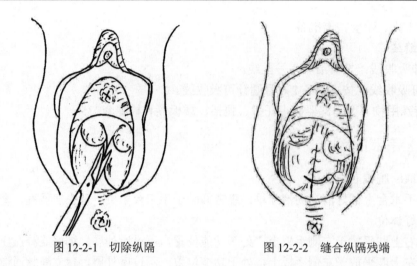

图 12-2-1　切除纵隔　　　　　　　　图 12-2-2　缝合纵隔残端

6. 清点用物，结束手术　清点器械、用物，消毒会阴部，递无菌油纱卷填塞阴道，留置导尿管。

二、阴道横隔切除术手术配合

（一）手术用物

1. 常规布类　阴道包（大盆 2 个、弯盘个、大药杯 2 个、治疗巾 6 张、腿套 3 双、钡线小纱布 10 块、钡线纱球 20 个、大棉签 5 根、小棉签 5 根）和手术衣。

2. 手术器械　盆底修补器械：敷料钳 1 把、子宫颈钳 1 把、尿道探条 1 根、子宫腔探条 1 根、巾钳 4 把、Allis 钳 8 把、有齿卵圆钳 1 把、弯蚊式止血钳 4 把、直蚊式止血钳 8 把、4～10.5 号扩宫棒、阴道拉钩 1 套、线剪 1 把、组织剪（弯）1 把、分离剪 1 把、有齿短镊 1 把、无齿短镊 1 把、持针器 3 把、3 号手术刀柄 1 把、4 号手术刀柄 1 把、小刮匙 1 把。

3. 一次性用物

（1）常规用物：一次性使用吸引管 1 根、一次性使用吸引头 1 根、一次性高频电刀笔 1 个、电刀清洁片 1 张、阴式套针 1 套、引流管 1 根、双腔导尿管 1 根、15 号刀片 1 个、油纱 1 张、20ml 注射器 1 副、手套按需准备。

（2）缝线

1）非吸收线：按需准备 1 号丝线。

2）可吸收线：按需准备 2-0 号圆针可吸收线。

4. 特殊用物　会阴部器械小托盘、腿架、矮板凳和棉腿套。

（二）手术体位

患者取膀胱截石位。

（1）手术台上铺好清洁的治疗单，患者仰卧于手术台中央。褪去病员裤，套上棉腿套，调整好体位。

（2）右上肢平放于右侧手板上，处于功能位置，不过度外展，绑好监测血压的袖带并固定；左上肢平放于左侧手板上，处于功能位置，不过度外展，建立静脉通道，并保证安全、通畅。

（3）患者平卧于手术床中央，嘱患者臀部移至手术床边缘，双小腿置于腿托架上，腿架高度为患者大腿长度的 2/3，足尖、膝关节、对侧肩在一条直线上，两腿夹角最大不超过 90°，根据患者的舒适度调整。

（4）高频电刀负极板贴于患者体毛较少且肌肉丰厚处。

（5）头架固定于手术台床头，平患者颈部。阴式手术器械托盘放于近会阴处。

（三）消毒铺巾

1. 消毒液　碘伏。

2. 消毒范围　用卵圆钳夹持碘伏纱球消毒皮肤，上至脐平线，下至大腿上 1/3，双侧至腋中线，包括耻骨联合、肛门及臀部，最后消毒阴道。

3. 铺巾

（1）臀下垫无菌大单。

（2）双腿分别套上无菌腿套，分别用一张治疗巾纵向反折 1/3，斜铺于患者左、右大腿根部，反折处在大腿根处。

（3）铺一张无菌大单于腹部耻骨联合上，双侧分别平铺一张治疗巾，用巾钳固定。

（4）将一张治疗巾反折 2/3，铺于会阴处，用巾钳固定，遮住肛门，暴露会阴部。

（5）将一只无菌腿套套于会阴部器械托盘上，对折两张治疗巾，平铺于托盘上。

（四）手术配合

1. 清点器械、用物　器械护士与巡回护士共同清点器械、纱布、纱球、缝针等。

2. 导尿　递消毒棉签消毒尿道口，递弯盘、尿管。

3. 探查　递 20ml 注射器于横隔中间抽吸，证实为经血（图 12-2-3）。

4. 切开引流（图 12-2-4）　递手术刀柄和 15 号刀，以穿刺点为中心，横向切开约 1cm，引流出潴留的经血。

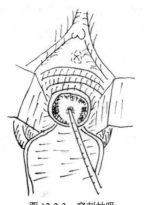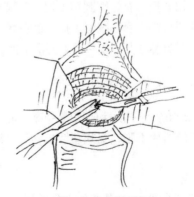

图 12-2-3　穿刺抽吸　　　　　　　　　图 12-2-4　切开引流

5. 剪去多余横隔　递弯蚊式止血钳再次探查横隔厚度及位置，并撑开横隔切口至阴道黏膜，暴露子宫颈。距离横隔基底约 0.5cm 处，递组织剪（弯）剪去多余横隔组织。

6. 缝合止血 递 2-0 号圆针可吸收线间断缝合创面止血。

7. 清点用物，结束手术 清点器械、用物，消毒会阴部，递油纱卷填塞阴道，压迫止血，留置导尿管。

（五）特殊关注点

（1）注意无菌操作。
（2）合理使用约束带，保护患者，以防发生意外。
（3）观察患者受压皮肤。

（罗 丹 周俊英）

第三节　阴道闭合术手术配合

阴道闭合术适用于年老体弱的绝经妇女，没有性生活，有子宫脱垂而排除有子宫颈和子宫体恶性肿瘤的患者。

一、手　术　用　物

（一）常规布类

常规布类包括阴道包（大盆 2 个、弯盘 1 个、大药杯 2 个、治疗巾 6 张、腿套 3 双、钡线小纱布 10 块、钡线纱球 20 个、大棉签 5 根、小棉签 5 根）和手术衣。

（二）手术器械

盆底修补器械：敷料钳 1 把、子宫颈钳 1 把、尿道探条 1 根、子宫腔探条 1 根、巾钳 4 把、Allis 钳 8 把、有齿卵圆钳 1 把、弯蚊式止血钳 4 把、直蚊式止血钳 8 把、4～10.5 号扩宫棒、阴道拉钩 1 套、线剪 1 把、组织剪（弯）1 把、分离剪 1 把、有齿短镊 1 把、无齿短镊 1 把、持针器 3 把、3 号手术刀柄 1 把、4 号手术刀柄 1 把、小刮匙 1 把。

（三）一次性用物

1. 常规用物 一次性使用吸引管 1 根、一次性使用吸引头 1 根、一次性高频电刀笔 1 个、电刀清洁片 1 张、阴式套针 1 套、引流管 1 根、11 号刀片 1 个、油纱 1 张、手套按需准备。

2. 缝线

（1）非吸收线：按需准备 1 号丝线。
（2）可吸收线：按需准备 2-0 号圆针可吸收线。

（四）特殊用物

特殊用物包括会阴部器械小托盘、腿架、矮板凳和棉腿套。

二、手术体位

患者取膀胱截石位。

（1）手术台上铺好清洁的治疗单，患者仰卧于手术台中央。褪去病员裤，套上棉腿套，调整好体位。

（2）右上肢平放于右侧手板上，处于功能位置，不过度外展，绑好监测血压的袖带并固定；左上肢平放于左侧手板上，处于功能位置，不过度外展，建立静脉通道，并保证安全、通畅。

（3）患者平卧于手术床中央，嘱患者臀部移至手术床边缘，双小腿置于腿托架上，腿架高度为患者大腿长度的 2/3，足尖、膝关节、对侧肩在一条直线上，两腿夹角最大不超过 90°，根据患者的舒适度调整。

（4）高频电刀负极板贴于患者体毛较少且肌肉丰厚处。

（5）头架固定于手术台床头，平患者颈部。阴式手术器械托盘放于近会阴处。

三、消毒铺巾

（一）消毒液

消毒液为碘伏。

（二）消毒范围

用卵圆钳夹持碘伏纱球消毒皮肤，上至脐平线，下至大腿上 1/3，双侧至腋中线，包括耻骨联合、肛门及臀部，最后消毒阴道。

（三）铺巾

（1）臀下垫无菌大单。

（2）双腿分别套上无菌腿套，分别用一张治疗巾纵向反折 1/3，斜铺于患者左、右大腿根部，反折处在大腿根处。

（3）铺一张无菌大单于腹部耻骨联合上，双侧分别平铺一张治疗巾，用巾钳固定。

（4）将一张治疗巾反折 2/3，铺于会阴处，用巾钳固定，遮住肛门，暴露会阴部。

（5）将一只无菌腿套套于会阴部器械托盘上，对折两张治疗巾，平铺于托盘上。

四、手术配合

（1）清点器械、用物：器械护士与巡回护士共同清点器械、纱布、纱球和缝针。

（2）导尿：递消毒液、棉签、弯盘和尿管。

（3）递阴道拉钩充分暴露手术视野，递 Allis 钳钳夹子宫颈作牵引，在尿道口下，子宫颈外口上 2cm 处，做长方形切口，切开部分阴道黏膜。

（4）钝性分离尿道口下方到阴道横沟的阴道壁，形成一长方形的粗糙面（图 12-3-1）。

（5）对有尿道膨出者，切除阴道黏膜后，递持针器和 2-0 号圆针可吸收线，间断缝合尿道筋膜至膀胱尿道交界处。

（6）递 Allis 钳钳夹子宫颈并向上牵引，在阴道后壁与会阴交界处，沿阴道直肠间隙切开，呈长方形分离阴道后壁（图 12-3-2），切除分离的阴道后壁。

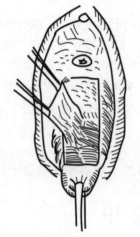 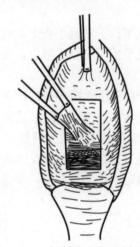

图 12-3-1　在阴道前壁形成粗糙面　　　　图 12-3-2　在阴道后壁形成粗糙面

（7）递 2-0 号圆针可吸收线将阴道前、后壁的横切线对应缝合，覆盖子宫颈阴道部（图 12-3-3）。

（8）递 2-0 号圆针可吸收线缝合膀胱阴道隔（图 12-3-4），形成皱褶。缝合阴道直肠隔，递 0 号圆针可吸收线缝合肛提肌，2-0 号圆针可吸收线纵向间断缝合阴道前、后壁黏膜及会阴部。

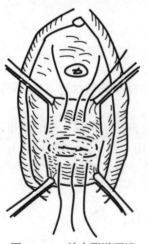 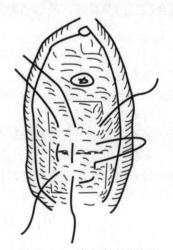

图 12-3-3　缝合阴道顶端　　　　图 12-3-4　缝合膀胱阴道隔

（9）缝合完毕后，递弯蚊式止血钳插入阴道两旁的两侧小孔（图12-3-5），试探是否通畅以及能否达到引流的目的。

（10）消毒，置保留尿管。

五、特殊关注点

（1）手术过程中，患者双上肢及双下肢不能过度外展。膀胱截石位时注意防止神经损伤。

（2）注意无菌操作。

（3）使用的电刀笔不能放置于患者裸露皮肤的位置。

（4）观察患者受压皮肤、切口敷料、尿色和尿量。

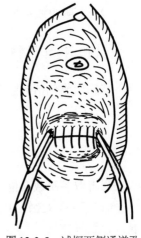

图12-3-5　试探两侧通道孔

（罗　丹　周俊英）

第四节　阴道良性肿物切除术手术配合

阴道良性肿物切除术适用于患有阴道囊肿、阴道良性肿物的患者。

一、手　术　用　物

（一）常规布类

常规布类包括阴道包（大盆 2 个、弯盘 1 个、大药杯 2 个、治疗巾 6 张、腿套 3 双、钡线小纱布 10 块、钡线纱球 20 个、大棉签 5 根、小棉签 5 根）和手术衣。

（二）手术器械

盆底修补器械：敷料钳 1 把、子宫颈钳 1 把、尿道探条 1 根、子宫腔探条 1 根、巾钳 4 把、Allis 钳 8 把、有齿卵圆钳 1 把、弯蚊式止血钳 4 把、直蚊式止血钳 8 把、4～10.5 号扩宫棒、阴道拉钩 1 套、线剪 1 把、组织剪（弯）1 把、分离剪 1 把、有齿短镊 1 把、无齿短镊 1 把、持针器 3 把、3 号手术刀柄 1 把、4 号手术刀柄 1 把、小刮匙 1 把。

（三）一次性用物

1. 常规用物　一次性使用吸引管 1 根、一次性使用吸引头 1 根、一次性高频电刀笔 1 个、电刀清洁片 1 张、阴式套针 1 套、引流管 1 根、11 号刀片 1 个、油纱 1 张、一次性乳胶导尿管 1 根、一次性引流袋 1 个、10ml 注射器 1 副、手套按需准备。

2. 缝线

（1）非吸收线：按需准备 1 号、7 号丝线。

（2）可吸收线：按需准备 2-0 号圆针可吸收线。

（四）特殊用物

特殊用物包括会阴部器械小托盘、腿架、矮板凳和棉腿套。

二、手术体位

患者取膀胱截石位。

（1）手术台上铺好清洁的治疗单，患者仰卧于手术台中央。褪去病员裤，套上棉腿套，调整好体位。

（2）右上肢平放于右侧手板上，处于功能位置，不过度外展，绑好监测血压的袖带并固定；左上肢平放于左侧手板上，处于功能位置，不过度外展，建立静脉通道，并保证安全、通畅。

（3）患者平卧于手术床中央，嘱患者臀部移至手术床边缘，双小腿置于腿托架上，腿架高度为患者大腿长度的 2/3，足尖、膝关节、对侧肩在一条直线上，两腿夹角最大不超过 90°，暴露会阴，根据患者的舒适度调整。

（4）高频电刀负极板贴于患者体毛较少且肌肉丰厚处。

（5）头架固定于手术台床头，平患者颈部。阴式手术器械托盘放于近会阴处。

三、消毒铺巾

（一）消毒液

消毒液为碘伏。

（二）消毒范围

用卵圆钳夹持碘伏纱球消毒皮肤，上至脐平线，下至大腿内侧上 1/3，双侧至腋中线，包括耻骨联合、肛门及臀部，最后消毒阴道。

（三）铺巾

（1）臀下垫无菌大单。

（2）双腿分别套上无菌腿套，分别用一张治疗巾纵向反折 1/3，斜铺于患者左、右大腿根部，反折处在大腿根处。

（3）铺一张无菌大单于腹部耻骨联合上，双侧分别平铺一张治疗巾，用巾钳固定。

（4）将一张治疗巾反折 2/3，铺于会阴处，用巾钳固定，遮住肛门，暴露会阴部。

（5）将一只无菌腿套套于会阴部器械托盘上，对折两张治疗巾，平铺于托盘上。

四、手 术 配 合

（1）清点器械、用物：器械护士与巡回护士共同清点器械、纱布、缝针和缝线。器械护士将电刀笔、氩气刀及电刀清洁片固定于手术台上。

（2）导尿：递碘伏棉签消毒尿道，递尿管及弯盘。

（3）探查肿物：递阴道拉钩、Allis 钳暴露肿物，探查肿物性质、位置、大小与界限（图 12-4-1）。

（4）切口：递手术刀柄和 11 号手术刀，沿肿物长轴在其表面的黏膜上做一个纵行切口。

（5）分离肿物：递 Allis 钳提拉切开的阴道壁黏膜，暴露肿物，递分离剪锐性分离肿物与周围组织，或用示指或手术刀柄钝性分离肿物与周围组织，完整剥离肿物（图 12-4-2）。若有根蒂者，递弯蚊式止血钳夹住根蒂，再切断（图 12-4-3）。

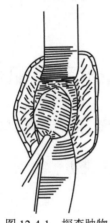 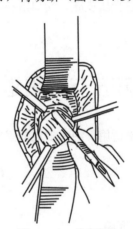

图 12-4-1　探查肿物　　　　　图 12-4-2　分离肿物

（6）止血：递 7×17 号小圆针 1 号丝线缝扎止血。有根蒂、创面小时可电刀止血。

（7）缝合阴道壁：递组织剪（弯）修剪多余阴道黏膜，递 2-0 号圆针可吸收线缝合阴道壁（图 12-4-4），根据情况放置橡皮引流条。

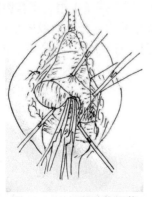 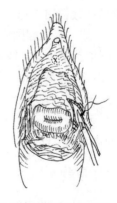

图 12-4-3　切断肿物根蒂　　　　　图 12-4-4　缝合阴道壁

（8）清点器械、用物，若有需要，术者查肛，换手套。

（9）递油纱卷 1 个，行阴道压迫止血。消毒尿道口，留置保留尿管。外置敷料遮盖切口。

五、特殊关注点

（1）在手术过程中，患者上肢处于功能位置，不能过度外展。
（2）妥善保管高频电刀笔，以免发生灼伤。
（3）膀胱截石位时注意防止腓总神经损伤。
（4）注意无菌操作，油纱卷的大小要适宜。
（5）仔细清点好纱球、纱布，防止将其遗留于阴道内。
（6）合理使用约束带，保护患者，以防发生意外。
（7）观察患者受压皮肤、切口敷料、引流管、尿色和尿量。

（罗　丹　周俊英）

第五节　阴道瘘修补术手术配合

阴道瘘修补术适用于绝大多数的膀胱阴道瘘患者，尤其是瘘口位置较低者。

一、手　术　用　物

（一）常规布类

常规布类包括阴道包（大盆 2 个、弯盘 1 个、大药杯 2 个、治疗巾 6 张、大包帕 2 张、腿套 3 双、钡线小纱布 10 块、钡线纱球 20 个、大棉签 5 根、小棉签 5 根）和手术衣。

（二）手术器械

盆底修补器械：敷料钳 1 把、子宫颈钳 1 把、尿道探条 1 根、子宫腔探条 1 根、巾钳 4 把、Allis 钳 8 把、有齿卵圆钳 1 把、弯蚊式止血钳 4 把、直蚊式止血钳 8 把、4～10.5 号扩宫棒、阴道拉钩 1 套、线剪 1 把、组织剪（弯）1 把、分离剪 1 把、有齿短镊 1 把、无齿短镊 1 把、持针器 3 把、3 号手术刀柄 1 把、4 号手术刀柄 1 把、小刮匙 1 把。

（三）手术设备

手术设备为高频电刀。

（四）一次性用物

1. 常规用物　一次性使用吸引管 1 根、一次性使用吸引头 1 根、一次性高频电刀笔 1 个、电刀清洁片 1 张、阴式套针 1 套、15 号刀片 1 个、尿管 1 个、尿袋 1 个、10ml 注射器 1 副、一次性无菌手术衣、手套按需准备。

2. 缝线

（1）非吸收线：按需准备 1 号丝线。

（2）可吸收线：3-0 号圆针可吸收线 1 包、2-0 号圆针可吸收线 1 包。

（五）特殊用物

特殊用物包括会阴部器械小托盘、腿架、矮板凳和棉腿套。

二、手 术 体 位

患者取膀胱截石位。

（1）手术台上铺好清洁的治疗单，患者仰卧于手术台中央。褪去病员裤，套上棉腿套，调整好体位。

（2）右上肢平放于右侧手板上，处于功能位置，不过度外展，绑好监测血压的袖带并固定；左上肢平放于左侧手板上，处于功能位置，不过度外展，建立静脉通道，并保证安全、通畅。

（3）患者平卧于手术床中央，嘱患者臀部移至手术床边缘，双小腿置于腿托架上，腿架高度为患者大腿长度的 2/3，足尖、膝关节、对侧肩在一条直线上，两腿夹角最大不超过 90°，暴露会阴，根据患者的舒适度调整。

（4）高频电刀负极板贴于患者体毛较少且肌肉丰厚处。

（5）头架固定于手术台床头，平患者颈部。阴式手术器械托盘放于近会阴处。

三、消 毒 铺 巾

（一）消毒液

消毒液为碘伏。

（二）消毒范围

用卵圆钳夹持碘伏纱球消毒皮肤，上至脐平线，下至大腿内侧上 1/3，双侧至腋中线，包括耻骨联合、肛门及臀部，最后消毒阴道。

（三）铺巾

（1）臀下垫无菌大单。

（2）双腿分别套上无菌腿套，分别用一张治疗巾纵向反折 1/3，斜铺于患者左、右大腿根部，反折处在大腿根处。

（3）铺一张无菌大单于腹部耻骨联合上，双侧分别平铺一张治疗巾，用巾钳固定。

（4）将一张治疗巾反折 2/3，铺于会阴处，用巾钳固定，遮住肛门，暴露会阴部。

（5）将一只无菌腿套套于会阴部器械托盘上，对折两张治疗巾，平铺于托盘上。

四、手术配合

（一）膀胱阴道瘘修补术

（1）清点器械、用物：器械护士与巡回护士共同清点器械、纱布、纱球和缝针。器械护士将电刀笔、一次性吸引管及电刀清洁片固定于手术台上。

（2）导尿：递消毒液、纱球、弯盘和尿管。消毒外阴和阴道，暴露瘘孔处膀胱黏膜。

（3）固定小阴唇：递 7×17 号三角针 1 号丝线将双侧小阴唇缝于外阴处（图 12-5-1）。递子宫颈钳钳夹子宫颈，向下牵拉暴露瘘孔。

（4）分离瘘孔周围组织：递直蚊式止血钳钳夹瘘孔周围组织，递 15 号刀片沿瘘孔边缘环形切除阴道黏膜层（图 12-5-2），充分分离膀胱与膀胱外组织，递分离剪修剪掉瘘孔周围的瘢痕组织（图 12-5-3）。

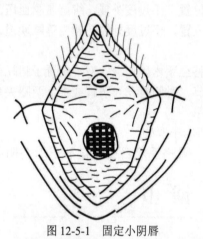

图 12-5-1　固定小阴唇　　　　图 12-5-2　分离膀胱与膀胱外组织

（5）递持针器与 3-0 号圆针可吸收线缝合膀胱壁。巡回护士将 200～300ml 稀释的亚甲蓝液体通过留置尿管注入膀胱内。观察膀胱处是否缝合严密。递 2-0 号圆针可吸收线间断缝合阴道黏膜（图 12-5-4）。

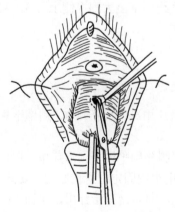
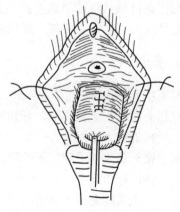

图 12-5-3　分离剪修剪瘘孔周围瘢痕组织　　　图 12-5-4　间断缝合阴道黏膜

(6) 清点器械、用物。消毒，留置保留尿管。

(7) 将患者的双腿轻轻放平。

（二）直肠阴道瘘修补术

(1) 清点器械、用物：器械护士与巡回护士共同清点器械、纱布、缝针和纱球。

(2) 导尿：递碘伏纱球、弯盘和尿管。消毒外阴和阴道，暴露瘘孔处膀胱黏膜。

(3) 固定小阴唇：递 7×17 号三角针 1 号丝线，将双侧小阴唇缝于外阴处。

(4) 阴道及直肠检查：确定直肠阴道瘘的大小和部位。

(5) 递直蚊式止血钳夹住瘘孔边缘，递分离剪围绕瘘孔切开阴道黏膜，沿阴道直肠间隙向外游离阴道黏膜，递 3-0 号圆针可吸收线对瘘孔黏膜下组织进行缝合，递 2-0 号圆针可吸收线缝合阴道黏膜。

(6) 置保留尿管，阴道内塞入碘伏纱布，术毕 24 小时取出。

(7) 将患者的双腿轻轻放平。

五、特殊关注点

(1) 手术过程中，患者双上肢及双下肢不能过度外展。膀胱截石位时注意腘窝处用棉垫衬垫好，防止神经损伤。

(2) 注意无菌操作。

(3) 使用后的电刀笔不能放置于患者裸露皮肤的位置。

(4) 观察患者受压皮肤、切口敷料、尿色和尿量。

(5) 健康教育：术后 2～3 日应平卧，朝向无瘘孔处侧卧；保持外阴清洁。

（吴若梅 周俊英）

第六节 会阴及子宫颈裂伤修补术手术配合

一、陈旧性会阴Ⅱ度撕裂伤修补术手术配合

陈旧性会阴Ⅱ度撕裂伤修补术主要适用于分娩所致的会阴Ⅱ度裂伤，阴道黏膜、深横肌断裂，会阴部皮肤及皮下组织未及时缝合者；感染所致的会阴切开切口愈合不全或未愈合者。

（一）手术用物

1. 常规布类 阴道包（大盆 2 个、弯盘 1 个、大药杯 2 个、治疗巾 6 张、腿套 3 双、钡线小纱布 10 块、钡线纱球 20 个、大棉签 5 根、小棉签 5 根）和手术衣。

2. 手术器械 盆底修补器械：敷料钳 1 把、子宫颈钳 1 把、尿道探条 1 根、子宫腔探

条 1 根、巾钳 4 把、Allis 钳 8 把、有齿卵圆钳 1 把、弯蚊式止血钳 4 把、直蚊式止血钳 8 把、4~10.5 号扩宫棒、阴道拉钩 1 套、线剪 1 把、组织剪（弯）1 把、分离剪 1 把、有齿短镊 1 把、无齿短镊 1 把、持针器 3 把、3 号手术刀柄 1 把、4 号手术刀柄 1 把、小刮匙 1 把。

3. 手术设备 高频电刀。

4. 一次性用物

（1）常规用物：一次性使用吸引管 1 根、一次性使用吸引头 1 根、一次性高频电刀笔 1 个、电刀清洁片 1 张、阴式套针 1 套、引流管 1 根、11 号刀片 1 个、医用油纱 1 张、手套按需准备。

（2）缝线：按需准备 1 号丝线、7 号丝线、2-0 号圆针可吸收线和 4-0 号角针可吸收线。

5. 特殊用物 会阴部器械小托盘、腿架、矮板凳和棉腿套。

（二）手术体位

患者取膀胱截石位。

（1）手术台上铺好清洁的治疗单，患者仰卧于手术台中央。褪去病员裤，套上棉腿套，调整好体位。

（2）右上肢平放于右侧手板上，处于功能位置，不过度外展，绑好监测血压的袖带并固定；左上肢平放于左侧手板上，处于功能位置，不过度外展，建立静脉通道，并保证安全、通畅。

（3）患者平卧于手术床中央，双小腿置于腿托架上，腿架高度为患者大腿长度的 2/3，足尖、膝关节、对侧肩在一条直线上，两腿夹角最大不超过 90°，根据患者的舒适度调整。

（4）高频电刀负极板贴于患者体毛较少且肌肉丰厚处。

（5）头架固定于手术台床头，平患者颈部。阴式手术器械托盘放于近会阴处。

（三）消毒铺巾

1. 消毒液 碘伏。

2. 消毒范围 用卵圆钳夹持碘伏纱球消毒皮肤，上至脐平线，下至大腿上 1/3，双侧至腋中线，包括耻骨联合、肛门及臀部，最后消毒阴道。

3. 铺巾

（1）臀下垫无菌大单。

（2）双腿分别套上无菌腿套，分别用一张治疗巾纵向反折 1/3，斜铺于患者左、右大腿根部，反折处在大腿根处。

（3）铺一张无菌大单于腹部耻骨联合上，双侧分别平铺一张治疗巾，用巾钳固定。

（4）将一张治疗巾反折 2/3，铺于会阴处，用巾钳固定，遮住肛门，暴露会阴部。

（5）将一只无菌腿套套于会阴部器械托盘上，对折两张治疗巾，平铺于托盘上。

（四）手术配合

1. 清点器械、用物 器械护士与巡回护士共同清点器械、纱布、纱球、缝针等。

2. 排空膀胱尿液，暴露手术野 递碘伏棉签、弯盘、尿管。碘伏棉签消毒尿道口，导尿管导尿，弯盘盛尿，吸引器准备吸引。 递有齿短镊、7×17 号三角针 1 号丝线将小阴唇缝于外阴皮肤上，暴露手术视野。

3. 探查　递阴道拉钩暴露视野，探查裂伤的位置和深浅，以及是否累及膀胱、直肠（图 12-6-1）。递 Allis 钳钳夹两侧小阴唇下端，确定阴道口联合的部位，两钳向中线合拢，新阴道口宽约 4cm。

4. 缝合裂伤

（1）剪除黏膜瘢痕组织：递 Allis 钳牵拉两侧小阴唇下端皮肤，递分离剪剪除黏膜瘢痕组织（图 12-6-2），形成新鲜创面。递 Allis 钳提起切口中点的阴道后壁黏膜，递分离剪分离直肠壁间隙与阴道后壁黏膜，并剪去多余的黏膜组织。

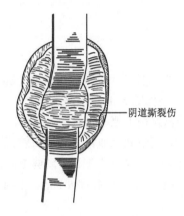
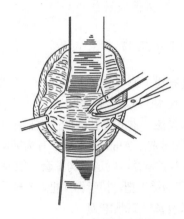

图 12-6-1　探查 　　　　　图 12-6-2　剪除瘢痕组织

（2）缝合止血（图 12-6-3）：找到裂伤的位置，递电刀止血或 1 号丝线缝扎。递持针器和 2-0 号可吸收线缝合裂伤处深、浅横肌及皮下组织，递 2-0 号圆针可吸收线间断缝合阴道后壁黏膜。

（3）缝合肛提肌：7 号丝线缝合肛提肌，使损伤的肛提肌修复。4-0 号可吸收线间断缝合会阴后联合皮肤。

（4）清点器械、用物，术者查肛，换手套。

（5）阴道压迫止血：递油纱卷一个，留置保留尿管。

（五）特殊关注点

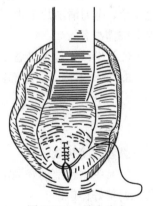

图 12-6-3　缝合止血

（1）患者皮肤不能接触金属。

（2）手术过程中，患者双上肢及双下肢不能过度外展。截石位时注意防止腘窝神经损伤。

（3）注意无菌操作，避免创口感染裂开。

（4）填塞阴道的油纱卷大小要适宜。

（5）注意观察患者的生命体征，特别是在注射水垫的过程中，观察患者的心率和血压变化。

（6）提醒医生不能压迫患者双腿，术毕检查骶尾部皮肤的受压情况。

（7）在整个手术过程中注意给患者保暖。

健康宣教：术毕饮食清淡、半流食，以保持大便通畅，避免大便过度用力。

二、陈旧性会阴Ⅲ度撕裂伤修补术手术配合

陈旧性会阴Ⅲ度撕裂伤修补术适用于会阴严重裂伤而又未及时缝合，导致阴道筋膜、会阴深横肌、会阴浅横肌、肛门括约肌、肛提肌、会阴部皮肤未愈合者；会阴严重裂伤而又缝合不良，大便失禁者。

（一）手术用物

1. 常规布类 阴道包（大盆 2 个、弯盘 1 个、大药杯 2 个、治疗巾 6 张、腿套 3 双、钡线小纱布 10 块、钡线纱球 20 个、大棉签 5 根、小棉签 5 根）和手术衣。

2. 手术器械 盆底修补器械：敷料钳 1 把、子宫颈钳 1 把、尿道探条 1 根、子宫腔探条 1 根、巾钳 4 把、Allis 钳 8 把、有齿卵圆钳 1 把、弯蚊式止血钳 4 把、直蚊式止血钳 8 把、4～10.5 号扩宫棒、阴道拉钩 1 套、线剪 1 把、组织剪（弯）1 把、分离剪 1 把、有齿短镊 1 把、无齿短镊 1 把、持针器 3 把、3 号手术刀柄 1 把、4 号手术刀柄 1 把、小刮匙 1 把。

3. 手术设备 高频电刀。

4. 一次性用物

（1）常规用物：一次性使用吸引管 1 根、一次性使用吸引头 1 根、一次性高频电刀笔 1 个、电刀清洁片 1 张、阴式套针 1 套、引流管 1 根、11 号刀片 1 个、医用油纱 1 张、手套按需准备。

（2）缝线：按需准备 1 号丝线、7 号丝线、2-0 号可吸收线和 4-0 号角针可吸收线。

5. 特殊用物 会阴部器械小托盘、腿架、矮板凳和棉腿套。

（二）手术体位

患者取膀胱截石位。

（1）手术台上铺好清洁的治疗单，患者仰卧于手术台中央。褪去病员裤，套上棉腿套，调整好体位。

（2）右上肢平放于右侧手板上，处于功能位置，不过度外展，绑好监测血压的袖带并固定；左上肢平放于左侧手板上，处于功能位置，不过度外展，建立静脉通道，并保证安全、通畅。

（3）患者平卧于手术床中央，双小腿置于腿托架上，腿架高度为患者大腿长度的 2/3，足尖、膝关节、对侧肩在一条直线上，两腿夹角最大不超过 90°，根据患者的舒适度调整。

（4）高频电刀负极板贴于患者体毛较少且肌肉丰厚处。

（5）头架固定于手术台床头，平患者颈部。阴式手术器械托盘放于近会阴处。

（三）消毒铺巾

1. 消毒液 碘伏。

2. 消毒范围 用卵圆钳夹持碘伏纱球消毒皮肤，上至脐平线，下至大腿上 1/3，双侧至腋中线，包括耻骨联合、肛门及臀部，最后消毒阴道。

3. 铺巾

（1）臀下垫无菌大单。

（2）双腿分别套上无菌腿套，分别用一张治疗巾纵向反折 1/3，斜铺于患者左、右大腿根部，反折处在大腿根处。

（3）铺一张无菌大单于腹部耻骨联合上，双侧分别平铺一张治疗巾，用巾钳固定。

（4）将一张治疗巾反折 2/3，铺于会阴处，用巾钳固定，遮住肛门，暴露会阴部。

（5）将一只无菌腿套套于会阴部器械托盘上，对折两张治疗巾，平铺于托盘上。

（四）手术配合

1. 清点器械、用物 器械护士与巡回护士共同清点器械、纱布、纱球、缝针等。

2. 排空膀胱尿液，暴露手术视野 递碘伏棉签、弯盘和尿管。碘伏棉签消毒尿道口，导尿管导尿，弯盘盛尿，吸引器准备吸引。递有齿短镊、7×17 号三角针 1 号丝线将小阴唇缝于外阴皮肤上，暴露手术野。

3. 探查 递阴道拉钩暴露视野，探查裂伤的位置和深浅，以及是否累及膀胱、直肠。

4. 缝合裂伤

（1）递 Allis 钳钳夹断裂的肛门括约肌的两侧皮肤凹陷，递 Allis 钳钳夹阴道后壁与直肠前壁黏膜交界处，递分离剪剪去黏膜瘢痕（图 12-6-4）。

（2）递分离剪分离直肠前壁与阴道后壁间隙，剪开阴道后壁黏膜（图 12-6-5），并暴露肛门括约肌及肛提肌的断端肌束。递 Allis 钳钳夹肛门括约肌断端，进一步游离断端。

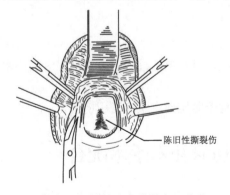
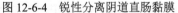
陈旧性撕裂伤

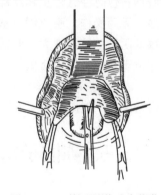

图 12-6-4　锐性分离阴道直肠黏膜　　　　图 12-6-5　剪开阴道后壁黏膜

（3）缝合直肠撕裂口：递分离剪、无齿短镊剪除直肠裂口处的瘢痕组织，递 4-0 号圆针可吸收线间断缝合直肠黏膜，关闭直肠裂口（图 12-6-6）。

（4）缝合肛门括约肌和肛提肌：递 Allis 钳钳夹肛门括约肌断端，向中线拉进。递持针器和 7 号丝线缝合双侧肛门括约肌，并缝合加固肛提肌（图 12-6-7）。

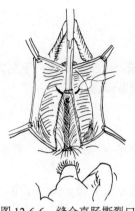

图 12-6-6　缝合直肠撕裂口

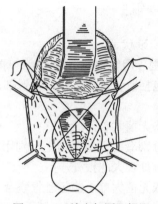

图 12-6-7　缝合加固肛提肌

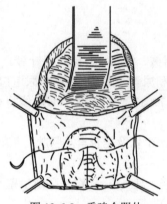

图 12-6-8　重建会阴体

（5）缝合阴道黏膜及皮肤：递持针器和 2-0 号圆针可吸收线缝合阴道黏膜和处女膜痕，重建会阴体（图 12-6-8）。

（6）清点器械、用物，术者查肛，换手套。

（7）递油纱卷一个行阴道压迫止血，留置保留尿管。用无菌纱布遮盖切口并固定。

（8）将患者的双腿轻轻放平。

（五）特殊关注点

（1）患者皮肤不能接触金属。

（2）手术过程中，患者双上肢及双下肢不能过度外展。膀胱截石位时注意防止腘窝神经损伤。

（3）注意无菌操作，避免创口感染裂开。

（4）填塞阴道的油纱卷大小要适宜。

（5）注意观察患者的生命体征，特别是在注射水垫的过程中，观察患者的心率和血压变化。

（6）提醒医生不能压迫患者双腿，术毕检查骶尾部皮肤的受压情况。

三、陈旧子宫颈裂伤修补术手术配合

陈旧子宫颈裂伤修补术适用于子宫颈陈旧性裂伤，患者多出现因子宫颈裂伤后形成瘢痕，导致子宫颈外翻、白带增多。子宫颈内口有裂伤者，容易不孕或习惯性流产、早产等。

（一）手术用物

1. 常规布类　阴道包（大盆 2 个、弯盘 1 个、大药杯 2 个、治疗巾 6 张、腿套 3 双、钡线小纱布 10 块、钡线纱球 20 个、大棉签 5 根、小棉签 5 根）和手术衣。

2. 手术器械 盆底修补器械：敷料钳 1 把、子宫颈钳 1 把、尿道探条 1 根、子宫腔探条 1 根、巾钳 4 把、Allis 钳 8 把、有齿卵圆钳 1 把、弯蚊式止血钳 4 把、直蚊式止血钳 8 把、4～10.5 号扩宫棒、阴道拉钩 1 套、线剪 1 把、组织剪（弯）1 把、分离剪 1 把、有齿短镊 1 把、无齿短镊 1 把、持针器 3 把、3 号手术刀柄 1 把、4 号手术刀柄 1 把、小刮匙 1 把。

3. 手术设备 高频电刀。

4. 一次性用物

（1）常规用物：一次性使用吸引管 1 根、一次性使用吸引头 1 根、一次性高频电刀笔 1 个、电刀清洁片 1 张、阴式套针 1 套、引流管 1 根、11 号刀片 1 个、医用油纱 1 张、手套按需准备。

（2）缝线：按需准备 1 号丝线、1-0 号角针可吸收线。

5. 特殊用物 会阴部器械小托盘、腿架、矮板凳和棉腿套。

（二）手术体位

患者取膀胱截石位。

（1）手术台上铺好清洁的治疗单，患者仰卧于手术台中央。褪去病员裤，套上棉腿套，调整好体位。

（2）右上肢平放于右侧手板上，处于功能位置，不过度外展，绑好监测血压的袖带并固定；左上肢平放于左侧手板上，处于功能位置，不过度外展，建立静脉通道，并保证安全、通畅。

（3）患者平卧于手术台中央，双小腿置于腿托架上，腿架高度为患者大腿长度的 2/3，足尖、膝关节、对侧肩在一条直线上，两腿夹角最大不超过 90°，根据患者的舒适度调整。

（4）高频电刀负极板贴于患者体毛较少且肌肉丰厚处。

（5）头架固定于手术台床头，平患者颈部。阴式手术器械托盘放于近会阴处。

（三）消毒铺巾

1. 消毒液 碘伏。

2. 消毒范围 用卵圆钳夹持碘伏纱球消毒皮肤，上至脐平线，下至大腿上 1/3，双侧至腋中线，包括耻骨联合、肛门及臀部，最后消毒阴道。

3. 铺巾

（1）臀下垫无菌大单。

（2）双腿分别套上无菌腿套，分别用一张治疗巾纵向反折 1/3，斜铺于患者左、右大腿根部，反折处在大腿根处。

（3）铺一张无菌大单于腹部耻骨联合上，双侧分别平铺一张治疗巾，用巾钳固定。

（4）将一张治疗巾反折 2/3，铺于会阴处，用巾钳固定，遮住肛门，暴露会阴部。

（5）将一只无菌腿套套于会阴部器械托盘上，对折两张治疗巾，平铺于器械托盘上。

（四）手术配合

1. 清点器械、用物 器械护士与巡回护士共同清点器械、纱布、纱球、缝针等。

2. 排空膀胱尿液，暴露手术视野 递碘伏棉签、弯盘、尿管。碘伏棉签消毒尿道口、导尿管导尿，弯盘盛尿，吸引器准备吸引。 递有齿短镊、7×17 号三角针 1 号丝线将小阴唇缝于外阴皮肤上，暴露手术视野。

3. 探查 递阴道拉钩暴露视野，递 Allis 钳钳夹裂开的子宫颈向外牵拉，探查子宫颈裂伤的位置和深浅。

4. 缝合子宫颈裂伤口

（1）递 11 号尖刀片，切除子宫颈裂口缘的瘢痕组织（图 12-6-9）。

（2）递持针器和 1-0 号可吸收线全层缝合子宫颈裂伤口（图 12-6-10），递 4 号子宫颈扩张器探查子宫颈是否通畅，递无菌油纱塞入子宫颈口，避免子宫颈粘连，术后 24 小时取出。

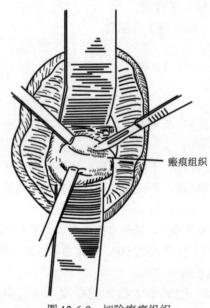 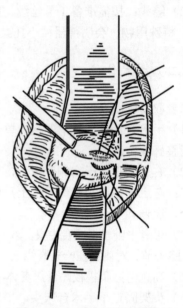

瘢痕组织

图 12-6-9 切除瘢痕组织　　　图 12-6-10 缝合子宫颈裂伤口

（五）特殊关注点

（1）患者皮肤不能接触金属。

（2）手术过程中，患者双上肢及双下肢不能过度外展。膀胱截石位时注意防止腘窝神经损伤。

（3）注意无菌操作。

（4）牵拉子宫颈时，注意患者心率的变化。

（5）提醒医生不能压迫患者双腿，术毕检查骶尾部皮肤的受压情况。

（徐小凤　陈　燕）

第七节　子宫颈锥切术手术配合

子宫颈锥切术的适应证：子宫颈刮片细胞学检查多次发现有恶性细胞，子宫颈中重度非典型增生或原位癌患者；子宫颈活检已确诊是 CIN Ⅱ～Ⅲ级，子宫颈原位癌，怀疑子宫颈腺癌，但子宫颈活检或刮颈管阴性者。慢性子宫颈炎患者子宫颈肥大、增生、外翻者，经保守治疗效果不佳者，可做小范围子宫颈锥切术治疗。

一、手 术 用 物

（一）常规用物

常规用物包括阴道包（大盆 2 个、弯盘 1 个、大药杯 2 个、治疗巾 6 张、腿套 3 双、钡线小纱布 10 块、钡线纱球 20 个、大棉签 5 根、小棉签 5 根）和手术衣。

（二）手术器械

盆底修补器械：敷料钳 1 把、子宫颈钳 1 把、尿道探条 1 根、子宫腔探条 1 根、巾钳 4 把、Allis 钳 8 把、有齿卵圆钳 1 把、弯蚊式止血钳 4 把、直蚊式止血钳 8 把、4～10.5 号扩宫棒、阴道拉钩 1 套、线剪 1 把、组织剪（弯）1 把、分离剪 1 把、有齿短镊 1 把、无齿短镊 1 把、持针器 3 把、3 号手术刀柄 1 把、4 号手术刀柄 1 把、小刮匙 1 把。

（三）手术设备

手术设备为高频电刀。

（四）一次性用物

1. 常规用物 一次性使用吸引管 1 根、一次性使用吸引头 1 根、一次性高频电刀笔 1 个、电刀清洁片 1 张、尿管 1 个、尿袋 1 个、10ml 注射器 1 副、阴式套针 1 套、11 号刀片 1 个、一次性无菌手术衣、手套按需准备。

2. 缝线
（1）非吸收线：按需准备 1 号和 7 号丝线。
（2）可吸收线：按需准备 0 号角针可吸收线。

（五）特殊用物

特殊用物包括会阴部器械小托盘、腿架、矮板凳和棉腿套。

二、手 术 体 位

患者取膀胱截石位。
（1）手术台上铺好清洁的治疗单，患者仰卧于手术台中央。褪去病员裤，套上棉腿套，调整好体位。

（2）右上肢平放于右侧手板上，处于功能位置，不过度外展，绑好监测血压的袖带并固定；左上肢平放于左侧手板上，处于功能位置，不过度外展，建立静脉通道，并保证安全、通畅。

（3）患者平卧于手术台中央，嘱患者臀部移至手术床边缘，双小腿置于腿托架上，腿架高度为患者大腿长度的 2/3，足尖、膝关节、对侧肩在一条直线上，两腿夹角最大不超过 90°，暴露会阴，根据患者的舒适度调整。

（4）高频电刀负极板贴于患者体毛较少且肌肉丰厚处。

（5）头架固定于手术台床头，平患者颈部。阴式手术器械托盘放于近会阴处。

三、消毒铺巾

（一）消毒液

消毒液为碘伏。

（二）消毒范围

用卵圆钳夹持碘伏纱球消毒皮肤，上至脐平线，下至大腿上 1/3 内侧，双侧至腋中线，包括耻骨联合、肛门及臀部，最后消毒阴道。

（三）铺巾

（1）臀下垫无菌大单。

（2）双腿分别套上无菌腿套，分别用一张治疗巾纵向反折 1/3，斜铺于患者左、右大腿根部，反折处在大腿根处。

（3）铺一张无菌大单于腹部耻骨联合上，双侧分别平铺一张治疗巾，用巾钳固定。

（4）将一张治疗巾反折 2/3，铺于会阴处，用巾钳固定，遮住肛门，暴露会阴部。

（5）将一只无菌腿套套于会阴部器械托盘上，对折两张治疗巾，平铺于托盘上。

四、手术配合

（1）清点器械、用物：器械护士与巡回护士共同清点器械、纱布、纱球和缝针。器械护士将电刀笔、电刀清洁片及一次性吸引管固定于手术台上。

（2）导尿：递消毒液、棉球、弯盘和尿管。

（3）固定小阴唇：递 7×17 号三角针 1 号丝线将双侧小阴唇缝于外阴处（图 12-7-1），再次消毒外阴、阴道及子宫颈。若需碘染实验定位，递乙酸棉签擦拭子宫颈一圈使其着色。

（4）暴露阴道：递阴道拉钩暴露子宫颈，递子宫颈钳牵拉子宫颈前唇，固定子宫颈，递消毒棉签消毒子宫颈口，递子宫腔探条探测子宫深度和屈度。

（5）切除子宫颈：递手术刀柄和 11 号刀片，距子宫颈管口外 5～10mm 子宫颈表面处，或碘染不着色区边缘外 5mm 处做环形切口（图 12-7-2）。递 Allis 钳钳夹子宫颈，用剪刀完整切除子宫颈锥体尖（图 12-7-3）。切口深度达子宫颈间质，长达 2～2.5cm。逐渐向子宫颈深处做锥形切除，使子宫颈管组织被完整地呈锥形切除。在子宫颈 12 点钟处用 7×17 号三角针 1 号丝线缝合做标记（图 12-7-4）。

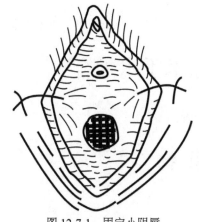

图 12-7-1　固定小阴唇

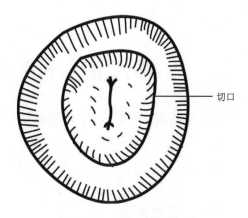

图 12-7-2　子宫颈锥切切口

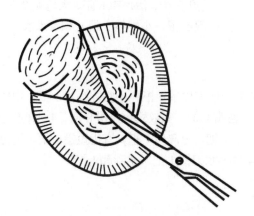

图 12-7-3　切除子宫颈椎体尖

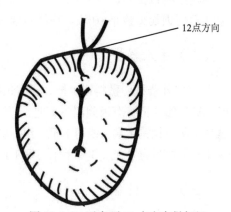

图 12-7-4　子宫颈 12 点方向做标记

（6）缝合子宫颈：递持针器和 1-0 号角针可吸收线缝合子宫颈。

（7）压迫止血：以 4 号子宫颈扩张器探查子宫颈无闭锁，油纱卷填塞于子宫颈口。

（8）消毒尿道口，置尿管。

（9）清点所有器械及用物。

（10）将患者的双腿轻轻放平。

五、特殊关注点

（1）手术过程中，患者双上肢及双下肢不能过度外展。膀胱截石位时注意防止神经损伤。

（2）注意无菌操作。

（3）器械护士应及时将切除的标本做好标记，通常在 12 点钟处穿一丝线。妥善保管好切下的切缘标本，并分清位置。

（4）制作的油纱卷的大小要适宜。

（5）观察患者受压皮肤、切口敷料、尿色和尿量。

（胡　蝶　周俊英）

第八节　子宫颈截除术手术配合

子宫颈截除术适用于子宫脱垂合并子宫颈延长者。

一、手　术　用　物

（一）常规用物

常规用物包括阴道包（大盆 2 个、弯盘 1 个、大药杯 2 个、治疗巾 6 张、大包帕 2 张、腿套 3 双、钡线小纱布 10 块、钡线纱球 20 个、大棉签 5 根、小棉签 5 根）和手术衣。

（二）手术器械

盆底修补器械：敷料钳 1 把、子宫颈钳 1 把、尿道探条 1 根、子宫腔探条 1 根、巾钳 4 把、Allis 钳 8 把、有齿卵圆钳 1 把、弯蚊式止血钳 4 把、直蚊式止血钳 8 把、4～10.5 号扩宫棒、阴道拉钩 1 套、线剪 1 把、组织剪（弯）1 把、分离剪 1 把、有齿短镊 1 把、无齿短镊 1 把、持针器 3 把、3 号手术刀柄 1 把、4 号手术刀柄 1 把、小刮匙 1 把。

（三）手术设备

手术设备为高频电刀。

（四）一次性用物

1. 常规用物　一次性使用吸引管 1 根、一次性使用吸引头 1 根、一次性高频电刀笔 1 个、电刀清洁片 1 张、阴式套针 1 套、11 号刀片 1 个、尿管 1 个、尿袋 1 个、10ml 注射器 1 副、一次性无菌手术衣、手套按需准备。

2. 缝线

（1）非吸收线：按需准备 1 号和 7 号丝线。

（2）可吸收线：0 号角针可吸收线 1 根。

（五）特殊用物

特殊用物包括会阴部器械小托盘、腿架、矮板凳和棉腿套。

二、手 术 体 位

患者取膀胱截石位。

（1）手术台上铺好清洁的治疗单，患者仰卧于手术台中央。褪去病员裤，套上棉腿套，调整好体位。

（2）右上肢平放于右侧手板上，处于功能位置，不过度外展，绑好监测血压的袖带并固定；左上肢平放于左侧手板上，处于功能位置，不过度外展，建立静脉通道，并保证安全、通畅。

（3）患者平卧于手术台中央，嘱患者臀部移至手术床边缘，双小腿置于腿托架上，腿架高度为患者大腿长度的2/3，足尖、膝关节、对侧肩在一条直线上，两腿夹角最大不超过90°，暴露会阴，根据患者的舒适度调整。

（4）高频电刀负极板贴于患者体毛较少且肌肉丰厚处。

（5）头架固定于手术台床头，平患者颈部。阴式手术器械托盘放于近会阴处。

三、消 毒 铺 巾

（一）消毒液

消毒液为碘伏。

（二）消毒范围

用卵圆钳夹持碘伏纱球消毒皮肤，上至脐平线，下至大腿内侧上1/3，双侧至腋中线，包括耻骨联合、肛门及臀部，最后消毒阴道。

（三）铺巾

（1）臀下垫无菌大单。

（2）双腿分别套上无菌腿套，分别用一张治疗巾纵向反折 1/3，斜铺于患者左、右大腿根部，反折处在大腿根处。

（3）铺一张无菌大单于腹部耻骨联合上，双侧分别平铺一张治疗巾，用巾钳固定。

（4）将一张治疗巾反折 2/3，铺于会阴处，用巾钳固定，遮住肛门，暴露会阴部。

（5）将一只无菌腿套套于会阴部器械托盘上，对折两张治疗巾，平铺于托盘上。

四、手 术 配 合

（1）清点器械、用物：器械护士与巡回护士共同清点器械、纱布、缝针和缝线。器械护士将电刀笔、氩气刀、一次性吸引管及电刀清洁片固定于手术台上。

（2）导尿：递消毒液、棉球、弯盘和尿管。

（3）固定小阴唇：递 7×17 号三角针 1 号丝线将双侧小阴唇缝于外阴处（图 12-8-1），再次消毒外阴、阴道及子宫颈。

（4）暴露阴道：递阴道拉钩暴露子宫颈，子宫颈钳牵拉子宫颈前唇以固定子宫颈，递子宫腔探条探测子宫深度和屈度。

（5）切开子宫颈前唇黏膜，上推膀胱，递 Allis 钳钳夹子宫颈，在膀胱附着子宫颈处横行切开阴道前壁黏膜（图 12-8-2），上推膀胱并分离达子宫颈内口处。

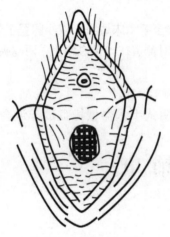

图 12-8-1　固定小阴唇

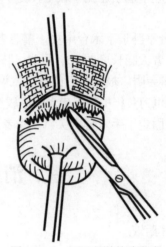

图 12-8-2　切开阴道前壁黏膜

（6）切开子宫颈后唇黏膜并下推直肠（图 12-8-3），在直肠附着子宫颈后唇处切开阴道后壁黏膜，下推直肠并分离。并向上分离双侧穹隆处阴道壁达子宫颈峡部。

（7）用 Allis 钳钳夹子宫颈峡部，递弯蚊式止血钳钳夹，递手术刀柄和 11 号刀片切断和缝扎子宫动脉下行支（图 12-8-4）。同法处理对侧。

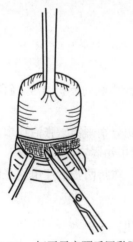

图 12-8-3　切开子宫颈后唇黏膜

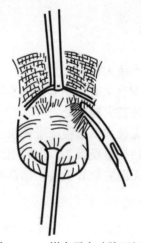

图 12-8-4　钳夹子宫动脉下行支

（8）切除、缝合子宫颈：递持针器和 0 号角针可吸收线缝合子宫颈，创面给予缝扎或电凝止血。

（9）压迫止血：以 4 号子宫颈扩张器探查子宫颈无闭锁，油纱卷填塞于子宫颈口。

（10）消毒尿道口，置尿管。

（11）清点所有器械、用物。

（12）将患者的双腿轻轻放平。

五、特殊关注点

（1）手术过程中，患者双上肢及双下肢不能过度外展。膀胱截石位时注意防止神经损伤。

（2）注意无菌操作。

（3）使用后的电刀笔不能放于患者裸露皮肤处。

（4）油纱卷的大小要适宜。

（5）观察患者受压皮肤、切口敷料、尿色和尿量。

（胡　蝶　周俊英）

第九节　曼氏手术配合

曼氏（Manchester）手术由 Donald 在 1888 年于英国曼彻斯特城首先使用。手术适用于 I 度、II 度子宫脱垂同时伴子宫颈延长，并发前后阴道壁膨出者。

一、手术用物

（一）常规用物

常规用物包括阴道包（大盆 2 个、弯盘 1 个、大药杯 2 个、治疗巾 6 张、大包帕 2 张、腿套 3 双、钡线小纱布 10 块、钡线纱球 20 个、大棉签 5 根、小棉签 5 根）和手术衣。

（二）手术器械

盆底修补器械：敷料钳 1 把、子宫颈钳 1 把、尿道探条 1 根、子宫腔探条 1 根、巾钳 4 把、Allis 钳 8 把、有齿卵圆钳 1 把、弯蚊式止血钳 4 把、直蚊式止血钳 8 把、4～10.5 号扩宫棒、阴道拉钩 1 套、线剪 1 把、组织剪（弯）1 把、分离剪 1 把、有齿短镊 1 把、无齿短镊 1 把、持针器 3 把、3 号手术刀柄 1 把、4 号手术刀柄 1 把、小刮匙 1 把。

（三）特殊用物

特殊用物包括会阴部器械小托盘、腿架、矮板凳和棉腿套。

二、手术体位

患者取膀胱截石位。

（1）手术台上铺好清洁的治疗单，患者仰卧于手术台中央。褪去病员裤，套上棉腿套，调整好体位。

（2）右上肢平放于右侧手板上，处于功能位置，不过度外展，绑好监测血压的袖带并固定；左上肢平放于左侧手板上，处于功能位置，不过度外展，建立静脉通道，并保证安全、通畅。

（3）患者平卧于手术台中央，嘱患者臀部移至手术床边缘，双小腿置于腿托架上，腿架高度为患者大腿长度的 2/3，足尖、膝关节、对侧肩在一条直线上，两腿夹角最大不超过 90°，暴露会阴，根据患者的舒适度调整。

（4）高频电刀负极板贴于患者体毛较少且肌肉丰厚处。

（5）头架固定于手术台床头，平患者颈部。阴式手术器械托盘放于近会阴处。

三、消毒铺巾

（一）消毒液

消毒液为碘伏。

（二）消毒范围

用卵圆钳夹持碘伏纱球消毒皮肤，上至脐平线，下至大腿内侧上 1/3，双侧至腋中线，包括耻骨联合、肛门及臀部，最后消毒阴道。

（三）铺巾

（1）臀下垫无菌大单。

（2）双腿分别套上无菌腿套，分别用一张治疗巾纵向反折 1/3，斜铺于患者左、右大腿根部，反折处在大腿根处。

（3）铺一张无菌大单于腹部耻骨联合上，双侧分别平铺一张治疗巾，用巾钳固定。

（4）将一张治疗巾反折 2/3，铺于会阴处，用巾钳固定，遮住肛门，暴露会阴部。

（5）将一只无菌腿套套于会阴部器械托盘上，对折两张治疗巾，平铺于托盘上。

四、手 术 配 合

（1）清点器械、用物：器械护士与巡回护士共同清点器械、纱布、纱球、缝针等。器械护士将电刀笔、一次性吸引管及电刀清洁片固定于手术台上。

（2）导尿：递消毒液、棉签、弯盘和尿管。

（3）排空膀胱尿液，并测定膀胱底部位置。递7×17号三角针1号丝线将双侧小阴唇缝于外阴处（图12-9-1）。

（4）暴露阴道，牵引子宫颈，探查膀胱：再次消毒外阴、阴道及子宫颈，递阴道拉钩拉开阴道后壁，暴露子宫颈，递子宫颈钳钳夹子宫颈向阴道外口牵引。无菌生理盐水加适量肾上腺素（1∶200 000肾上腺素稀释液）（高血压患者禁用）或无菌生理盐水注入阴道黏膜下、膀胱两侧等处，有助于分离组织间隙并止血（图12-9-2）。

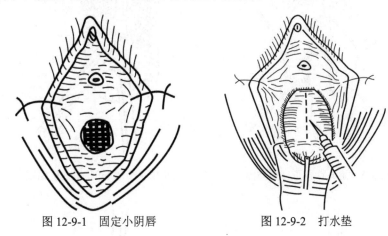

图12-9-1　固定小阴唇　　　　图12-9-2　打水垫

（5）将尿道探条插入膀胱内，辨认膀胱后壁在子宫颈前唇的附着点（图12-9-3），在此点下0.5cm处横弧形切开子宫颈黏膜（图12-9-4）。递分离剪自切口伸入阴道壁与膀胱壁之间，自膀胱分离阴道壁，向尿道口方向、直达尿道口下约1cm处，然后纵行剪开阴道前壁，使切口呈倒置的"T"形。

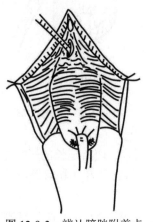 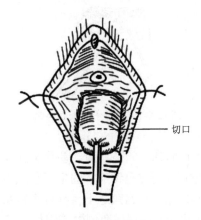

图12-9-3　辨认膀胱附着点　　　　图12-9-4　前壁切口

切口

（6）递 Allis 钳钳夹已剪开的阴道前壁，向两侧牵引，暴露切口下的膀胱。递湿纱布，钝性分离，推开耻骨膀胱子宫颈筋膜，递 Allis 钳牵引子宫颈向下，可见膀胱附着于子宫颈上，游离膀胱子宫颈间隙（图 12-9-5）。

（7）分离、切断主韧带（双侧）：用阴道拉钩向上拉开膀胱，暴露两侧膀胱子宫颈韧带，贴近子宫颈将其剪断分离，游离膀胱（图 12-9-6）。再将子宫向前上方牵引，暴露阴道后壁，沿子宫颈前横行切口，围绕子宫颈一周环形切开，分离阴道后壁与子宫颈后部（图 12-9-7），暴露子宫颈两侧主韧带，递弯蚊式止血钳，靠近子宫颈夹住主韧带并剪断（图 12-9-8），递 11×17 号圆针 7 号丝线缝扎。

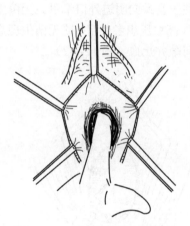

图 12-9-5　游离膀胱子宫颈间隙

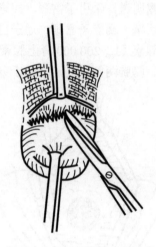

图 12-9-6　切开阴道前壁黏膜

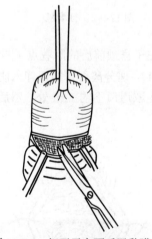

图 12-9-7　切开子宫颈后唇黏膜

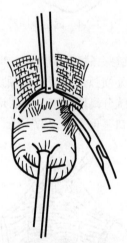

图 12-9-8　钳夹主韧带

（8）切断延长的子宫颈：递手术刀柄和 11 号刀片，切断延长的子宫颈，切面与子宫颈垂直或稍向内略呈锥形。固定子宫颈主韧带，递持针器和 1-0 号圆针可吸收线，将主韧带断端固定于子宫颈之上，缝合子宫颈断面。

（9）将膀胱及尿道两侧的筋膜相对缝于中线上（图 12-9-9）。递长平镊、组织剪（弯）剪除多余的阴道前壁，用 2-0 号圆针可吸收线缝合成形。

（10）同法在阴道后壁注射无菌生理盐水加适量肾上腺素（1∶200 000 肾上腺素稀释液）（高血压患者禁用）或无菌生理盐水，然后用刀在后壁做"V"形切口（图 12-9-10），切开会阴皮肤与阴道后壁黏膜交界线，钝性分离阴道后壁与直肠。

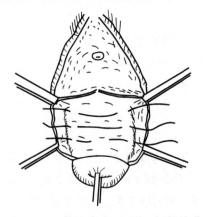

图 12-9-9　修补膀胱及尿道两侧的筋膜

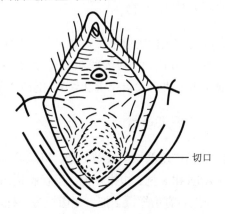

图 12-9-10　阴道后壁切口

（11）递湿纱布包裹手指，将阴道后壁向外上分离，暴露直肠及肛提肌。递 1-0 号圆针可吸收线缝合肛提肌内缘。递组织剪（弯）剪除多余的阴道黏膜，用 2-0 号圆针可吸收线缝合阴道后壁（图 12-9-11）。

（12）清点器械、用物，消毒会阴部，递无菌油纱卷填塞阴道，压迫止血，留置导尿管。

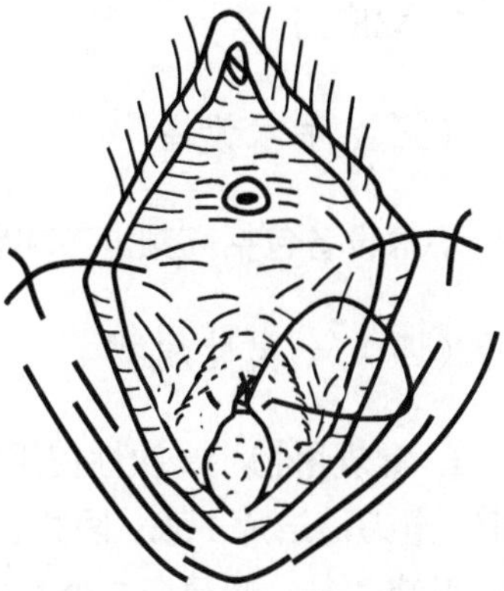

五、特殊关注点

（1）手术过程中，患者双上肢及双下肢不能过度外展。膀胱截石位时注意防止神经损伤。

（2）注意无菌操作。

（3）使用后的电刀笔不能放于患者裸露皮肤的位置。

（4）油纱卷的大小要适宜。

（5）观察患者受压皮肤、切口敷料、尿色和尿量。

图 12-9-11　缝合阴道后壁

（胡　蝶　周俊英）

第十节　皮肤移植阴道成形术手术配合

该手术方式适用于先天性无阴道且有正常发育子宫者。本节主要叙述大腿内侧皮肤移植阴道成形术手术配合。

一、手术用物

（一）常规用物

常规用物包括阴道包（大盆 2 个、弯盘 1 个、大药杯 2 个、治疗巾 6 块、脚套 3 双、钡线小纱布 10 块、钡线纱球 20 个、大棉签 5 根、小棉签 5 根）、外阴癌布类包（脚套 2 双、治疗巾 6 块、大治疗巾 2 块）、剖口单和手术衣。

（二）手术器械

1. 女阴广泛器械 线剪 2 把、组织剪（弯）1 把、弯蚊式止血钳 8 把、直蚊式止血钳 12 把、Allis 钳 8 把、巾钳 4 把、甲状腺拉钩 2 把、分离剪 1 把、中平镊 2 把、探条 1 根、持针器 3 把、有齿短镊 2 把、无齿短镊 1 把、4 号手术刀柄 2 把、3 号手术刀柄 1 把。

2. 人流器械包 窥阴器 1 个、子宫颈钳 1 把、子宫腔探条 1 根、敷料钳 1 把、小药杯 1 个、刮匙 1 把、有齿卵圆钳 1 把、4～10 号扩宫棒各 1 个、吸管 6～8 号各 1 个。

3. 取皮刀

（三）手术设备

手术设备包括高频电刀和负压吸引器。

（四）一次性用物

1. 常规用物 一次性使用吸引管 1 根、一次性使用吸引头 1 根、一次性高频电刀笔 1 个、电刀清洁片 1 张、阴式套针 1 套、尺子、盐酸肾上腺素 1 支（1mg/支）、0.9%氯化钠注射液 2 袋、避孕套 2 个、橡皮引流条 1 根、20 号刀片 2 个、11 号刀片 1 个、油纱 2 块、无菌棉垫 5～6 张、无菌绷带数个、手套按需准备。

2. 缝线
（1）非吸收线：按需准备 1 号和 7 号丝线。
（2）可吸收线：按需准备 4-0 号圆针可吸收线。

二、手术体位

患者取膀胱截石位。
（1）手术台上铺好清洁的治疗单，患者上半身仰卧于手术台中央，臀部悬空于手术台下侧边缘约 10cm 处。
（2）右上肢绑好测血压的袖带平放于右侧手板上，在保证右上肢功能位的情况下，用治疗单将右上肢包裹；左上肢平放于左侧手板上，处于功能位置，不过度外展，建立静脉通道并保证通畅。
（3）头架固定于手术台床头，平患者颈部；患者两腿分别套上棉腿套并放于腿架上，腘窝处用棉垫衬垫好，以保护患者的神经不受压，根据患者的身高调整腿架的高度，两脚高度以患者屈髋、屈膝自然为度。脚架高度最好不可超过 30cm。

（4）高频电刀负极板贴于患者体毛较少且肌肉丰厚处，一般贴于右大腿下 1/3 处外侧。

三、消毒铺巾

1. 消毒液　碘伏。

2. 消毒范围　用卵圆钳夹持碘伏纱球消毒皮肤，上至脐平线，下至大腿上 1/3，双侧至腋中线，包括耻骨联合、肛门及臀部，最后消毒阴道。

3. 铺巾

（1）臀下垫无菌大单。

（2）双腿分别套上无菌腿套，分别用一张治疗巾纵向反折 1/3，斜铺于患者左、右大腿根部，反折处在大腿根处。

（3）铺一无菌大单于腹部耻骨联合上，双侧分别平铺一治疗巾。

（4）将一张治疗巾反折 2/3 铺于会阴处，用巾钳固定，遮住肛门，暴露会阴部。

（5）将一无菌腿套套于阴式手术器械托盘上，对折两张治疗巾，平铺于托盘上。

四、手术配合

1. 清点器械、用物　器械护士与巡回护士共同清点器械、纱布、纱球、缝针等。

2. 排空膀胱尿液，暴露手术视野　递碘伏棉签消毒尿道口，导尿管导尿，弯盘盛尿，吸引器准备吸引。递有齿短镊、7×17 号三角针 1 号丝线将小阴唇缝于外阴皮肤上，暴露手术视野（图 12-10-1）。

3. 阴道造穴（图 12-10-2）　递手术刀柄、11 号尖刀于阴道前庭凹陷处，做"U"形切口，切开黏膜。递分离剪游离"U"形切口上方组织。为主刀医生多戴一副手套，伸指入肛门内做指引，必要时递金属导尿管插入膀胱内做指引。递分离剪分离尿道膀胱与直肠间隙。当间隙打出 3～4cm 后，主刀医生向左、右及纵深分离膀胱与直肠间隙至盆腔腹膜处。

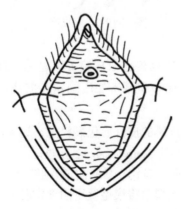

图 12-10-1　固定小阴唇

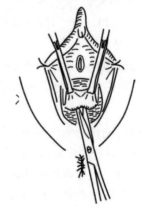

图 12-10-2　阴道造穴

4. 制作模型 递纱布和避孕套，主刀医生根据穴腔大小制作合适的阴道填塞模型（图 12-10-3）。

5. 体位转换 器械护士套无菌腿套于腿架上，巡回护士将患者的左腿放为平卧位置（图 12-10-4）。

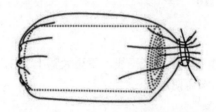 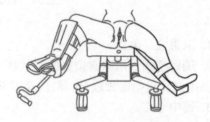

图 12-10-3　制作阴道填塞模型　　　　　图 12-10-4　体位转换

6. 取皮瓣 再次消毒取皮瓣处，递尺子及阴道填塞模型，主刀医生根据模型的大小选择皮瓣大小，递 4 号刀柄、20 号刀片做皮瓣切口。递肾上腺素稀释液（200ml 无菌生理盐水稀释 1ml 肾上腺素）在皮下注射（图 12-10-5）。递 20 号刀片，主刀医生去皮肤中厚皮（厚度 0.2～0.8mm），递分离剪将皮瓣下脂肪去除，将取下的皮瓣放入生理盐水中（图 12-10-6）。递取皮刀在大腿一侧取刃厚皮（厚度约 0.1mm），将取得的刃厚皮平铺于取皮瓣处（减少瘢痕的形成）。

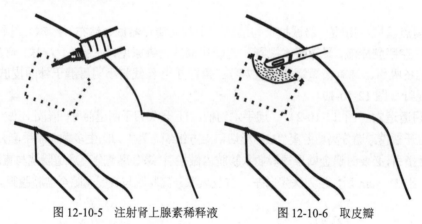

图 12-10-5　注射肾上腺素稀释液　　　　　图 12-10-6　取皮瓣

7. 取皮瓣处包扎 递油纱平铺于取皮瓣处，完全覆盖取皮瓣处。递完全打开对折纱布约 10 张置于去皮瓣处，覆盖油纱区域。递棉垫和绷带加压固定在取皮瓣处，固定两层。

8. 阴道模型制作 递皮瓣和阴道填塞模型，皮瓣的皮外层包裹模型。递 4-0 圆针可吸收线间断缝合对合的皮肤，一端闭合缝合（针距 5mm）（图 12-10-7）。

9. 阴道成形 将患者体位转换至截石位，递阴道拉钩，暴露阴道穴腔，再次检查有无出血，递 4-0 圆针可吸收线缝合止血。递阴道模型，将模型置于阴道穴腔内，递 4-0 圆针可吸收线固定皮瓣在阴道口黏膜处，针距约 5mm（图 12-10-8）。

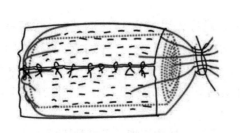

图 12-10-7　阴道模型

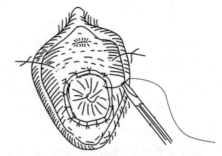

图 12-10-8　固定皮瓣与阴道口黏膜

10. 放置引流条　递橡皮引流条，放置在阴道间隙与皮瓣处。

11. 清点用物，包扎切口，结束手术　清点器械、纱布、纱球和缝针，消毒各切口。将棉垫置于切口上，用绷带加压包扎切口。绷带的起始端和末端都要用宽胶布固定。包扎好后撤去脚架，将患者的腿放平。

五、特殊关注点

（1）手术过程中，患者双上肢及双下肢不能过度外展。

（2）截石位时注意腘窝处用棉垫衬垫好，防止腓总神经损伤。

（3）阴道器械与取皮瓣器械分开放置，在体位转换时注意无菌操作。

（4）取下的皮瓣及时置于生理盐水中，做好的阴道模型使用湿纱布包裹。

（5）在包扎的过程中一定注意加压，以免绷带松脱，起不到止血的作用，在包扎的过程中注意松紧适宜。

（6）在用绷带包扎后患者的腿成屈膝外展状，因此在用约束带固定患者时注意不要将患者的腿压平。

第十一节　阴式全子宫切除术手术配合

阴式全子宫切除术适用于子宫脱垂并伴有严重阴道脱垂者；病变的子宫不宜超过 3 个月妊娠大小，且不能有粘连者；阴道前后壁膨出者；子宫颈癌前病变等。

一、手 术 用 物

（一）常规用物

常规用物包括阴道包（大盆 2 个、弯盘 1 个、大药杯 2 个、治疗巾 6 张、腿套 3 双、钡线小纱布 10 块、钡线纱球 20 个、大棉签 5 根、小棉签 5 根）和手术衣。

（二）手术器械

1. 子宫器械　分离剪 1 把、组织剪 1 把、线剪 2 把、手术刀柄 2 把、、短持针器 2 把、长持针器 2 把、耻骨上拉钩 1 把、腹部自动拉钩 1 把、双头拉钩 1 把、双爪钳 1 把、小 S 拉钩 1 把、大 S 拉钩 1 把、长平镊 2 把、有齿短镊 2 把、有齿长镊 1 把、直有齿血管钳 2 把、弯蚊式止血钳 8 把、Allis 钳 8 把、直蚊式止血钳 12 把、甲状腺拉钩 1 把、卵圆钳 1 把、巾钳 1 把。

2. 阴式子宫全切器械　肌瘤剥离器 1 个、阴道侧拉钩 1 把、子宫颈压板 1 件、单爪肌瘤钳 1 把、弯有齿血管钳 2 把、3 号手术刀柄 1 把、双爪肌瘤钳 1 把、韧带拉钩 1 把。

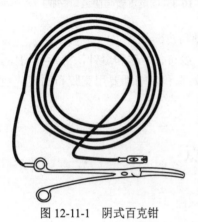

图 12-11-1　阴式百克钳

3. 盆底修补器械　敷料钳 1 把、子宫颈钳 1 把、尿道探条 1 根、子宫腔探条 1 根、巾钳 4 把、Allis 钳 8 把、有齿卵圆钳 1 把、弯蚊式止血钳 4 把、直蚊式止血钳 8 把、4～10.5 号扩宫棒、阴道拉钩 1 套、线剪 1 把、组织剪（弯）1 把、分离剪 1 把、有齿短镊 1 把、无齿短镊 1 把、持针器 3 把、3 号手术刀柄 1 把、4 号手术刀柄 1 把、小刮匙 1 把。

4. 阴式百克钳　见图 12-11-1。

（三）一次性用物

1. 常规用物　一次性使用吸引管 1 根、一次性使用吸引头 1 根、一次性高频电刀笔 1 个、电刀清洁片 1 张、阴式套针 1 套、引流管 1 根、11 号刀片 1 个、20 号刀片 1 个、尿管 1 根、尿袋 1 个、5ml 注射器 1 副、20ml 注射器 1 副、油纱 1 张、手套按需准备。

2. 冲洗液　0.9%氯化钠注射液 1 瓶（500ml/瓶）。

3. 缝线

（1）非吸收线：按需准备 1 号、 7 号和 10 号丝线。

（2）可吸收线：按需准备 0 号圆针可吸收线。

（四）特殊用物

特殊用物包括盆底工作站、会阴部器械小托盘、腿架、矮板凳和棉腿套。

二、手术体位

患者取膀胱截石位。

（1）手术台上铺好清洁的治疗单，患者仰卧于手术台中央。褪去病员裤，套上棉腿套，调整好体位。

（2）右上肢平放于右侧手板上，处于功能位置，不过度外展，绑好监测血压的袖带并固定；左上肢平放于左侧手板上，处于功能位置，不过度外展，建立静脉通道，并保证安全、通畅。

（3）患者平卧于手术台中央，嘱患者臀部移至手术床边缘，双小腿置于腿托架上，腿架高度为患者大腿长度的 2/3，足尖、膝关节、对侧肩在一条直线上，两腿夹角最大不超过 90°，根据患者的舒适度调整。

（4）高频电刀负极板贴于患者体毛较少且肌肉丰厚处。

（5）头架固定于手术台床头，平患者颈部。阴式手术器械托盘放于近会阴处。

三、消 毒 铺 巾

（一）消毒液

消毒液为碘伏。

（二）消毒范围

用卵圆钳夹持碘伏纱球消毒皮肤，上至脐平线，下至大腿上 1/3，双侧至腋中线，包括耻骨联合、肛门及臀部，最后消毒阴道。

（三）铺 巾

（1）臀下垫无菌大单。

（2）双腿分别套上无菌腿套，分别用一张治疗巾纵向反折 1/3，斜铺于患者左、右大腿根部，反折处在大腿根处。

（3）铺一张无菌大单于腹部耻骨联合上，双侧分别平铺一张治疗巾，用巾钳固定。

（4）将一张治疗巾反折 2/3，铺于会阴处，用巾钳固定，遮住肛门，暴露会阴部。

（5）将一只无菌腿套套于会阴部器械托盘上，对折两张治疗巾，平铺于托盘上。

四、手 术 配 合

（1）清点器械、用物：器械护士与巡回护士共同清点器械、纱布、纱球和缝针。

（2）导尿：递消毒纱球、弯盘和尿管。

（3）固定小阴唇：递 7×17 号三角针 1 号丝线及短组织镊，固定双侧小阴唇于大阴唇外侧皮肤上，以充分暴露手术视野（图 12-11-2）。

（4）再次消毒外阴、阴道及子宫颈。

（5）牵引子宫颈，探查膀胱：递阴道拉钩、子宫颈钳钳夹子宫颈前唇，向阴道外口牵引，暴露子宫颈，递尿道探条探查膀胱（图 12-11-3）。

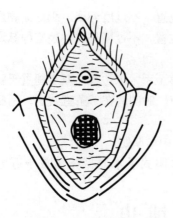

图 12-11-2　固定小阴唇

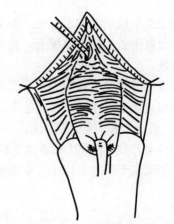

图 12-11-3　牵引子宫颈

　　（6）分离阴道前壁：递阴道拉钩暴露视野，在阴道前壁沿子宫颈的黏膜与附着膀胱皱褶的阴道分界处注入水垫（图 12-11-4），做横切口，递 11 号刀切开。递弯蚊式止血钳分离阴道壁，递组织剪（弯）剪开阴道前壁。

　　（7）分离膀胱：探清膀胱下界，提起阴道切口缘，用剪刀或示指钝性分离，看清膀胱下界，剪开膀胱后壁附着于子宫颈前壁的疏松组织，打开膀胱子宫颈间隙（图 12-11-5）。递 Allis 钳提住分离的筋膜，递弯蚊式止血钳分离间隙，暴露两侧膀胱子宫颈韧带，贴近子宫颈将其剪断分离，游离膀胱；递 7×17 小圆针 1 号丝线缝扎止血，推开膀胱达膀胱子宫反折腹膜处。用剪刀剪开腹膜，递 7×17 号圆针 1 号丝线于腹膜中点处缝合腹膜做标记，递直蚊式止血钳固定于手术野的敷料上。

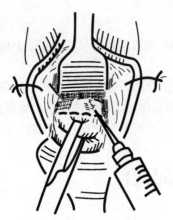

图 12-11-4　注入水垫

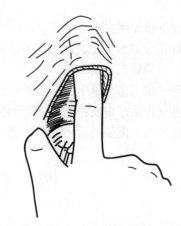

图 12-11-5　分离膀胱子宫颈间隙

　　（8）分离阴道后壁：递子宫颈钳向上牵拉子宫颈，暴露后穹隆，在子宫颈直肠黏膜分界处注入水垫，递 11 号刀做横切口，递剪刀剪开阴道后穹隆的阴道壁。递 7×17 号小圆针 1 号丝线缝扎止血。

　　（9）分离直肠：递 Allis 钳提拉阴道壁切缘，沿阴道壁切口钝性分离间隙组织，直到子宫直肠陷凹腹膜反折处。递 7×17 号圆针 1 号丝线于腹膜中点处缝合腹膜做标记，递直蚊式止血钳固定于手术野的敷料上。

（10）从子宫颈上剥离阴道壁，显露主韧带及宫骶韧带，切开后穹隆部的腹膜，检查各韧带、双附件及子宫无粘连。

（11）切断宫骶韧带：将子宫颈向一侧牵拉，暴露对侧宫骶韧带，递弯有齿血管钳 2 把夹住一侧骶韧带 递阴式百克钳止血，电刀切断后递 13×24 号圆针 7 号丝线贯穿缝合（图 12-11-6）。同法处理对侧。

（12）切断主韧带：将子宫颈向一侧牵拉，暴露对侧主韧带，递弯有齿血管钳 2 把夹住一侧主韧带，递阴式百克钳止血，电刀切断后递 13×24 号圆针 10 号丝线贯穿缝扎（图 12-11-7）。同法处理对侧。

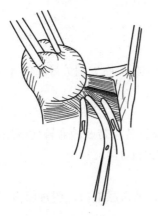 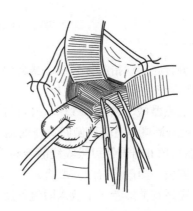

图 12-11-6 切断宫骶韧带　　　　　图 12-11-7 切断主韧带

（13）切断子宫动脉：将子宫颈向一侧牵拉，探查子宫动脉与输尿管交叉处，避开输尿管，递弯有齿血管钳 2 把贴近子宫颈夹住子宫动脉，递阴式百克钳止血，电刀切断后用 13×24 号圆针 10 号丝线、7 号丝线双重缝扎（图 12-11-8）。

（14）切断圆韧带、卵巢固有韧带及输卵管：递 Allis 钳或子宫颈钳夹住子宫底部，将子宫翻出至阴道内（图 12-11-9，图 12-11-10），递韧带拉钩夹住圆韧带及宫旁组织，向下、向外牵拉，使宫体进一步下移。2 把弯蚊式止血钳夹一侧圆韧带，递阴式百克钳止血，切断后用 13×24 号圆针 7 号丝线贯穿缝扎 2 次。同法处理对侧。切除子宫圆韧带。接着递弯蚊式止血钳夹输卵管、卵巢固有韧带，提起子宫并切断。递 Allis 钳钳夹阴道壁，递碘伏纱球消毒断端，递弯盘接住子宫及纱球。

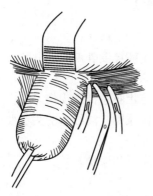 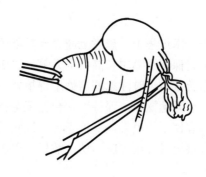

图 12-11-8 切断子宫动脉　　　　图 12-11-9 牵引圆韧带、固有韧带和输卵管

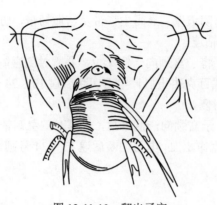

图 12-11-10　翻出子宫

（15）缝合腹膜：抬起标志线，暴露腹膜切口边缘，递 7×17 号圆针 1 号丝线缝合腹膜，并将各韧带断端留置腹膜外。

（16）清点器械、纱布、纱球、缝针等用物。

（17）缝合断端：检查双侧卵巢外观无异常，检查各韧带及输卵管残端无出血，线结无脱落；然后用 0 号圆针可吸收线缝合断端（图 12-11-11）。

（18）剪去小阴唇缝合线，肛查。

（19）递适宜油纱卷一个放入阴道行压迫止血，消毒尿道口，留置保留尿管。

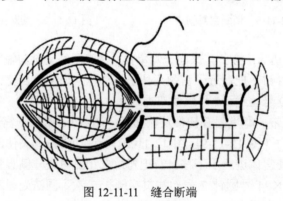

图 12-11-11　缝合断端

五、特殊关注点

（1）在手术过程中，患者上肢处于功能位置，不能过度外展。

（2）妥善保管百克钳和高频电刀笔，以免发生灼伤。

（3）膀胱截石位时注意腘窝处用棉垫衬垫好，防止腓总神经损伤。

（4）注意无菌操作，保持手术台上无菌技术操作原则；油纱卷的大小要适宜。

（5）合理使用约束带，保护患者，以防发生意外。

（6）观察患者受压皮肤、切口敷料、引流管、尿色和尿量。

（吴若梅　周俊英）

第十二节 经闭孔无张力尿道中段悬吊术手术配合

压力性尿失禁是女性的常见病。在腹压增加时出现不自主的尿道内尿失禁，称为压力性尿失禁。经闭孔无张力尿道中段悬吊术（TVT-O）的机制为在尿道中段下方置入一条聚丙烯的吊带，其手术方式损伤闭孔神经或阴蒂神经的可能性极小。适应证为压力性尿失禁。

一、手术用物

（一）常规布类

常规布类包括阴道包（大盆 2 个、弯盘 1 个、大药杯 2 个、治疗巾 6 张、腿套 3 双、钡线小纱布 10 块、钡线纱球 20 个、大棉签 5 根、小棉签 5 根）、手术衣和棉腿套。

（二）手术器械

盆底修补器械：敷料钳 1 把、子宫颈钳 1 把、尿道探条 1 根、子宫腔探条 1 根、巾钳 4 把、Allis 钳 8 把、有齿卵圆钳 1 把、弯蚊式止血钳 4 把、直蚊式止血钳 8 把、4～10.5 号扩宫棒、阴道拉钩 1 套、线剪 1 把、组织剪（弯）1 把、分离剪 1 把、有齿短镊 1 把、无齿短镊 1 把、持针器 3 把、3 号手术刀柄 1 把、4 号手术刀柄 1 把、小刮匙 1 把。

（三）一次性用物

1. 常规用物 一次性使用吸引管 1 根、一次性使用吸引头 1 根、一次性高频电刀笔 1 个、电刀清洁片 1 张、阴式套针 1 套、引流管 1 根、11 号刀片 1 个、1 次性无菌敷贴 2 张、尿管 1 根、尿袋 1 个、10ml 注射器 1 副、20ml 注射器 1 副、油纱 1 张、手套按需准备。

2. 冲洗液 0.9%氯化钠注射液 1 瓶（500ml/瓶）。

3. 缝线

（1）非吸收线：按需准备 1 号丝线。

（2）可吸收线：按需准备 2-0 号圆针可吸收线。

（四）特殊用物

特殊用物包括 TVT-O 经闭孔无张力尿道悬吊系统（图 12-12-1）、会阴部器械小托盘、腿架、尺子、矮板凳和棉腿套。

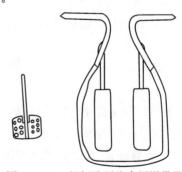

图 12-12-1 经闭孔无张力尿道悬吊系统

二、手术体位

患者取膀胱截石位。

（1）手术台上铺好清洁的治疗单，患者仰卧于手术台中央。褪去病员裤，套上棉腿套，调整好体位。

（2）右上肢平放于右侧手板上，处于功能位置，不过度外展，绑好监测血压的袖带并固定；左上肢平放于左侧手板上，处于功能位置，不过度外展，建立静脉通道，并保证安全、通畅。

（3）患者平卧于手术台中央，嘱患者臀部移至手术床边缘，双小腿置于腿托架上，腿架高度为患者大腿长度的 2/3，足尖、膝关节、对侧肩在一条直线上，两腿夹角最大不超过 90°，根据患者的舒适度调整。

（4）高频电刀负极板贴于患者体毛较少且肌肉丰厚处。

（5）头架固定于手术台床头，平患者颈部。阴式手术器械托盘放于近会阴处。

三、消毒铺巾

（一）消毒液

消毒液为碘伏。

（二）消毒范围

用卵圆钳夹持碘伏纱球消毒皮肤，上至脐平线，下至大腿内侧上 1/3，双侧至腋中线，包括耻骨联合、肛门及臀部，最后消毒阴道。

（三）铺巾

（1）臀下垫无菌大单。

（2）双腿分别套上无菌腿套，分别用一张治疗巾纵向反折 1/3，斜铺于患者左、右大腿根部，反折处在大腿根处。

（3）铺一张无菌大单于腹部耻骨联合上，双侧分别平铺一张治疗巾，用巾钳固定。

（4）将一张治疗巾反折 2/3，铺于会阴处，用巾钳固定，遮住肛门，暴露会阴部。

（5）将一只无菌腿套套于会阴部器械托盘上，对折两张治疗巾，平铺于托盘上。

四、手术配合

1. 清点器械、用物　器械护士与巡回护士共同清点器械、纱布、纱球和缝针。器械护士将电刀笔、氩气刀及电刀清洁片固定于手术台上。

2. 留置尿管　递碘伏棉签消毒尿道，递尿管、尿袋，固定尿管球囊，留置导尿管。

3. 固定小阴唇　递 7×17 号三角针 1 号丝线及短组织镊，缝合双侧小阴唇于大阴唇外侧皮肤处（图 12-12-2）。

4. 牵引子宫颈,打水垫　递阴道拉钩、子宫颈钳暴露子宫颈。递充满生理盐水的20ml注射器在尿道中段的阴道黏膜下注射生理盐水（图12-12-3）。

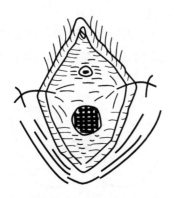
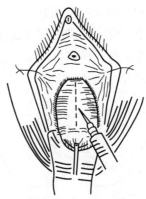

图12-12-2　固定小阴唇　　　　　　　图12-12-3　打水垫

5. 游离阴道黏膜，测量切口位置　递11号刀于阴道前壁中线距尿道内口约1cm处做一个约1cm的纵行切口（图12-12-4），游离两侧阴道黏膜（图12-12-5），在形成的尿道旁间隙内持分离剪以与中线成45°角的方向向外分离阴道旁组织，紧贴耻骨体与耻骨降支连接处穿破闭孔膜，分别在平阴蒂水平双侧大腿根部股阴交界处皮肤外2cm处各做一个5mm的切口（图12-12-6）。

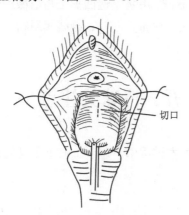
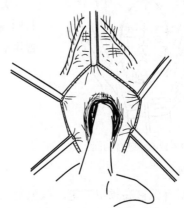

切口

图12-12-4　切口位置　　　　　　　图12-12-5　分离阴道黏膜

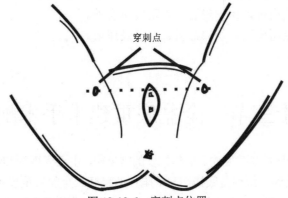

穿刺点

图12-12-6　穿刺点位置

6. 置入吊带 递蝶形导引器,再递已连接好的吊带,将螺旋穿刺棒沿蝶形导引器至耻骨降支内侧缘,紧贴耻骨体与耻骨降支连接处穿破闭孔膜,并从皮肤切口处穿出,退出穿刺针,抽出吊带(图 12-12-7)。同法处理对侧。

7. 调整并固定吊带 牵拉吊带至松紧合适,将吊带无张力置于中段尿道下方,递 3-0 号丝线缝合固定吊带,调整吊带至松紧适度,按压膀胱区观察疗效,满意后贴紧皮肤剪去腹壁外多余部分(图 12-12-8)。

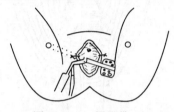 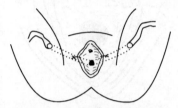

图 12-12-7 置吊带 　　图 12-12-8 调整固定吊带

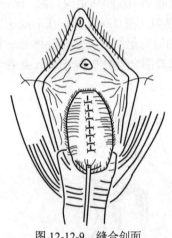

图 12-12-9 缝合创面

8. 处理创面 递 2-0 号圆针可吸收线间断缝合阴道前壁黏膜(图 12-12-9)。再次消毒阴道,递油纱卷置入阴道内,处理皮肤切口,用一次性无菌小敷贴贴于皮肤切口上。

9. 清点器械、用物 巡回护士与器械护士再次共同清点器械、纱布、缝针、缝线等用物,合理处置用后器械。

五、特殊关注点

(1)在手术过程中,患者上肢处于功能位置,不能过度外展。

(2)妥善保管高频电刀笔,以免发生灼伤。

(3)膀胱截石位时尽量采用安全型腿架。

(4)注意无菌操作,保持手术台上无菌技术操作原则;油纱卷的大小要适宜。

(5)合理使用约束带,保护患者,以防发生意外。

(6)观察患者受压皮肤、切口敷料、尿色及尿量。

(胡　蝶　周俊英)

第十三节　全盆底重建术手术配合

女性盆底功能障碍性疾病是中、老年妇女的常见病,主要表现为 Shiite 盆腔器官膨出或脱垂和压力性尿失禁等一系列盆底损伤与缺陷性的疾病。全盆底重建术适用于:子宫脱垂 pop-Q 分期Ⅲ期以上的患者;重度阴道穹隆膨出的患者;阴道前后壁修补后复发的患者。

一、手 术 用 物

（一）常规布类

常规布类包括阴道包（大盆 2 个、弯盘 1 个、大药杯 2 个、治疗巾 6 张、腿套 3 双、钡线小纱布 10 块、钡线纱球 20 个、大棉签 5 根、小棉签 5 根）和手术衣。

（二）手术器械

盆底修补器械：敷料钳 1 把、子宫颈钳 1 把、尿道探条 1 根、子宫腔探条 1 根、巾钳 4 把、Allis 钳 8 把、有齿卵圆钳 1 把、弯蚊式止血钳 4 把、直蚊式止血钳 8 把、4~10.5 号扩宫棒、阴道拉钩 1 套、线剪 1 把、组织剪（弯）1 把、分离剪 1 把、有齿短镊 1 把、无齿短镊 1 把、持针器 3 把、3 号手术刀柄 1 把、4 号手术刀柄 1 把、小刮匙 1 把。

（三）手术设备

手术设备为高频电刀。

（四）一次性用物

1. 常规用物　一次性使用吸引管 1 根、一次性使用吸引头 1 根、钡线纱布 5~10 张、11 号刀片 1 个、阴式套针 1 套、一次使用乳胶导尿管 1 根、一次使用引流袋 1 个、一次性使用无菌注射器 1 个、一次性使用高频电刀 1 个、电刀清洁片 1 张、一次性医用油纱 1 张、手套和腹腔镜小敷贴按需准备。

2. 冲洗液　0.9%氯化钠注射液 1 瓶（500ml/瓶）。

3. 缝线

（1）非吸收线：按需准备 1 号丝线、W2511 不可吸收线。

（2）可吸收线：按需准备 2-0 号圆针可吸收线。

（四）特殊用物

特殊用物包括骨盆底修复系统（图 12-13-1）、棉腿套、阴式手术器械托盘 1 个、腿架 2 个、矮板凳 2 个。

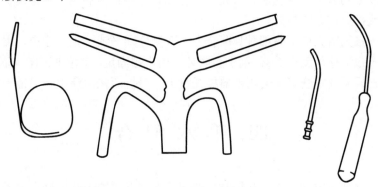

图 12-13-1　全盆底网片

二、手术体位

患者取膀胱截石位。

（1）手术台上铺好清洁的治疗单，患者仰卧于手术台中央。褪去病员裤，套上棉腿套，调整好体位。

（2）右上肢平放于右侧手板上，处于功能位置，不过度外展，绑好测血压的袖带并固定；左上肢平放于左侧手板上，处于功能位置，不过度外展，建立静脉通道，并保证安全、通畅。

（3）患者平卧于手术台中央，套上腿套，臀部超出手术床边缘5～10cm，双小腿置于腿托架上，腿架高度为患者大腿长度的2/3，足尖、膝关节、对侧肩在一条直线上，两腿夹角最大不超过90°。

（4）高频电刀负极板贴于患者体毛较少且肌肉丰厚处。

（5）头架固定于手术台床头，平患者颈部。阴式手术器械托盘放于近会阴处。

三、消毒铺巾

（一）消毒液

消毒液为碘伏。

（二）消毒范围

消毒范围：上至脐平线，下至大腿内侧上1/3，双侧至腋中线，包括耻骨联合、肛门周围及臀部，最后消毒阴道。

（三）铺巾

（1）臀下垫无菌大单。

（2）双腿分别套上无菌腿套，分别用一张治疗巾纵向反折1/3，斜铺于患者左、右大腿根部，反折处在大腿根处。

（3）铺一张无菌大单于腹部耻骨联合上，双侧分别平铺一张治疗巾，用巾钳固定。

（4）将一张治疗巾反折2/3，铺于会阴处，用巾钳固定，遮住肛门，暴露会阴部。

（5）将一只无菌腿套套于会阴部器械托盘上，对折两张治疗巾，平铺于托盘上。

四、手术配合

（1）清点器械、用物：手术开始前，巡回护士与器械护士共同清点器械、纱布、缝针和缝线。器械护士将电刀笔、氩气刀及电刀清洁片固定于手术台上。

（2）导尿：递消毒液、纱球、弯盘和尿管。

（3）递 Allis 钳钳夹子宫颈前后唇，再次消毒阴道及子宫颈。

（4）打水垫：递一次性使用无菌注射器配上 9 号针头，抽取无菌生理盐水予术者，在阴道前壁、膀胱两侧等组织间隙处注入无菌生理盐水，有助于分离组织间隙（图 12-13-2）。于尿道口下 2.5cm 处正中纵行切开阴道前壁黏膜至膀胱子宫颈横沟，向两侧分离至阴道直肠间隙，扪及坐骨棘（图 12-13-3）。

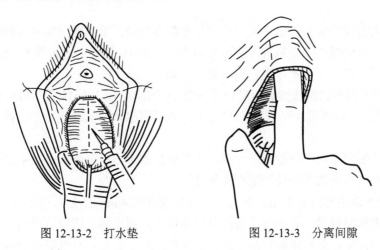

图 12-13-2 打水垫　　　　　图 12-13-3 分离间隙

（5）递手术刀柄和 11 号刀片，分别于平尿道口水平与双侧腹股沟线交点处（耻骨下支和耻骨体连接处）取第一穿刺点，分别在平第一穿刺点外 1cm、下 2cm 处取第二穿刺点和第三穿刺点，切开皮肤约 4mm（图 12-13-4）。

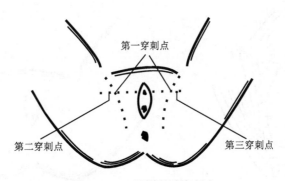

图 12-13-4 阴道前壁穿刺点

（6）将带有导管的导引器伸入左侧第一穿刺点切口，手指置于阴道旁间隙做指引，水平穿过闭孔膜的前内侧缘，沿着盆筋膜腱弓在距离耻骨弓 1cm 处进入阴道旁间隙，在手指的指引下进入阴道，退出导引器（图 12-13-5），递直蚊式止血钳将导丝穿过导管固定于手术巾上（图 12-13-6）。同法处理对侧。

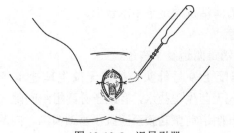

图 12-13-5　退导引器

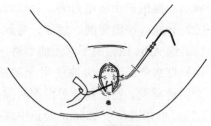

图 12-13-6　置网片

（7）将带有导管的导引器伸入左侧第二穿刺点切口，手指置于坐骨棘附近做指引，向下经闭孔后外侧缘的坐骨棘进入阴道旁间隙，在手指的指引下进入阴道，退出导引器，将导丝穿过导管固定于手术巾上。同法处理右侧。

（8）将网片前部的深浅两翼用导丝引导置于阴道内，用 W2511 不可吸收线固定网片中部，铺平网片，调整网片至松紧适度，2-0 号圆针可吸收线间断缝合阴道前壁黏膜（图 12-13-7）。

（9）于靠近阴道后穹隆的阴道后壁注入生理盐水后，沿阴道后壁正中纵行切开阴道后壁黏膜，向两旁分离直肠旁间隙至坐骨棘。

（10）于平双侧肛门旁 3cm、下 3cm 处分别切开约 4mm 的皮肤（图 12-13-8），扪清两侧坐骨棘及骶棘韧带，将带有导管的导引器伸入左侧穿刺点切口，进入皮下组织和坐骨直肠窝的间隙中，直至骶棘韧带下方、坐骨棘内侧 2cm 处，穿过骶棘韧带中部进入直肠阴道间隙，在手指的指引下进入阴道，退出导引器，将导丝穿过导管固定于手术巾上。同法处理右侧。

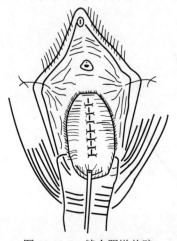

图 12-13-7　缝合阴道前壁

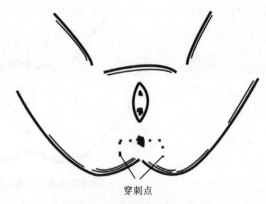

穿刺点

图 12-13-8　阴道后壁穿刺点

（11）通过导丝置入网片后壁，用 W2511 不可吸收线缝合固定网片、铺平，调整网片至松紧适度，2-0 号圆针可吸收线间断缝合阴道后壁黏膜。

（12）消毒各穿刺点，用无菌腹腔镜小敷贴遮盖各穿刺点（图 12-13-9）。

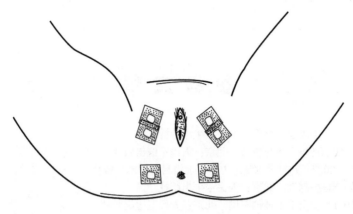

图 12-13-9　遮盖穿刺点

（13）清点器械、用物，消毒会阴部，留置导尿管，递无菌油纱卷填塞阴道，压迫止血。

五、特殊关注点

（1）在手术过程中，应密切观察患者的生命体征；注意给患者保暖。

（2）在手术过程中，患者上肢处于功能位置，不能过度外展；妥善保管高频电刀笔，以免发生灼伤；膀胱截石位时注意腘窝处用棉垫衬垫好，防止腓总神经损伤。

（3）注意无菌操作，保持手术台上无菌技术操作原则；油纱卷的大小要适宜。

（4）合理使用约束带，保护患者，以防发生意外。

（5）观察患者的受压皮肤、切口敷料、尿色及尿量。

（胡　蝶　周俊英）

参 考 文 献

刘新民. 2008. 妇产科手术学. 北京：人民卫生出版社.
史常旭. 2010. 现代妇产科手术与技巧. 北京：人民军医出版社.
约翰·M·莫纳汉. 2007. 妇科手术学. 上海：上海科学技术出版社.
郑修霞. 2006. 妇产科护理学. 北京：人民卫生出版社.
周力，吴欣娟. 2011. 安全手术体位图谱. 北京：人民卫生出版社.